# EMAGRECIMENTO EMOCIONAL

QUEM MUDA A CABEÇA MUDA O CORPO

Vanessa de Oliveira e Toalá Carolina

# EMAGRECIMENTO
# EMOCIONAL

## QUEM MUDA A CABEÇA MUDA O CORPO

© 2018 – Vanessa de Oliveira e Toalá Carolina
Direitos em língua portuguesa para o Brasil:
Matrix Editora
www.matrixeditora.com.br

**Diretor editorial**
Paulo Tadeu

**Capa, projeto gráfico e diagramação**
Allan Martini Colombo

**Revisão**
Cida Medeiros

CIP-BRASIL - CATALOGAÇÃO NA PUBLICAÇÃO
SINDICATO NACIONAL DOS EDITORES DE LIVROS, RJ

Carolina, Toalá
Emagrecimento emocional / Toalá Carolina, Vanessa de Oliveira. - 1. ed. - São Paulo: Matrix, 2018.
:il. ; 23 cm.

ISBN 978-85-8230-478-5

1. Dieta de emagrecimento. 2. Hábitos alimentares. 3. Hábitos de saúde. I. Oliveira, Vanessa de. II. Título.

| 18-48891 | CDD: 613.25 |
|---|---|
|  | CDU: 613.24 |

Meri Gleice Rodrigues de Souza - Bibliotecária CRB-7/6439

# AGRADECIMENTOS

Agradeço a minha grande amiga e parceira de negócios Toalá Carolina pela brilhante ideia de fazermos este livro. Agradeço ao universo por ter me dado a oportunidade de realizar tudo que desejo (às vezes é fácil, às vezes é difícil), ao meu queridíssimo editor Paulo Tadeu, que há muitos anos publica tudo da minha vida que surte efeito positivo nos outros. Agradeço também a honra de ser mãe da Ísis Gabriela, que, aos 23 anos, continua me desobedecendo. Não posso deixar de agradecer ao maravilhoso Mathias Inngauer pela oportunidade fantástica de passarmos nossos dias lado a lado. E, por fim, agradeço às milhares de alunas que deram sentido a minha vida.

*Vanessa de Oliveira*

Agradeço a Vanessa de Oliveira pela amizade e parceria pessoal e profissional, e ao João, meu pai, que sempre acreditou em mim e acredita, de um lindo lugar onde está.

*Toalá Carolina*

# SUMÁRIO

Introdução .................................................... 9

**1º DIA**
A origem do seu sobrepeso ........................... 13

**2º DIA**
Assumindo responsabilidades ........................ 33

**3º DIA**
Qual é o vazio que estou tentando preencher ..... 42

**4º DIA**
Como mudar a imagem que tenho de mim mesma ... 56

**5º DIA**
Recompensas emocionais que engordam ........... 66

**6º DIA**
Pesos emocionais que sobrecarregam a forma física ... 82

**7º DIA**
Facilitadores: quem são e como afastá-los ......... 94

**8º DIA**
Expectativas miraculosas ............................. 104

**9º DIA**
O poder da escolha .................................... 111

**10º DIA**
Neurose de repetição familiar no excesso de peso ... 121

**11º DIA**
Pare de procrastinar e tenha o relacionamento
e a vida que você merece ............................. 127

**12º DIA**
O papel do perdão para a mente e o corpo ........ 139

**13º DIA**
Combatendo a compulsão alimentar ................ 147

**14º DIA**
REPROGRAMANDO O PALADAR . . . . . . . . . . . . . . . . . . . . . . . . . . . . 162

**15º DIA**
TERAPIA DA ÁGUA NO CORPO . . . . . . . . . . . . . . . . . . . . . . . . . . . 169

**16º DIA**
TRANSFORMANDO A ANSIEDADE EM ALGO QUE LHE TRAGA BENEFÍCIOS . . . . . . 174

**17º DIA**
REPROGRAMANDO A MENTE PARA ACEITAR SOMENTE O SAUDÁVEL . . . . . . . . . 181

**18º DIA**
FAZENDO POR SI MESMA E NÃO PARA TER APROVAÇÃO DO OUTRO . . . . . . . . . 189

**19º DIA**
COMO PERDER O PESO EXTRA ADQUIRIDO NA GRAVIDEZ . . . . . . . . . . . . . . 197

**20º DIA**
COMO LIDAR COM PRESSÃO, COBRANÇAS E COMENTÁRIOS
NO PROCESSO DE EMAGRECIMENTO . . . . . . . . . . . . . . . . . . . . . . . . . 205

**21º DIA**
OBJETIVO, META E FOCO . . . . . . . . . . . . . . . . . . . . . . . . . . . . . . . 213

**22º DIA**
EU SOU O QUE EU COMO . . . . . . . . . . . . . . . . . . . . . . . . . . . . . . . 221

**23º DIA**
DIGA NÃO ÀS DIETAS MALUCAS DE SHAKES . . . . . . . . . . . . . . . . . . . . 228

**24º DIA**
EXERCÍCIOS FÍSICOS . . . . . . . . . . . . . . . . . . . . . . . . . . . . . . . . . . 235

**25º DIA**
COMER COM CONSCIÊNCIA . . . . . . . . . . . . . . . . . . . . . . . . . . . . . . 241

**26º DIA**
SAINDO DO CONFORMISMO SOCIAL . . . . . . . . . . . . . . . . . . . . . . . . . 248

**27º DIA**
CRENÇAS LIMITANTES SOBRE REEDUCAÇÃO ALIMENTAR . . . . . . . . . . . . . . 254

**28º DIA**
AS REDES SOCIAIS E COMO ELAS PODEM AJUDAR NO SEU OBJETIVO . . . . . . . 261

**29º DIA**
REINVENTANDO-SE . . . . . . . . . . . . . . . . . . . . . . . . . . . . . . . . . . . 268

**30º DIA**
COMO NÃO VOLTAR A ENGORDAR . . . . . . . . . . . . . . . . . . . . . . . . . . 272

# INTRODUÇÃO

*A descoberta do problema*

Olá, seja bem-vinda ao livro *Emagrecimento emocional*. Eu sou Vanessa de Oliveira, enfermeira, sexóloga, escritora, palestrante e *coach* de desenvolvimento pessoal e emagrecimento emocional. Este livro foi escrito em parceria com minha melhor amiga, Toalá Carolina, psicanalista, escritora, *coach* de emagrecimento e desenvolvimento, pensando especialmente nas mulheres que buscam bem-estar físico e emocional e que têm enfrentado problemas com seu peso.

Juntas, nós conduziremos você a uma jornada de autoconhecimento, reprogramação mental e transformação emocional que vai ajudá-la a alcançar um corpo saudável, sem aquelas dietas malucas, radicais e instantâneas que muita gente faz e que você provavelmente também já fez. Quantas vezes você perdeu peso em pouco tempo e acabou recuperando todos os quilos ou até quem sabe ganhando o dobro?

E sabe por que isso acontece, amiga? Não é porque você não tem capacidade ou competência, nem porque a dieta era ineficiente, talvez nem sequer falte força de vontade a você. A razão principal de não ter perdido peso de forma eficiente sem voltar a engordar é que você não foi a fundo em si mesma para buscar os motivos da sua compulsão por comida ou aversão a exercícios, ou até mesmo dificuldade em manter um hábito alimentar ou disciplina com horários.

Sem trabalhar essas causas, será impossível ter sucesso com uma dieta e mantê-la. Primeiro você muda a sua mente, então o corpo se transforma e passa a acompanhar essa mudança. Sua mente comanda e o corpo obedece. E quando isso acontecer, você não vai sofrer. Vai ser extremamente prazeroso e você não sentirá mais desespero, nem vontade de devorar todas as guloseimas que existem. Seu paladar se tornará saudável, repelindo naturalmente o *fast-food* e as comidas industrializadas. O natural será gostar de comida de verdade, aquela que alimenta e faz bem.

Você é capaz, sim, de atingir uma meta, mas precisa, antes de tudo, compreender por que chegou a esse ponto e qual é o método certo de reverter tudo isso.

Eu quero lhe perguntar algo e preciso que responda para si mesma: Hoje, o seu corpo representa uma âncora ou uma flecha? Feche os olhos e, sem buscar o que cada uma das respostas representa, escolha a alternativa que você sente que tem mais a ver com você: ÂNCORA ou FLECHA?

Digo isso, amiga, porque se sua resposta for "âncora", significa que hoje o seu corpo físico a limita, prende, acorrenta em uma zona de conforto, não a deixa confortável para realizar seus sonhos, missões, projetos e tem sido apenas um modo de você sobreviver. O ideal é que você sinta que seu corpo é uma "flecha", dinâmico, confortável, ativo, rápido e que a deixe à vontade e feliz a ponto de ter ânimo de acordar, sentir-se bem e ir ao encontro dos seus sonhos, objetivos profissionais, amorosos, sociais e pessoais, em que a sua autoestima é a melhor possível.

Neste livro nós não vamos ensinar dietas e receitas malucas de resultados milagrosos e instantâneos. Isso tudo você já conhece e sabe que não dá resultado em longo prazo, a não ser perda de água corporal e tempo na vida.

Você vai mergulhar a fundo no inconsciente, no qual tudo começou, pois em algum momento da sua jornada algo aconteceu e predeterminou como você passaria a agir diante da comida, de hábitos, da disciplina, e isso pode ter começado na infância ou até mesmo na vida intrauterina. Este livro vai ajudá-la a trazer as causas do seu sobrepeso à tona, puxando do inconsciente para o consciente, para que você possa compreender e desconstruir as crenças limitantes e, assim, reprogramar a mente para que tenha atitudes diárias eficazes para perder peso de uma maneira saudável, mantendo o corpo como uma flecha e não mais como uma âncora!

Vamos buscar os porquês, a fim de quebrar esse ciclo de repetições de escolhas e condutas alimentares erradas. Não vamos buscar desculpas e justificativas, vamos buscar a causa e encontrar a solução.

Note a diferença entre se conhecer a fundo e usar os fatos do passado para se justificar, quando a maior parte das mulheres passa a reclamar, se vitimar e achar que estar fora do peso é o que faz a diferença entre uma mulher que se mantém estagnada dentro de uma situação e outra que dá a volta por cima e recupera a vida emocional e seu peso.

E lembre-se: você é plenamente capaz e vamos lhe ensinar o caminho do emagrecimento emocional para a transformação do seu corpo!

Se você quiser realmente mudar e estiver disposta a embarcar nessa trajetória de sucesso de 30 dias para reprogramar a sua mente e assim transformar o seu corpo, acredite, você nunca mais será a mesma e ficará plenamente satisfeita com seu novo estilo de vida!

Agora, queremos que você faça o seguinte juramento:

**"Eu me comprometo comigo mesma a realizar o autoconhecimento, a abrir minha mente para o novo e estou disposta a fazer o que deve ser feito para me transformar, eliminando crenças limitantes, deixando o passado para trás e adotando uma nova postura a partir de hoje!".**

Seja você mesma a sua melhor amiga, seja a sua personal trainer, seja a melhor incentivadora de si mesma e seja, acima de tudo, COMPROMETIDA a chegar ao fim dos 30 dias e seguir esse plano de reprogramação emocional. Leia um capítulo por dia e você verá a sua vida se transformar; faça os exercícios emocionais propostos e, se desejar ter nosso acompanhamento direto, conversando on-line, fazendo os exercícios e dividindo a experiência conosco enquanto avaliamos seu desenvolvimento e a ajudamos a prosseguir para obter os melhores resultados, então entre no nosso site: www.emagrecimentoemocional.com.br. Além do acompanhamento terapêutico e de coach, você terá orientação da nossa nutricionista e várias dicas de alimentação para ajudá-la no seu processo de emagrecimento.

Nós duas, como *coach* de desenvolvimento pessoal, nos comprometemos a dar o nosso melhor para você.

Acreditamos em você, amiga. Você está no caminho certo para ter um corpo confortável. Essa é a sua meta e a nossa também!

*Vanessa de Oliveira e Toalá Carolina*

1º DIA

# A ORIGEM DO SEU SOBREPESO

*Por Vanessa de Oliveira*

E então, amiga, preparada para o nosso primeiro dia rumo à reprogramação da sua mente para a transformação do seu corpo?
Hoje é o pontapé inicial de uma jornada de 30 dias, que serão definitivos para você daqui por diante. Portanto, dê o melhor de si, coloque-se 100% nessas aulas e dê valor ao seu tempo, ao seu investimento; porque, se você realmente levar este livro a sério, eu garanto que os resultados serão incríveis!

Agora vamos pensar sobre quem é você e como você se percebe. Você tem a percepção exata de que existe uma diferença entre quem é você de verdade e como você se percebe no mundo?

Se você for uma mulher com baixa autoestima, terá tendência de manter uma imagem distorcida de si mesma, ou seja, uma imagem inferiorizada, diminuída.

E tem mais: estou certa de que você, devido ao que acabei de relatar, provavelmente tem o hábito de se comparar às beldades das capas de revista, personalidades da mídia e mulheres à sua volta. Você se compara constantemente com suas amigas desde a época da escola e, com certeza, trouxe esse hábito para a sua vida adulta, o que lhe traz muitas frustrações e sofrimentos, não é mesmo?

Mas vou lhe fazer novamente a pergunta: Quem é você?

Se você está aqui comigo hoje é porque não está feliz e confortável com o seu corpo, e a primeira coisa que quero lhe dizer é que seu corpo não a define. Você não é o seu corpo; você é a sua mente, e o seu corpo é um reflexo do que acontece na sua mente. Essa é a primeira informação que você precisa assimilar como verdade. Ou seja, o seu sobrepeso, a sua obesidade é, na realidade, um SINTOMA do que está acontecendo aí, dentro da sua mente.

Vamos fazer a seguinte analogia: você já assistiu àqueles programas mostrando pessoas que acumulam coisas em suas casas? Então, a acumulação nada mais é do que o retrato físico de como está a mente da pessoa que acumula.

A pessoa sente um vazio e passa a comprar indiscriminadamente, e vai entulhando a casa com objetos desnecessários. Chega a um ponto em que a pessoa mal consegue se locomover e se sente mal, envergonhada, e acaba se afastando de todos. Chega a não ter mais vida social, e toda essa situação, acredite, foi causada pela mente do acumulador.

Agora pense no seu corpo como uma casa e observe o que você está fazendo com ele: é exatamente o que um acumulador faz com a casa dele. E isso significa que a bagunça da casa seja a pessoa? Não, ela é o reflexo do que acontece em sua mente; é o que a gente chama de sintoma, é o que aparece primeiro, mas a raiz de fato é outra.

Do mesmo modo, você também não é o que aparenta hoje, mas, sim, o que se passa na sua mente. Logo, o que você é pode ser mudado, assim que você reprogramar a sua mente! Portanto, o que eu quero que você entenda é que o que você é pode ser transformado a qualquer momento, e o seu corpo corresponderá a essa reprogramação, respondendo a essa mudança de estado mental!

Por que é que você vem lutando contra o peso e tentando de tudo sem sucesso para emagrecer e nunca dá certo? Eu lhe digo: é porque você está indo na contramão! Você está tentando mudar seu corpo e apenas isso, quando não é o seu corpo que precisa ser transformado, mas a sua mente. Você se concentrou em dietas miraculosas, perdeu tempo, dinheiro, saúde, pode até ter perdido peso, mas ganhou tudo novamente em pouco tempo, não é mesmo? Então, se voltarmos à analogia do acumulador, o que você tentou fazer foi tirar o lixo da casa sem buscar o porquê desse comportamento, sem se compreender, sem se conhecer a fundo para interromper o ciclo vicioso. Não é o que você come ou a quantidade de exercício que faz. Nosso foco é: POR QUE VOCÊ COME O QUE COME DA MANEIRA COMO COME! Essa é a raiz, é disso que vamos tratar. O X-salada no seu prato é o sintoma. Se tratarmos a raiz, você não mais se verá devorando o que não lhe faz bem.

Ora, tirar o lixo não é difícil! Mas, sem curar a causa, sem transformar a mente, o acumulador repetirá todo o mau hábito, e isso jamais acabará. Por isso essa busca interna é fundamental, e sem ela não há sucesso! De nada adianta embarcar em mais uma dieta ou mesmo se matricular em uma academia, contratar um *personal* ou procurar um nutricionista para fazer uma dieta restrita ou ainda uma reeducação alimentar se você tem por hábito, por exemplo, se autoboicotar. Se você por acaso tem a mania de procrastinar, deixando tudo para amanhã, ficará sempre programando para começar sua reeducação alimentar nas segundas-feiras e desistirá tão logo coloquem o primeiro brigadeiro ou copo de refrigerante na sua frente!

Então, vamos dar os primeiros passos dessa autodescoberta. Eu quero que você se lembre de quem você é, aí dentro de sua mente; como você era quando criança, como você é dentro de sua fantasia! Porque eu sei que essa pessoa que mora aí dentro não corresponde à pessoa que você vê hoje diante do espelho e em cima da tão temida balança!

Eu sei que você não gosta do que vê, sente-se incomodada com a sua imagem, evita fotos – quando os amigos tiram fotos, você fica atrás de todas as pessoas para esconder o seu corpo ou busca a melhor posição para esconder seu braço ou a barriga. Quando faz *selfie*, é de rosto ou partes do rosto, como olhos, boca, mãos, porque você não quer que percebam que suas bochechas estão redondas! E ainda tenta afinar a foto nos aplicativos antes de postar, não é? E se alguém tirar uma foto sua sem você saber e marcá-la no Facebook, você vai deletar imediatamente ou chegar às raias da loucura, pedindo para o amigo ou amiga apagar a foto! Dá até taquicardia, não é? Eu sei, eu compreendo você!

Mas a pergunta que eu lhe faço é: se incomoda tanto, por que você está esperando tanto tempo para mudar? Tudo bem você querer ser realista e saber que está acima do peso e que até mesmo por uma questão de saúde precisa mudar. A obesidade traz muitas doenças, como pressão alta, problemas de circulação, colesterol elevado, diabetes, entre outras patologias, muitas delas fatais, fora a questão estética que a incomoda, e muito, deixando a sua autoestima no chão. Isso também traz inúmeros problemas de relacionamento, isolamento social e profissional. Enfim, não traz absolutamente nada de bom ou algo que lhe mostre algum benefício! Mais uma vez eu pergunto: por que você esperou tanto tempo para de fato mudar? Se você não tem uma resposta para essa pergunta no momento, tudo bem.

Vamos adiante. Quero que você saiba que uma mulher assim, isolada, com baixa autoestima e deformada NÃO É VOCÊ! Definitivamente, essa não é você. Esse corpo que você habita hoje é um mapa do que está acontecendo aí dentro de você e vai ser justamente aí que vamos mexer. Vamos trazer à tona, revelar e desvendar, para juntas podermos fazer o caminho de volta, até que a pessoa que você é em essência se pareça fisicamente com a mulher que habita em suas fantasias. E não, essa fantasia não é algo 100% irreal. Nossas fantasias dizem mais respeito a quem de fato somos do que a quem acreditamos racionalmente ser.

Essa é a sua meta e o seu foco! Você sonha em ser uma mulher feliz, com boa autoestima, com saúde, linda e de bem com a vida. Essa é a mulher que você é, porém ela está escondida sob camadas e camadas de descontroles e más condutas, e você não tem de se aceitar como está, justamente PORQUE VOCÊ NÃO É ASSIM! VOCÊ ESTÁ ASSIM! Você de fato é outra, OUTRA, entendeu? Então, você vai voltar para a sua verdadeira essência, e sua essência não está no pneuzinho do abdome, está na sua mente, na sua fantasia, no que VOCÊ DETERMINA PARA SI MESMA QUE É O IDEAL DE COMO QUER ESTAR, não no que os outros dizem. Estou falando daquilo que é o IDEAL DE VOCÊ MESMA! Você é que determina, pela sua fantasia e sua mente, como você é. Não é a medida comercial e social, é VOCÊ DETERMINANDO. Então, não existe futilidade ou falta de personalidade nessa questão, porque é o que você quer e acredita ser.

Assim, tenha essa imagem de como você quer se parecer no futuro bem delineada, porque, juntas, iremos atrás dela e vamos alcançá-la!

Visualize agora de forma bem nítida como você é de fato e fixe bem. A seguir, descreva no espaço aqui reservado como você é na sua essência, ou seja, no seu desejo latente. Descreva logo em seguida o seu peso ideal, suas medidas, que tipo de cabelo, que forma física (mais atlética, mais magra, mais gostosura?). Quero que você se reconheça mentalmente, se descreva e busque pela definição dessa mulher, dos pés à cabeça. Desde o tipo de roupa até o seu estilo de vida:

_____

_____

_____

_____

_____

_____

Caso você prefira, pode usar o Clube do Emagrecimento Emocional para fazer a descrição do seu primeiro exercício, e nós vamos fazer um comentário sobre o que você escreveu. Caso você não esteja inscrita no clube, basta acessar www.emagrecimentoemocional.com.br que estamos lá para lhe dar suporte on-line e diário em todos os exercícios que você fará a partir de agora. Seremos sua *coach* de desenvolvimento pessoal em alta performance.

E nada de apenas pensar. Você precisa escrever ou digitar, pois existe um motivo psicológico para isso. E se estiver com preguiça de escrever, quero que pense no que vou dizer agora: Quem tem preguiça não precisa de inimigos!

Agora que você já terminou o exercício, vamos passar para a próxima atividade.

Pense em você quando era criança. Resgate na memória a criança que você era, visualize-se com a idade de 5, 6, 7 anos. Como eram suas roupas, seu cabelo? Do que você gostava de brincar? Lembrou? Fique pensando nessa criança que você era, nos amigos que você tinha. Pare um pouco de ler e fique algum tempo tentando recordar sua infância. Agora, gostaria que você tentasse se lembrar de como você imaginava que seria a sua vida adulta, o que você fantasiava, na sua imaginação inocente e infantil.

Você imaginava que algum dia teria um relacionamento? Você se via trabalhando com o quê? Morando onde? Sendo quem? Você se lembra de algum pensamento da infância a respeito do seu futuro?

Não quero que você recorde os pensamentos negativos que porventura tinha quando criança, porque os negativos surgem a partir do ambiente da sua criação, mas não eram de fato natos. Por exemplo, insegurança não é algo nato, é algo que aprendemos. Naturalmente todos nós somos corajosos – os bebês não têm medo de nada; eles engatinham e vão rumo ao desconhecido. Eu quero que você se recorde das memórias felizes a respeito do que você imaginava para seu futuro.

Lembrou-se de alguma coisa? Então, essa pessoa que você idealizou e fantasiou ainda mora aí dentro e está apenas soterrada, não só pelos anos vividos, mas também pelos relacionamentos falidos, pelas dores, pelos traumas, pelo que os outros disseram, pelas decepções da vida. Tudo isso foi se sobrepondo aos seus sonhos. Talvez hoje você nem se reconheça mais. Se você engordou, saiba que essa não é você, esse é o resultado do esquecimento da sua criança interna.

Mas, acredite, essa mulher ideal que você idealizou um dia está aí, sim, dentro de você! Eu sei que agora você começa a se recordar dela, quem sabe possa vê-la quando fecha os olhos, senti-la, e se ainda não consegue completamente, saiba que no decorrer da leitura deste livro você a sentirá novamente, porque ela está se desenterrando.

Parte de você se tornar confortável consigo mesma diz respeito a se recordar de quem você é de fato. Porque você NÃO É assim como você se encontra hoje, você apenas ESTÁ assim.

Ela quer sair da caixa onde, de maneira inconsciente, você a guardou, idealizando que "talvez ela saísse amanhã", "ou quando o ano virar", ou "naquele 1º de janeiro", ou até mesmo "quando der tempo ou tiver dinheiro para se matricular na academia ou começar uma reeducação alimentar". Assim, ela ficou ali guardadinha, esquecida e abandonada, sendo empurrada, até que você se esquecesse dela.

Mas ela está aí! Essa é a ótima notícia! E dá pra ressuscitar os mortos!

Muitas vezes, essa mulher que você já foi um dia ou até mesmo a mulher que você idealizou continua aí escondida, e essas muitas camadas de gordura que você vem acumulando escondem essa mulher idealizada; talvez sua gordura esteja até mesmo a protegendo de algo. A gente vai trabalhar no sentido de descobrir quem ela é e o que aconteceu com ela.

E é claro que tudo isso acontece dentro do seu inconsciente, em um universo a que você não tem acesso e, sem que perceba, comanda você diretamente.

Saiba que não somos governados pelo nosso raciocínio lógico. Somos seres emocionais e, portanto, governados pelas emoções. E onde estão as emoções? No inconsciente.

Somos muito mais emocionais do que racionais. Tanto é verdade que você sabe que não deve comer batata frita e *fast-food* em geral. Racionalmente você compreende isso muito bem, mas a questão aqui é que suas emoções, seus desejos a levam a suprimir seu lado racional e você não consegue se segurar, e quando vê está comendo para saciar os desejos.

Porém, você não vai justificar para si mesma que, por ser emocional, jamais dominará seus desejos, porque é possível, sim, que seu lado racional domine as suas emoções. Para isso, basta treino e algo muito importante: tirar o desejo, a memória, o trauma ou a emoção do seu inconsciente e trazer isso para o consciente, podendo, portanto, dominar o impulso descontrolado. Uma vez transportada para a consciência, você conseguirá controlar-se, e isso é maravilhoso porque você irá se controlar sem sofrer. Esse é um dos alicerces deste programa: fazer vir à tona o que está guardado lá no fundo.

Então, não se culpe! Preocupe-se apenas em descobrir e compreender para se transformar. Cada emoção que você sentiu na vida é como uma chave interna que é ligada ou desligada – quanto maior essa emoção que você sentiu, seja ela boa, seja ruim, maior a voltagem dessa chave.

Por exemplo, se algo aconteceu lá, na sua infância, que virou uma chavinha de emoção e a fez desenvolver uma superproteção emocional, isso estará refletido em seu corpo físico hoje. O divórcio dos seus pais, pelo qual você achou que era culpada, ou o abandono do pai, da mãe ou até mesmo dos dois são exemplos de emoções que viram chaves e que operam no modo silencioso e, sem que você se dê conta, a levam a agir sem que você saiba ao certo por quê. Às vezes comemos para repor sentimentos, porque a chave da carência está operando com muita força, levando o inconscientemente a colocar coisas para dentro de você a fim de suprir as faltas.

A ausência do pai, para aquelas mulheres que são fruto de uma relação relâmpago e não conheceram o pai, pode deixar um buraco na psique, e isso pode virar uma superchave, por exemplo. Outra possibilidade é quando você sentiu muita falta da sua mãe, então a chave está ligada e você inconscientemente busca sua mãe e sai comendo tudo o que vê pela frente; afinal, comida lembra cuidado maternal, não? Daí você manda ver para dentro arroz, feijão, bolo, brigadeiro, iogurte e todas as coisas que nos lembram aconchego de mãe.

Muitas mulheres também sofreram abusos físicos ou psicológicos, maus-tratos, abandono, estupro, *bullying*, e desenvolveram a obesidade como uma maneira de não aparecerem demais, uma forma de se ocultarem, de tornarem-se invisíveis aos olhos dos homens, e então a chave começa a operar e guiar a vida delas, fazendo com que elas comam compulsivamente para evitar atrair aquele que no seu inconsciente a faria sofrer.

A questão aqui é: qual é a chave que aciona o seu movimento?

Muitas pessoas comem para preencher os vazios psicológicos ou para se punirem de algo que sentem: com ou sem motivo real. Sim, podemos inclusive criar culpas inexistentes, e essas "culpas" podem nos levar a comer compulsivamente. A mente da criança cria fantasias e acredita nelas como se fossem verdades absolutas, e uma vez que isso seja interiorizado – e na criança, que é um ser desprotegido e vulnerável, tudo é fácil de internalizar –, pode se tornar o leme que guia a vida dela.

O que eu quero que você comece a pensar é que a causa do seu sobrepeso hoje, ou da sua obesidade, pode ter sido iniciada em um passado bem remoto, mas bem remoto mesmo, quem sabe até mesmo na sua vida intrauterina, ou na sua primeira, segunda ou terceira infância, das quais quase nunca temos memória.

O comportamento que a trouxe até o dia de hoje, com esse resultado sintomático no seu corpo físico, 99,99% de certeza, foi devido a um gatilho lá atrás. O maravilhoso é saber que não é genético, mesmo que toda a sua família seja obesa ou gordinha. Inclusive um comportamento alimentar comum ao resto da família trata-se apenas de uma repetição que pode ser encerrada em você.

Veja que, em um campo de concentração onde o alimento é escasso, não existe genética, não há gordinhos e gordinhas. Você percebe que engorda porque tem compulsão pela comida e não consegue se controlar? Se você estivesse em um campo de concentração, a sua compulsão não teria meios de ser suprida, e mesmo que sua genética favorecesse ter uma estrutura mais reforçada, mesmo assim você perderia sua gordura se fosse submetida a uma restrição alimentar. Lógico que isso é apenas um exemplo, não uma estratégia de emagrecimento a se considerar aqui, já que pode levar à anorexia. O que buscamos neste livro é que você descubra a causa do seu distúrbio alimentar e possa tratar essa causa a fim de comer de forma saudável e com equilíbrio, sem ganhar o peso extra que você não deseja.

O que quero dizer objetivamente é que existe um vazio psicológico dentro de você no qual você não tem real percepção e que está sendo preenchido com alimentos. Sim, facilmente este pode ser o seu caso! Pode ser que eu esteja agora falando diretamente para você que sofreu a ausência da figura paterna ou materna em sua vida. Você pode até ter achado que de alguma forma fez algo para merecer o afastamento dos seus pais, mas creia: as pessoas tomam as decisões delas e quase nunca essas decisões têm a ver com o outro, ou seja, seus pais não se afastaram por você ser um problema, mas sim porque havia um problema dentro deles próprios. Então, livre-se dessa culpa agora mesmo se esse for o seu caso.

Responda para si mesma: você sofreu abusos físicos, apanhou, sofreu humilhações dos seus cuidadores na infância? Algumas mulheres podem ser filhas adotivas e terem sentido rejeição desde o ventre da mãe biológica, encontrando conforto na comida da mãe adotiva, e podem até mesmo ter associado o prazer, o amor e o carinho materno ao alimento. E por essa razão estão sempre em busca desse consolo, desse conforto que a comida traz. Pode ser o seu caso também se, em alguma fase da sua vida, você foi molestada e, assim, decidiu comer de maneira inconsciente para engordar; talvez você tenha pensado que a culpa foi sua, por ser atraente.

Talvez você não saiba o real motivo, mas saberá!

Isso significa que você está operando em nível inconsciente até hoje e continua sem compreender o porquê desse prazer que é sentido ao comer em excesso e, com certeza, os alimentos errados. Na realidade, os alimentos que você ingere estão tapando buracos emocionais. E o alimento nesse caso é simbólico e pode ser substituído por outros mais saudáveis, pelo hábito de se exercitar para produzir serotonina, endorfina, que são os hormônios responsáveis pela sensação de bem-estar e felicidade. Talvez você busque por felicidade e use o combustível errado. Talvez seu desgosto com o rumo que sua vida levou a faça acreditar que o açúcar adoce mais o seu dia.

E inclusive existe um motivo para você evitar os hábitos saudáveis e os exercícios. Nada é ao acaso; nossas ações e decisões têm um motivo. E entenda que essas lacunas, esses espaços vazios, esses buracos psicológicos terão que ser preenchidos de alguma forma, mas não mais com comida que faz mal ou em excesso. Você precisa resolver o que está aí dentro de você, oculto ou não, para que tenha consciência e, acima disso, força para dominar. A partir de hoje você tem de ter a consciência de que come para viver e que você não vive mais para comer.

Você já está há bastante tempo nessa vida de comer e engordar, perdendo saúde, autoestima e momentos de felicidade, e nada resolveu essas questões de dor ou desgosto pelas quais você passou. Sim, a sua dor existe, mas você sabe que comer não é mais o caminho para resolver pendências internas, certo?

Para você, que sofreu abusos, foi molestada, compreenda antes de tudo que você não tem culpa nenhuma do que lhe aconteceu. Existem homens com patologias antissociais e maníacos sexuais, pedófilos e psicopatas. Todas essas doenças são incuráveis. Eles nasceram com esse defeito e vão morrer assim. Não há cura. Esse é o modo como essas mentes doentes operam, e você foi uma vítima. Nada podia fazer.

Também não tem a ver com aspecto físico, mas com sua fragilidade na época. Portanto, lembre-se de que agora você já é uma mulher adulta, inteligente, madura e capaz de compreender que não precisa se autoboicotar para parecer menos atrativa, a fim de não atrair mais abusadores e molestadores. Você pode estar pensando: "Mas eu não engordei de propósito porque nem pensava mais no que me aconteceu no passado quando comecei a engordar". Eu explico: realmente você não se lembrava mais. Porém, traumas ficam recalcados, ou seja, ficam ocultos dentro da mente inconsciente, e sabe por quê? Porque os guardamos lá; essa é a função do inconsciente. Eles ficam escondidos, o que inclui fatos que nos trazem muita dor e sofrimento. Então decidimos tocar a vida e procuramos não nos lembrar de nada. Mas eles não estão "deletados" nem esquecidos, estão vivos e comandando o circo todo, só que você não percebe, ou não percebia.

Pois saiba de algo importante: nenhuma informação se perde. Nem a que você absorveu na barriga da sua mãe. Essas informações aparecerão em sonhos, em *flashes*, em *déjà-vu*, que é aquela sensação que eu tenho certeza de que você já experimentou: de quando a gente passa por um lugar onde jamais fomos, mas temos a sensação de que já estivemos lá ou de que aquela cena, em algum momento, já aconteceu.

Eu sei. Essa sensação é bem estranha, mas é uma informação que o seu inconsciente soltou aleatoriamente para que você pudesse pensar sobre aquilo, talvez por agora estar mais preparada emocionalmente.

Sendo assim, essa gordura que você vem acumulando na região do abdome, principalmente, significa que você quer se proteger de abusos emocionais, físicos ou sexuais. Você foi uma criança que apanhou muito? Você foi uma criança que sofreu *bullying*? Claro que você nunca pensou nisso e vai demorar um tempinho até cair a sua ficha sobre as suas reais faltas emocionais. Afinal, essa informação é nova para você, e o seu sobrepeso sempre foi associado ao relaxo ou à falta de força de vontade. Mas não é, amiga, e mesmo que você seja uma mulher largada ou preguiçosa, até mesmo essa característica se desenvolveu a partir de algum acontecimento.

Que bebezinho é imóvel? Que bebezinho é preguiçoso e só quer saber de ficar quietinho sem se mexer, sem brincar e sem correr pela casa? Então, você não é preguiçosa, você apenas está preguiçosa. E compreenda que todo esse processo de limpeza, de autoconsciência e de autoconhecimento é o caminho para que você entenda a sua trajetória até aqui.

E de forma alguma se utilize de acontecimentos negativos em sua vida para se fazer de vítima, justificar atos que vão prejudicá-la. Essas novas informações são exclusivamente para serem para a sua reprogramação mental e para a transformação do seu corpo. O que passou, passou! Não pode ser mudado. O que você pode mudar é a forma como encara todos esses acontecimentos. Uma postura não vitimada será simplesmente fundamental para o sucesso da sua jornada neste livro!

Muitas mulheres engordaram depois de vivenciar um luto, após perderem familiares, sofrerem acidentes, passarem pela separação dos pais na infância, por um processo de adoção ou até mesmo pela austeridade na educação com pai ou mãe, cujo comportamento foi rígido demais ou, ao contrário, com excesso de mimos. Enfim, seja o que a tenha feito abusar do seu próprio corpo, é hora de fazer as pazes com o passado e consigo mesma e parar de se maltratar. Afinal, você não tem culpa de absolutamente nada disso e não há por que viver se maltratando por meio dos alimentos e tampouco continuar tampando vazios e buracos com esse lixo comestível.

Saiba que a carência é um dos fatores que causam esse buraco no seu estômago, e você simbolicamente faz carinho nele com a ingestão de alimentos. O cérebro recebe essa informação como um acalanto, como um mimo gostoso, e você sente um enorme prazer na hora. E, claro, logo após, uma culpa tremenda a ponto de sentir raiva de si mesma por se permitir comer tanto ou o que não devia. É ou não é verdade?

Então, perceba que, a todo momento, você renova o pacto de inimizade entre você e você mesma. Assim como o tempo todo você usa a comida para renovar esse caso de desamor! E por falar em carência, no fundo da mente de cada ser humano existe um estado persistente de carência: desde o rompimento do cordão umbilical, da saída traumática do útero da mãe, desse aconchego, da superproteção! É por isso que gostamos tanto de comer, não é só por sobrevivência. A imensa maioria de nós é motivada pela busca do conforto e do prazer.

Eu sei que às vezes você sente algo indecifrável; algo que não consegue explicar em palavras; pode ser uma angústia que bate do nada e, então, lá vai você para a geladeira buscar conforto. Quantas vezes isso se repete no dia e quantos dias na semana, por meses e anos?

Algumas vezes é motivado por algo que anda mal na sua vida pessoal ou no trabalho, entre membros da família, com o homem que a está desprezando ou quando vem aquele sentimento que não encontra o devido lugar e fica assim, solto no ar! Essa é a tal falta que sentimos e que precisa ser preenchida de alguma forma. E onde se desconta muitas vezes essa nossa maior vilã (a tal da falta)? Na comida!

Entenda que a maioria dos assuntos que parecem o tempo todo desafiar sua autoestima e sua autoconfiança está sempre alinhada com as cicatrizes decorrentes do amor, que sentimos por vezes não ter recebido, não ter sido correspondido. Você se sente rejeitada, inadequada, mas em vez de ir lá e melhorar algo com o qual está insatisfeita, vai ao armário e enche a barriga de porcarias para, dez minutos depois, se sentir mais fracassada ainda!

Muitas vezes você deu o seu melhor: ofereceu a sua amizade, a sua parceria. Contudo, os outros a rejeitaram! Você deu tudo de melhor no seu trabalho e o seu chefe não reconheceu!

A partir daí você sente que o seu amor foi usado para controlar ou manipular uma situação qualquer; que o seu trabalho não representa nada para quem está acima de você; que o seu amor foi traído; que o seu amor foi negado; que a sua mãe não a aceitou; que o seu pai a abandonou; que o seu amor adolescente ou atual não foi correspondido! E toda aquela dor da rejeição que você sentiu na sua infância ou na sua adolescência volta! Sendo assim, você terá que curar e cicatrizar essas rachaduras internas, essas feridas que você escondeu, abafou e esqueceu lá dentro de si, achando que elas se curariam sozinhas com o tempo. Mas não, isso não cura com o tempo, apenas fica mais difícil de se detectar. Você se enganou ao achar que, porque o tempo passou, o problema emocional desapareceu, mas ele está aí, dentro de você! Essas dores estão no comando das suas emoções. Elas precisam ser expostas para serem curadas!

Claro que não é exatamente uma delícia tudo isso. Como, por exemplo, devorar na frente da TV uma taça de sorvete de chocolate com farofa de amendoim! Mas você vai ter, sim, que mexer em tudo isso e voltar a confiar no amor, com a mesma pureza dos primeiros passos; terá de perdoar os seus pais, perdoar o homem que a magoou, o seu agressor; você terá de substituir esse homem que apenas a rejeita; vai parar de insistir no homem casado que apenas a usa e enrola; terá de se afastar de quem a coloca para baixo, porque você não pode mais alimentar o buraco! Sem a ferida curada, a sua fome continua a existir e o seu impulso, a lhe controlar.

Internalize que você não é uma vítima eterna, você não está mais em estado de ignorância, portanto você pode mudar tudo! Com isso você permitirá que a cura chegue ao seu inconsciente. A partir daí, você se livrará de tudo aquilo que possa tê-la machucado no transcurso da sua vida.

Você precisa, a partir de hoje, SE PERCEBER de uma forma completamente diferente do que vem se percebendo, desde o momento em que desistiu de você mesma, em algum ponto do seu passado.

> Perceba-se agora como uma mulher forte, que decide seu futuro, cuja essência é corajosa, destemida e expansiva, com capacidade de autocurar-se, porque começa a ter mais consciência de si e de sua história. Perceba-se um degrau acima de onde iniciamos.

Você vai se limpar; vai se alinhar com todas as suas memórias, só que agora com um padrão mais elevado. Agora, você pensa QUE A VIDA ACONTECE PARA VOCÊ! Mas não mais como se você fosse uma mera coadjuvante, como sempre achou que fosse.

Você vai também introjetar na sua mente a ideia de que tudo o que acontece com você a leva a um lugar bom. Eu quero que você se force para pensar que a vida sempre está a favor da sua evolução, e nunca contra você mesma. Se você sempre pensou que fosse azarada e que nada dava certo, agora não vai mais reforçar esse pensamento, porque esse pensamento a faz engordar. Tudo que a coloca para baixo a faz engordar; tudo que a deprime a faz engordar, porque em estado de escassez emocional você tende a comer. Então, olhe cada aspecto maravilhoso da sua vida, sua sorte infinita em poder fazer muitas coisas, caminhar, tomar banho, ter onde morar, poder falar, ouvir, enxergar. E mesmo que você não possa fazer alguma dessas coisas, pense em todas as outras que são possíveis. A gratidão emagrece, a ingratidão engorda.

Em estado de gratidão você se enche de serotonina, ou seja, sente muito menos vontade de comer uma barra de chocolate. Em estado de ingratidão você não produz serotonina e, para repor essa substância, você ataca o chocolate, o sorvete, o doce ou aquela comida que mais rápido coloque açúcar no seu sangue, dando a sensação de euforia.

A partir de agora você vai perceber que acaba de se levantar do papel de figuração na Terra, onde você esperava a sorte acontecer para exercer o papel principal, e que tudo conspira a seu favor. E até mesmo o que lhe fez mal no passado, tudo não passou de lições de amadurecimento e de evolução.

Se você já é aluna de algum dos meus cursos 100% on-line, sabe que eu digo sempre que gente que não teve problema na vida costuma ser gente besta e que as melhores pessoas que eu conheci passaram por situações difíceis, e isso é motivo para se pensar que se tem muita sorte. Lindona, tudo que me aconteceu de ruim foi sorte. É assim que eu penso e é assim que quero que você comece a pensar.

Justamente para fazer o reencontro entre o seu corpo, a sua mente e a sua alma que andavam por aí, totalmente desconectados e brigados! Um fazendo mal ao outro, porque você levava a vida em outra sintonia; agora mudou, você é uma mulher de sorte!

Mente e corpo fizeram as pazes.

Mesmo que você não seja capaz de compreender o porquê de as coisas não saírem como você desejou até este momento e, se em algum instante você se revoltar por causa disso, lembre-se: uma hora tudo se encaixa e tudo passa a fazer sentido. Não digo isso por achar que exista um Deus ou uma lógica divina. Eu não me apego a isso. Digo que tudo se encaixa porque, se você olhar bem, para cada situação da sua vida, você sempre pode extrair algo de bom e pode usar isso para dar sentido, para fazer valer e para vivenciar pelo ângulo da sorte.

**A vida trabalha em seu benefício!**

Muitos desequilíbrios do seu corpo têm origem no desalinho com a fonte de amor que você deseja usufruir, em toda a sua expressão de vida, de alegria e de troca. Contudo, algumas vezes (e isso é natural) você vai se sentir um tanto quanto impotente para digerir os processos disfuncionais dos seus medos, das suas ansiedades, pois eles geram uma sensação momentânea de falta de merecimento. Nesse momento, você poderá ter até uma recaída, mas lembre-se: esse gatilho nada mais é que a sua mente tentando voltar para o estado de autopunição. Não acredite nesses pensamentos sabotadores!

Agora eu gostaria que você pensasse no seu inconsciente como uma criança malcriada que, quando recebe uma ordem, fica atenta e muda a postura! E é isso que você vai começar a fazer consigo mesma: dar ordens.

Nesse momento em que sua mente tenta puxá-la ao estado anterior, mantenha-se lúcida, freie o pensamento e volte a se lembrar de que o universo está trabalhando sempre em seu benefício, e não contra você! Haverá momentos, também, em que você se sentirá incapaz ou, talvez, até mesmo que não é digna de receber amor de si mesma.

> Comande sua mente e diga para si mesma, como um general, sendo firme com a criança mal-educada, birrenta, pois ela precisa mudar sua postura e, se você ordenar, ela pode até inicialmente sapatear, mas ao final vai obedecer.

O que você precisa compreender é que o amor por si mesma é a sua única fonte confiável de nutrição, com a qual você precisa estar alinhada. Uma vez tendo abundância de amor, você para de comer excessivamente.

A questão nunca foi entre você e alguém. Nunca! Apenas perceba que sempre foi entre você e você mesma! E durante anos você buscou toda a solução para o seu sobrepeso ou para a sua obesidade fora: alimentação, exercícios, dietas, remédios. Mas a questão está aí dentro, em COMO VOCÊ SE PERCEBE.

Sei que muitas vezes você acabou usando o alimento como válvula de escape ou compensação, procurando algo que a saciasse de uma fome que não era física. A partir de agora você precisa se lembrar disso toda vez que sentir essa fome fora de hora, e entender que é apenas uma necessidade de ser preenchida por aquilo que deseja; você não está com fome de um bolo de chocolate inteiro cheio de brigadeiro e chocolate raspado, na verdade é fome de alguma outra coisa. Descubra a origem da sua fome emocional e sua fome física excessiva passará.

Um pedaço de bolo pode ser o seu desejo físico, mas um bolo inteiro e qualquer alimento de que você não precise de fato é o desejo da sua mente emocional. É ela que está vazia. E quando você percebe isso, naturalmente a comida não fará mais esse link entre você e o seu bem-estar.

Você sabia que quando recebemos das nossas mães, na nossa infância, uma qualidade de amor que nos era oferecida juntamente com o alimento, o leite materno passou a representar a doce ternura do aconchego, do carinho e da proteção? Ali, naquele momento, criou-se um paradigma que ficou muito bem marcado dentro de você, de mim e de todas nós. A sua mente passou a ligar ALIMENTO COM AMOR E PROTEÇÃO. Foi nesse momento da sua vida que você sentiu que ser alimentada era uma maneira de receber da sua mãe o amor que tanto precisava para viver.

Ocorre que, na sua vida adulta, se você não trabalhar para fazer parte da pequena parcela da população beneficiada pelo país que habita ou pela família em que nasceu, não terá comida em sua mesa. Não é verdade? Para algumas mulheres o alimento foi escasso na infância. Essas mulheres passaram muita vontade de comer coisas pelas quais os pais não podiam pagar. E isso ficou ali, como um trauma.

Então, na vida adulta, essa mulher passou a trabalhar e ter acesso a tudo que ela quis comer quando era criança e não pôde. E, é claro, são alimentos que agradam ao paladar infantil e que nem é preciso dizer que são cheios de açúcares e corantes. Esse é um comportamento inconsciente e decorrente, também, do trauma da escassez que, para ser curado, precisa ser trazido à tona.

Durante alguns anos da minha vida eu fui muito pobre, daquelas pessoas com geladeira vazia, sem luz, com banheiro fora de casa e que ficavam sem ter leite para o filho. Eu me lembro de um dia ter de deixar a minha filha na escola, porque eu sabia que não haveria nada para comer durante o final de semana e que, se eu não a buscasse na creche, ela dormiria na casa da professora e teria o que comer. Eu me lembro de ter dias em que havia só macarrão sem sal e sem nenhum acompanhamento. Também me lembro de um dia conseguir um dinheiro para fazer compra no mercado e no final ter de devolver o frango porque o que eu tinha não era suficiente para pagar. Inclusive, naquele momento eu disse para mim mesma que um dia eu poderia ir ao mercado comprar a comida que eu quisesse, sem me preocupar com o preço. Aos 23 anos, sabe qual era o meu maior desejo na vida? É sério, eu era uma jovem sem perspectiva nenhuma, e a coisa que eu mais queria no mundo era poder ir à padaria perto da minha casa e comprar um pedaço de bolo de chocolate e comer. Estranhamente aquela padaria fechou antes que eu tivesse realizado esse desejo.

E sabe o que aconteceu? Aquela situação foi tão traumatizante que, quando eu melhorei de vida, depois de alguns anos, sem perceber, passei a estocar comida na minha casa e a comprar uma quantidade que eu e minha filha não conseguíamos comer. Desenvolvi um comportamento que ficou marcado em mim e sempre lembrado pelas minhas amigas: eu era a que sempre estava pensando "onde vamos comer alguma coisa legal enquanto conversamos?".

Esse trauma causado pela falta, pela escassez, pelo medo de não ter o que comer começou a me guiar na trajetória de comer sem parar. Eu estava sempre alimentando a minha filha e sempre a levava com suas amiguinhas para comer alguma coisa. Eu era a tia legal, cheia das guloseimas em casa, onde o chocolate era livre.

Quer saber a verdade? Eu fiz cinco lipoaspirações entre 2003 e 2010. Eu era a falsa magra, porque a gordura que eu produzia era retirada artificialmente. Se não tivesse feito uma autoanálise e se não tivesse buscado trazer o trauma do inconsciente para o consciente, eu estaria até hoje fazendo uma lipoaspiração a cada ano e meio ou dois. Hoje, quando eu saio para alguma compra exagerada de comida, digo a mim mesma, já me dando ordens: VAN, SEM NECESSIDADE, É SEU TRAUMA APENAS DANDO UM GRITINHO NO INCONSCIENTE. Daí eu digo: "VAI DORMIR, ME DEIXA EM PAZ", e não compro, porque sei que comprar é praticamente o mesmo que comer, e se não comer é o mesmo que desperdiçar. Logo, não preciso mais de lipoaspiração, o que me dá um grande alívio, porque a recuperação é muito desconfortável.

É preciso mexer nos recalques do inconsciente e nos traumas para resolver e combater o problema da compulsão por alimento. E eu vou contar minhas histórias pessoais para você compreender como funciona a ação do recalque e da compulsão e ver que sou a prova viva de que trazer para o consciente funciona.

Mas obviamente esse não é o único recalque que eu tenho que me levou a comer compulsivamente durante anos. Uma outra situação familiar me levou a buscar na alimentação o suprimento de afeto. Eu sou a mais velha de quatro irmãos, com um ano e meio de diferença entre nós. Quando meus irmãos nasceram, eu parei de receber atenção. Logo, fiquei carente de mãe e de pai e me tornei uma criança que tentava o tempo todo chamar atenção, o que meus pais encaravam como algo cansativo, se afastando mais ainda. Lógico que a comida caseira se tornou para mim o símbolo do meu pai e da minha mãe, afinal, onde há comida caseira há família, certo? Pois bem, quando eu melhorei de vida, depois de alguns anos após a pobreza, acabei contratando uma pessoa para cozinhar de segunda a sábado para mim e para a minha filha. Havia necessidade? Claro que não! E ela fazia arroz, feijão, bolo, batata frita, ia ao mercado, fazia pudim, preparava Sucrilhos com leite para mim, ou seja, no fundo ela era a mãe que eu estava pagando para ter, e obviamente que, como ela só precisava cozinhar, fazia o melhor. E eu comia, comia, comia tudo que ela fazia.

Entendo que se você mora sozinha com sua filha ou seu filho, não há necessidade de ter uma cozinheira particular. Se eu não tivesse me tocado do que estava por trás disso, certamente estaria enorme, obesa ou na décima lipoaspiração da minha vida.

Aos poucos, junto com essa autoanálise, eu comecei a trabalhar em mim o afeto por mim mesma, comecei a internalizar a ideia de que eu agora era uma adulta, e fui amadurecendo e curando as minhas carências com a ajuda de psicólogos, de cursos, de exercícios emocionais, até que fui abandonando essas necessidades que me levavam de forma indireta ou direta a comer mais e mais os alimentos de que meu organismo não precisava!

Não é que o trauma vai sumir; o que acontece é que você passa a controlar os resultados desse trauma. Eu ainda sinto o impulso, porém ele agora é controlável.

Sendo assim, analise a sua história, comece a pensar sobre o desenrolar de tudo que aconteceu – sua infância, traumas, decepções etc. Você não terá todas as respostas de imediato, mas aos poucos vai montando um grande quebra-cabeça, trazendo os traumas para o consciente.

A sua mente deve ser a primeira a ser curada. Isso já está bem claro, não é?

O alimento adocicado que por amor da sua mãe ou cuidadora lhe foi oferecido na infância, por amor a você mesma, você deverá agora ser capaz de recusar.

Antigamente, eu digo antigamente porque é o "antes" dessa nossa primeira conversa, o seu corpo e a sua mente estavam em desequilíbrio e, por isso, você se utilizava do vício alimentar como forma velada de preencher vazios, ou de autodestruição, ou autossabotagem, autopunição e autoboicote. A baixa autoestima a empurrava para o alimento de forma compulsiva, e a ligação com a comida era no fundo de pura inimizade.

Você merece todo o amor de si mesma, de ser bela e saudável. Você usou o seu corpo como uma prisão de gordura com o suporte dos seus traumas. E eu estou aqui lhe dando a chave para abrir essa grade e sair fora. Você é plenamente capaz de oferecer amor e proteção a si mesma e não ficará à espera do amor dos outros, sejam eles quem forem: pai, mãe, irmãos, amigos, marido, noivo, namorado ou pretendente, colegas de trabalho, familiares em geral.

Trazer seu trauma à tona, a partir de hoje, é a matéria-prima essencial para a conquista do seu equilíbrio físico e emocional e será o pontapé inicial da sua reprogramação mental, que transformará o seu corpo em 30 dias.

E como finalização desse nosso primeiro dia de programa, eu quero que você dê um "autocomando" para sua mente e para cada célula do seu corpo. Você repetirá em voz alta a mesma frase 21 vezes durante 21 dias. Existe um fundamento psicológico para a repetição de 21 vezes, e tente gerar o máximo que puder de entusiasmo e positividade, de confiança e força ao repetir a frase. Você pode repeti-la enquanto estiver deitada, no chuveiro, dirigindo ou até mesmo olhando-se ao espelho firmemente. Faça durante 21 dias seguidos e comece a sua primeira sequência de afirmação agora mesmo! Pode ser que você pense que isso não a ajudará em nada, mas saiba que a sua mente recebe essa afirmação como uma palavra de ordem. Quanto maior a emoção que você gerar ao repeti-la, maior é a intensidade da ação no seu inconsciente, que agirá em todo seu corpo. Então, vamos lá, comece agora:

> A partir de hoje eu vou tratar o meu corpo da melhor forma, vou tratar da forma como eu mereço, apenas com o melhor.

2º DIA

# ASSUMINDO RESPONSABILIDADES

*Por Toalá Carolina*

Primeiramente eu gostaria de dizer que todo esse programa foi milimetricamente pensado para você ter uma real transformação em sua mente e, como consequência, em seu corpo! Então, quero lhe dar os parabéns por ter tomado a decisão de seguir este programa, tendo a coragem de estar aqui. Neste segundo dia vamos falar sobre responsabilidades e como assumi-las. Claro, estamos mexendo lá no fundo de você para revirar esse baú de vida, sentimentos, histórias, traumas, dores, lutos, e isso demanda coragem, pois a partir do momento em que você começou a ler este livro, você fez a opção de mudar de vida, e essa decisão é admirável! Já sei que aqui tenho uma mulher corajosa que está disposta a mudar!

Cumprindo esse programa de 30 dias, você automaticamente renuncia a coisas que não acrescentam, coisas que apenas tomam seu tempo, não levam a lugar nenhum que valha a pena e que não fazem diferença na sua vida. E com certeza você não é uma dessas mulheres que não despertam para a realidade e renunciam às mudanças necessárias para fazê-la feliz e uma pessoa melhor. Só o fato de estar aqui, disposta a emagrecer, já mostra que você é uma MULHER DIFERENCIADA! Você faz parte de um seleto grupo de mulheres que vão fazer história e servir de exemplo para muitas outras à sua volta!

E uma vez que você faça essa diferença, e obviamente tem todo esse potencial, vai fazer essa potência chegar além do limite, começando a se responsabilizar por culpas que está transferindo para todo mundo, tentando responsabilizar os outros, menos a si mesma.

Afinal, quem de fato tem responsabilidade pelo seu excesso de peso ou sua obesidade? O seu pai? A sua mãe? Os traumas da infância, as dores da vida? O luto? O divórcio? A dor da traição sofrida, a deslealdade de alguém? Pense com muita calma, tranquilidade, sinceridade e carinho: QUEM VOCÊ RESPONSABILIZA? QUEM VOCÊ CULPA? Reflita por um minuto... Em quem ou no que você joga essa responsabilidade?

Vamos partir do princípio, refletindo sobre o que é culpa e responsabilidade por meio da seguinte analogia: se você quebra um copo, claramente tem que limpar, certo? Mas se foi outra pessoa que quebrou o copo, logo ela tem que limpar, correto? Mas suponha que você quebre o copo e espere que o outro se responsabilize e limpe. Isso está certo? Não! Você, como mulher inteligente, sensata, poderosa e capaz, sabe que não está! Por que então você culpa outra pessoa por algo que em primeiro lugar só depende de você, já que foi você que deixou as coisas chegarem aonde chegaram?

Eu sei que você não fez por mal, nem planejou, mas uma coisa foi levando a outra, e esse comportamento que teve origem lá na infância veio na sua bagagem para sua vida adulta de uma maneira inconsciente.

"Ora, se a culpa é de outra pessoa, e você é uma vítima de toda essa situação, por que então faria alguma coisa se está esperando o reparo, a atitude do suposto culpado?" Uma mente vitimada pensaria assim.

Voltando à analogia do copo quebrado, você o quebrou por algum motivo não proposital e está esperando alguém limpar toda a bagunça? É isso que está acontecendo?

Assim é hoje com o seu sobrepeso ou sua obesidade? Vamos concluir juntas aqui, eu e você, sem amarras, sem defesas, sem orgulho ou ego. Você é a única RESPONSÁVEL pela sua atuação. Se não foi ativamente, foi passivamente, sendo permissiva. E não, você nunca foi vítima de nada! As pessoas erram e acertam, temos todos nós muitas perdas, separações, lutos, decepções... São fatos da vida de todos nós. Tome algo como filosofia de vida se você quer mesmo chegar a um resultado: não devemos NUNCA nos julgar vítimas da vida, das pessoas e das circunstâncias nos acusando e observando tudo passivamente.

Tudo que lhe aconteceu dói, machuca, sim, mas qual a parcela de responsabilidade que temos em tudo isso? E se não temos nenhuma, então por que trazer a culpa para onde ela não cabe? Vou dar um exemplo: eu recebo muitos relatos de mulheres que se culpam pelo divórcio dos pais na infância, mas que culpa uma criança teria? Esse é um bom exemplo de culpa desnecessária, que muitas carregam para a vida adulta sem haver sequer uma lógica. Outras culpas e responsabilidades, sim, são nossas, são suas e elas devem vir para o lugar delas para serem resolvidas e curadas. Mas não se deve esperar um herói ou heroína que vá tirá-la do buraco que você mesma cavou para si criando culpas reais ou fantasiosas. Grave algo que vou lhe dizer: esperando herói, ninguém constrói nada!

Talvez essa seja a sua situação, porque você ficou todo esse tempo se vitimando, culpando tudo e todos, sentada no conforto do seu sofá esperando um herói para salvá-la. Essa seria você? Se quer mesmo levar esse processo a sério, precisa começar a se responsabilizar pelo que depende de você e parar de esperar um herói, um milagre, uma dieta nova revolucionária ou um novo medicamento capaz de fazê-la acordar igual a uma musa fitness. Veja bem, isso não vai acontecer, mesmo porque o processo de emagrecimento se inicia na sua mente, e seu corpo está como está hoje porque ele é apenas um reflexo da sua mente, das suas escolhas, de coisas que você transfere para quem não tem absolutamente nada a ver com isso! Mas, claro, eu sei que você não fez isso propositalmente. Sendo assim, essa pessoa diferenciada que quer essa transformação da mente e do corpo, você irá passar, a partir de hoje, a se olhar de uma maneira diferente, mais madura, mais adulta, mais sensata.

Tudo isso fará parte do combo beleza interior e exterior, fará você sentir paz, trará ótimas noites de sono tranquilo, sereno, que a deixarão feliz ao acordar, a viver e enfrentar o que vier pela frente. Você será essa mulher, amiga, basta ter foco, experienciar tudo isso que estamos lhe propondo de exercícios, internalizar todas essas verdades e vivenciar essa nova mentalidade.

Será a partir dessa nova consciência que tudo começará a mudar dentro e fora de você. Eu já ouvi relatos no meu consultório de pessoas que engordaram muito e culparam o trabalho, dizendo que devido ao excesso de tarefas tinham que comer algo rápido, como pizzas e *fast-food*, mas venhamos e convenhamos, o mesmo tempo que se leva para devorar uma pizza ou um lanche é suficiente para comer uma salada com alguma proteína; o mesmo tempo que se gasta para tomar um refrigerante daria para tomar uma água. Não é uma questão de tempo, mas sim de escolhas. E o que eu quero que você perceba é que a pessoa culpa um determinado fator, o trabalho e a falta de tempo, e como ela não tem o bom hábito de se responsabilizar pelas escolhas que faz para não ter culpa do seu sobrepeso ou obesidade, dá um jeito e culpa o ambiente profissional ou o tempo supostamente escasso. Culpa *versus* responsabilidade: esse é o binômio do resultado do seu ambiente mental que definirá o seu corpo físico.

**O mais difícil em qualquer mudança é estabelecer o que é sua responsabilidade!**

Acredite, até o dia de hoje você não teve sucesso em transformar o seu corpo e mantê-lo justamente porque você transferia a culpa! Para aquelas mulheres que foram condicionadas a encarar a alimentação como um tema tenso, desconfortável, quando o desejo de poder comer compete diretamente com o que se quer de resultado no corpo, seja na estética, seja na saúde ou no seu desempenho, não há outra escolha senão trazer a responsabilidade de tudo para si e aprender a lidar com isso de uma maneira madura.

E nunca será algo superdelicioso dizer: "O.K., eu tenho culpa e responsabilidade nisso", mas chega um dia em que se sente até prazer em lidar com isso, compreende? Haverá momentos de alegria e momentos de agonia, não digo que será algo muito fácil, mas é possível, e quando você começar a observar as mudanças em si mesma e os resultados no seu próprio corpo, você vai me dizer: "Toalá, valeu a pena!". Será assim, amiga, eu te garanto, foi assim comigo, será com você e ponto final.

Não, não é austeridade, e sim confiança e determinação. E sem isso você não chegará a lugar nenhum que realmente valha a pena! Você terá que começar hoje mesmo a aprender a lidar com isso e, para tanto, é fundamental ser honesta consigo mesma. E se você, por acaso, acha a honestidade algo ruim, então comece se presenteando com ela!

"Então, Toalá, qual é a receita para emagrecer?"

Antes de qualquer coisa, assumindo sua realidade, assuma suas dificuldades e suas capacidades. Saber lidar com a frustração de achar que se faz o certo sempre e por culpa de "A" ou "B" não se consegue perder peso é horrível. E perder tempo achando que está enganando o mundo também não é bacana. Coma adequadamente, pare de culpar e responsabilizar quem quer que seja. Estamos juntas na batalha! Vamos em frente! Sem mimimi e blá-blá-blá!

E se a sua alimentação é infantilizada, regada a açúcares, bolhas refrescantes, corantes divertidos, se você é sedentária, preguiçosa mesmo, vamos lá, assuma responsabilidades. Essa é a hora de assumi-las. Assuma também que você tem preguiça e prefere um bom filme no Netflix com um superbalde de pipoca de micro-ondas porque tem preguiça até mesmo de fazer ao modo natural, numa boa panela com muita manteiga, e devora tudo regado a refrigerante enquanto passa horas e horas em maratonas de séries, vivendo a vida das personagens magras, fantasiando ser como elas. Mas quando a série acaba e as luzes se acendem, o que resta é você com seu sobrepeso e seu sentimento de culpa.

Daí você pensa: "Estou assim por tal motivo e estou deprimida, não tenho forças e me sinto muito mal..." E fica lá sentada, jogada com pena de si mesma, culpando Deus e o mundo.

Amiga, quem faz isso a não ser uma criança? Uma criança é quem culpa tudo menos a si mesma, é ou não é? E não adianta fazer cara feia, não. Não adianta ficar brava comigo agora, vai novamente transferir a culpa? Amiga, fique brava com você mesma, que é a única responsável por si! Eu sei que você sofre ou tem sofrido muito *bullying* e isso dói, mas não se faça de vítima, não. Pegue essa dor e use-a a seu favor como um forte combustível para se tirar dessa condição. Se o *bullying* dói e magoa, nada de novamente se consolar com comida ruim, engordando ainda mais, porque essa matemática não está batendo. E você fica comendo mais após sofrer um ataque verbal, um preconceito, em vez de esse fator lhe dar força e ser o impulso para mudar. Chega de você compactuar com seus agressores se autoboicotando mais uma vez.

Isso faz algum sentido para você? Combate-se o inimigo dando razão a ele e ajudando-o a ferir mais? Você é inteligente, sensata, capaz, e tudo isso que conversamos sobre culpa e responsabilidade não opera mais no seu nível inconsciente, e sim no aqui e agora, opera no seu consciente, portanto agora mesmo você já é outra pessoa! Então, já não importa se o seu pai era dono de uma lanchonete, de uma sorveteria, o que lhe garantia acesso fácil e irrestrito a sorvetes, chocolates e sanduíches. Você precisa entender que está acima do peso ou obesa porque escolhe fazer uma linha de alimentação muito desregrada e sem limites. São escolhas que você faz o tempo todo. Perceba isso! O resto é desculpa e justificativa para não ter que fazer nada para mudar.

Assim você permanece acima do peso ou obesa, se você dorme tarde todos os dias, não bebe água e prefere refrigerante, se você acorda muito tarde, come pão indiscriminadamente, consome litros e litros de sucos industrializados, até mesmo no café da manhã, se você pula uma refeição e depois come dois pratos lotados de comida no jantar, a culpa é mesmo dos traumas e recalques? De quem é mesmo a responsabilidade, amiga? Vamos lá, coragem para assumir! Esse comportamento é o que a deixa hoje com esses dígitos da balança, aquela inimiga que você tanto evita! Mas vamos falar a verdade, bem verdadeira, porque somos você e eu, e aqui é o lugar onde tudo pode vir à tona para que você cure a sua mente.

Há quanto tempo você finge estar bem, confortável consigo mesma e feliz? Onde você diz se aceitar do jeito que é? A sua vida tem sido um teatro cuja triste peça tem você como protagonista! Quem você pensa que engana? A única pessoa da sua vida que pode fazê-la feliz é você mesma e, no entanto, está vivendo uma vida de mentiras e brigando, culpando, responsabilizando a todos, atacando, chamando as pessoas de "gordofóbicas", sendo que não é nada saudável estar obesa e você NÃO ESTÁ FELIZ, AMIGA, PARE DE FINGIR!

Vou repetir mais uma vez, até você entender e internalizar: PARE DE CULPAR OS OUTROS E DE RESPONSABILIZAR QUALQUER COISA QUE NÃO SEJA VOCÊ MESMA!

Isso não é mais aceitável se você quer mesmo mudar sua vida! O que eu tenho percebido no comportamento de mulheres que estão acima do peso ou obesas é uma falsa aceitação de si mesma, mas existe muita dor, muito sofrimento e muita angústia quando a página do Facebook se fecha. Essa é a verdade e eu trabalho com a verdade, com a honestidade, porque a verdade é o que salva e liberta. Você, que está acima do peso ou obesa, se comporta assim. Não adianta mascarar com algo como discurso de gorda empoderada para fazer parte de uma trupe que não consegue emagrecer, quando e no fundo se sente frustrada e triste. Eu não quero ver nenhuma mulher sofrendo ou triste, nem que para isso eu tenha que puxar a sua orelha.

**"Nenhuma mulher será deixada para trás" é o nosso lema!**
Eu encaro isso como uma das minhas missões de vida, assim como a Vanessa de Oliveira! Você, amiga, pode ser muito simpática, ter muitos amigos, ser a líder da turma. Pode se fazer de feliz para todo mundo, mas sofre muito na hora de comprar roupa, de vestir uma peça que adorou, e, na real, é assim que você quer viver? Eu sei que quando você chega em casa fica deprimida e, quem sabe, até chora. Aí, para ter algum alívio psicológico, come uma panela de brigadeiro.

Isso se tornou um círculo vicioso, mas pode ter um fim agora. Você sofre com apelidos, como gorda, baleia e rolha de poço, entre outros mais comuns. Se você foi gordinha na infância ou na adolescência, sabe do que eu estou falando. E sei também que uma frase que é bem comum você ouvir é "Você tem um rosto tão bonito, mas..."

Olha, amiga, não adianta você culpar e responsabilizar essas pessoas também. Elas não estão falando nada que você mesma não pense sobre si, mas dói porque a faz lembrar que você não faz o que deveria para mudar esse estado. Você sabe que costumava se fazer de vítima. Digo agora "costumava", porque depois desse dia você não o fará mais. Você já está mudando, e não é mais a mesma desde então. É um progresso que você deve comemorar – você agora é uma mulher que se responsabiliza por tudo que ingere e não culpa nada nem ninguém mais por isso. Comeu errado? Engordou. E se comeu corretamente, emagreceu. A matemática é simples, a responsabilidade é sua. Você não assumia a culpa por estar gorda, agora já sabe que é, sim, sua culpa, sua inteira responsabilidade.

Você não vai mais culpar sua mãe nem seu pai, nem nada. Você sempre foi gulosa mesmo; vamos, assuma mais uma. Você gosta de comer, e não come porque tem fome, mas por qualquer outro motivo, e isso não é mais válido dentro da sua transformação, da sua nova mentalidade. O alimento é para nutrir, mantê-la viva, saudável e funcional. Coma porque está com fome. Não para se punir, não para se aliviar psicologicamente, não para lhe trazer conforto, isso uma boa noite de sono lhe dará. Pare de pensar: "É gostoso, vou comer". Substitua por "Não tem necessidade, vou engordar".

Além disso, pare de pensar que nunca irá conseguir atingir seu objetivo, que jamais irá emagrecer, que irá morrer com excesso de peso ou obesa, pare com isso, porque agora você está no comando da situação e fará o melhor para mudar essa realidade. E quer saber? Vai conseguir! Você é uma mulher determinada, com foco, madura e consciente, você já começou a se transformar. Essas crenças limitantes sobre sua falta de capacidade, falta de determinação, falta de força de vontade começou a ruir agora. Dê esse comando para a sua mente. Mostre quem está no comando! Você vai parar de culpar tudo e todos, vai determinar uma meta e vai alcançar essa meta!

Não adianta não ser sedentária e ter uma alimentação completamente errada, e, quem sabe, pode ser esse fator misterioso o grande culpado de você não perder peso. Sabemos que a culpa é sua e é você que escolhe os alimentos errados. A paixão por si mesma, pela sua meta, por sua vida, aliada aos novos hábitos mentais primeiramente e alimentares, irão ajudá-la nesse processo de emagrecimento! Não alimente culpa e deixe morrer de fome o triste hábito de não se responsabilizar pelo que acontece consigo mesma e, como consequência, com o seu corpo. Em vez disso, CRIE METAS E NOVOS HÁBITOS!

E agora quero que você esteja pronta para o nosso exercício do dia 2 desse programa de 30 dias. Você vai fazer uma lista de tudo que sabe que é lixo e que você come, e ao lado vai colocar um substituto correspondente para esse alimento lixo. Por exemplo, sorvete industrial de morango. Você vai anotar o lixo "sorvete de morango" e, ao lado, o que vai colocar no lugar dele na sua nova vida alimentar; por exemplo, substituir por "*shake de leite de coco com morango e banana sem açúcar*".

Faça isso com toda comida lixo, substituindo o hambúrguer por sanduíche integral de grãos com atum. E tudo bem se você não é nutricionista. Com certeza você tem alguma noção sobre alimentação saudável. E como autora das suas decisões vai se tornar mais responsável, inclusive vai pesquisar na internet sobre substituições. Mas primeiramente quero que você tenha plena consciência do lixo que sabe que come e quero que você proponha a si mesma a substituição.

| COMIDA LIXO | ALIMENTO SAUDÁVEL |
|---|---|
| _____ substituído por _____ | |
| _____ substituído por _____ | |
| _____ substituído por _____ | |
| _____ substituído por _____ | |
| _____ substituído por _____ | |
| _____ substituído por _____ | |

Se você tiver dificuldade e quiser sugestões de alimentos para substituição, vá até nosso site www.emagrecimentoemocional.com.br e se inscreva no Clube do Emagrecimento Emocional para ter acesso à lista de alimentos de substituição preparada pela nutricionista do clube. Você pode pedir receitas menos calóricas para aqueles alimentos que você ama comer, além de sugestões de substituições mais específicas. E mesmo que no momento você não possa fazer parte do clube, comece a fazer o seu próprio guia de substituição para mostrar a si mesma que você é capaz. Eu confio em você e sei que conseguirá começar a fazer melhores escolhas na sua vida.

3º DIA

# QUAL É O VAZIO QUE ESTOU TENTANDO PREENCHER

*Por Vanessa de Oliveira*

Acredito que nessas primeiras aulas você já tenha mudado em alguns aspectos, não é mesmo? Tenho certeza de que algumas coisas desse quebra-cabeça mental já foram identificadas e começam a se encaixar, a fazer sentido para você.

É assim que vamos reorganizando a nossa mente e, naturalmente, nos curando e nos transformando de dentro para fora!

Mas vamos prosseguir, dia após dia nesse programa, e acredite: em 30 dias você terá resultados significativos, como jamais experimentou até então. E você não experimentou porque tinha uma crença limitante de que era apenas o corpo que precisava ser trabalhado para atingir a meta de uma forma física mais confortável para si mesma. E é claro que desta vez será diferente, pois você agora está organizando os seus processos mentais, resolvendo traumas, responsabilizando-se por tudo que lhe aconteceu e tudo que lhe acontece. Agora você é a comandante da própria vida, não tem ninguém por você a não ser você mesma, e isso é maravilhoso, pois não podemos jamais esperar que outros façam o papel que nos cabe. E você já despertou para essa nova realidade.

Hoje vamos falar sobre como você vem se "autoboicotando" e qual é o papel da autossabotagem na sua vida. E, principalmente, como isso a afetou até o dia de hoje, fazendo com que você não tenha conseguido emagrecer e não tenha conseguido manter-se em forma; o modo como você se alimenta poderá até mesmo matá-la lentamente com o passar das décadas.

Espero que você esteja com a mente aberta e desperta, preparada para que as minhas palavras possam entrar em você para acordá-la para essa realidade que pode até mesmo assustá-la a princípio, porque é como se você despertasse de um sono profundo.

Sim, com certeza você deve ter conseguido perder peso várias vezes, mas foram resultados que vieram e não permaneceram, isso porque você se sabotou. E se teve êxito muitas vezes em um repentino emagrecimento, isso lhe mostra o quanto você é capaz de emagrecer. Acontece que, em uma determinada hora, isso acabou não dando mais certo e lhe causou uma enorme frustração – o tal efeito sanfona, não é mesmo?

A boa notícia é que, se você conseguiu emagrecer algumas ou muitas vezes, você tem essa capacidade, mas precisa parar de se sabotar para não ganhar novamente todos aqueles quilos perdidos. Isso significa que já sabemos que temos aí dentro de você uma mulher capaz e, ao mesmo tempo, uma mulher sabotadora de si mesma. É essa segunda mulher que precisamos reeducar. Se a mulher que se sabota agora tem consciência de que usa o alimento para se punir ou para preencher o vazio e quer mudar esse quadro, isso significa que ela está disposta e aberta para se reeducar!

Talvez você não perceba, mas pode até mesmo estar usando o alimento como uma maneira de se suicidar. A verdade é que, da mesma forma que o alimento nos mantém vivos, dispostos e nos cura, ele também é capaz de nos matar rápido ou até mesmo ser um lento veneno. Você se engana se pensa que o suicídio é apenas praticado de maneira dolorosa, violenta e imediata.

Não! O suicídio lento também é uma maneira de se entregar. A diferença é que esse suicídio lento traz prazer, assim como quem é tabagista. O tabagista sabe que o cigarro faz mal, que ele mata e que traz infinitos malefícios à saúde.

É claro que esse suicídio é inconsciente, mas igualmente eficaz como qualquer outro método. E quando se está desgostosa com a vida, amargurada, sem amor por si mesma e não se tem a coragem de fazer algo, como em um suicídio clássico, algumas mulheres podem buscar fazê-lo de uma maneira que não traga dor, mas que traga prazer e que mesmo assim leve a vida ao fim pouco a pouco.

E nesse caso a mulher (ou você) estaria indo além, estaria se "autoboicotando" e também lentamente se matando.

Pode ser bem impactante para você receber essa informação, e, quem sabe, até poderá ficar aí se perguntando e analisando se está ou não nessa situação. No entanto, para que você avance, é necessário que exista essa consciência de que a comida não só a deixa acima do peso ou obesa. Ela também a está matando e, se você quer viver e viver bem, é primordial compreender o que está fazendo consigo mesma.

Pare de comer para agredir-se; pare de comer para punir-se, para se fazer mal ou para sentir-se desconfortável. Você está sendo a maior inimiga de si mesma ao promover esse autoboicote e precisa fazer urgentemente as pazes com o seu próprio eu e parar com essa violência contra a sua vida.

Quando você come de maneira irresponsável, indiscriminada e sem nenhum limite, você está na realidade promovendo mais e mais o autoboicote a cada alimento nocivo que você ingere sem consciência, sem pensar no mal que está lhe fazendo e na consequência que vai gerar em seu corpo.

Vou lhe dar um exemplo: não existe muita diferença entre tomar uma dose de veneno letal e levar uma vida baseada em refrigerantes!

A única diferença é que o primeiro a matará instantaneamente, e o segundo, lentamente. Sem contar o fato de que você vai ver seu corpo cansado, sem energia, com gordura excedente, pesado, deformado e gerando diabetes e hipertensão por causa do alto teor de açúcar contido em cada gole.

Se você tem o hábito de tomar refrigerante e encara isso como algo natural em sua vida, pense que toda vez que ingere esse líquido, você está ingerindo veneno, mesmo sendo a versão light ou zero. São corantes, essências, venenos que você está usando como um substituto da água.

Você tem um pequeno grande passo para começar a reprogramar sua mente. O que você achava natural e saudável e encarava como algo bom, como o refrigerante light, a partir de agora vai mudar. Você vai pensar: "É veneno. É veneno, é veneno, é veneno, é veneno, é veneno, é veneno, é veneno, é veneno, é veneno, é veneno, é veneno, é veneno, é veneno, é veneno, é veneno, é veneno, é veneno, é veneno, é veneno, É VENENO!

Agora, quando você for beber um refrigerante, sentirá nojo. Imagine o ácido sulfúrico corroendo um metal, imagine o gosto amargo da corrosão, isso é a ação do refrigerante dentro de você. Imagine esse veneno que entra pela sua boca e deixa sua língua amarga, mesmo disfarçada pelo acidulante. NÃO BEBA, NÃO BEBA, CUSPA ESSE VENENO!

Nesse momento, diga a si mesma que você vai tomar algo natural e, se não tiver suco de abacaxi, de limão, de melancia ou melão, você vai pedir água.

Porque você se ama e por estar em um processo de cura e transformação, você DECIDE AGORA PARAR DE SE AUTOBOICOTAR, DE SE ENVENENAR, E A PARTIR DESTE MOMENTO VOCÊ PASSA A INGERIR SOMENTE VIDA, E ÁGUA É VIDA.

Seja grata por ter a oportunidade de poder beber um suco de fruta, de ter acesso a água, porque a maioria da população mundial não tem sequer acesso a água potável! E quando você de fato interioriza essa gratidão, passa a criar uma nova consciência, uma mente grata e desperta a cada segundo, a cada minuto, pensando sempre nas consequências daquilo que você ingere. Sempre que estou no banho, sinto-me maravilhada e agradecida por poder ter o prazer de tomar banho. Sempre que estou diante de uma água fresca ou com sabor natural, sinto-me imensamente feliz e bebo com tanto prazer e felicidade justamente por ter consciência plena desse bem de que disponho todos os dias. Comece a agradecer em pensamento quando estiver diante da água e você verá que sua relação com ela mudará para muito melhor. Esse é o caminho para aquelas pessoas que sempre tiveram dificuldade em ingerir água e que não desenvolveram um paladar disposto a apreciá-la, até mesmo porque a ingestão de água muitas vezes não faz parte da rotina das crianças e a água oferecida a elas quase sempre vem em forma de sucos e até mesmo de bebidas aromatizadas artificialmente. E a criança acaba não se acostumando a ingerir algo que não tem sabor ou não tem cor.

E sabe o que sempre aconteceu e que fez você desenvolver um paladar para refrigerante, sorvete, salgadinho, fritura e alimentos industrializados? É que essas comidas sempre foram associadas a felicidade, a prazeres na vida e a reunião entre pessoas que se gostam.

Por isso, uma das coisas que você vai passar a fazer agora, se o que você deseja é reverter esse quadro, é "neuroassociar" tudo isso ao que de fato representa: refrigerante, sorvete, salgadinho, fritura são a representação da morte, do veneno e das doenças.

Sempre que estiver diante de um refrigerante, feche os olhos e visualize na sua mente um líquido negro gosmento e cheio de açúcar, tão doce que chega a ser repugnante. Visualize o símbolo de uma caveira, indicando que é um veneno. E, por favor, assista no YouTube a vídeos que mostram como o açúcar refinado é feito. Esses vídeos mostram o quão químico e nojento é o processo de refinar o açúcar. Você passará a ter uma outra visão sobre esse vilão, e aquilo que traz muito açúcar mais facilmente se tornará algo repugnante e enjoativo pra você. Ver o açúcar branquinho faz pensar que é energia boa, mas não, amiga, é maléfico, e você terá muita consciência sobre isso assim que acessar os vídeos disponíveis no YouTube que mostram todo o processo de fabricação do açúcar.

Refrigerante é uma bebida nojenta, efervescente como o ácido no metal, camuflado pelo açúcar excessivo, é um líquido viscoso e poluído que não traz nenhum benefício.

E você, no primeiro dia deste programa de 30 dias, fez um juramento: A PARTIR DE HOJE EU VOU TRATAR DO MEU CORPO DA MELHOR FORMA, VOU TRATAR DA FORMA COMO EU MEREÇO, APENAS COM O MELHOR.

Refrigerante é o melhor? Claro que não. Então, a sua escolha é ÁGUA, FRUTAS, VIDA!

Todas as vezes que você disse para si mesma: "Vou tomar esse refrigerante apenas hoje e, amanhã, eu começo a reeducação alimentar", na realidade você não estava tomando decisões, você estava aderindo à procrastinação. Ou seja, deixando tudo para amanhã ou para depois, promovendo o seu suicídio lento.

Talvez seja chocante para você ouvir isso, mas pense bem: quantas pessoas, amigos ou familiares, até mesmo conhecidos que você já ouviu falar, faleceram de diabetes, hipertensão, obesidade ou AVC?

Essas pessoas, de maneira inconsciente, colaboraram e muito por meio de suas escolhas diárias e a cada refeição para sua própria morte. E isso tudo por quê? Porque quem nos comanda não é essa consciência do "aqui e agora"; falamos sobre isso anteriormente. O que nos comanda é o nosso inconsciente. E a esse só teremos acesso e controle por meio do autoconhecimento. Somente quando nos conhecemos bem podemos ter algum controle sobre ele. E como podemos nos conhecer a ponto de ter domínio sobre uma parte mais significativa do inconsciente?

Eu lhe digo: é pela observação de nós mesmos, com zelo, tempo, cuidado e interesse! Reprogramando "neuroassociações" antigas e trocando-as por novas "neuroassociações". De nada adianta você acordar com o botão ligado no automático, comer qualquer coisa que tem na geladeira, não ter nenhum interesse pelo seu próprio bem-estar, pelo seu corpo, sem cuidado com o que está ingerindo e pensar: "Vou comer e amanhã eu vejo isso". É justamente esse comportamento, o ciclo de autoboicote, que você gerou durante toda a sua vida e que tem que ser encerrado por você agora.

Não tem mais: "Mês que vem ou amanhã, ou depois, ou na próxima refeição eu faço reeducação". Não! É a partir de agora!

A PARTIR DE AGORA VOCÊ NÃO SE PERMITE MAIS COLOCAR VENENO NA SUA BOCA.

Nada disso que estamos abordando é mais uma novidade, nem opera mais no nível inconsciente, pois trouxemos para o aqui e agora. Ou seja, agora você é plenamente consciente do seu comportamento de boicote a si mesma e de suicídio inconsciente. Pare agora mesmo com esses processos que estão matando você.

O ciclo da autossabotagem, se você observar bem, vem se repetindo durante toda a sua vida. São comportamentos seus, a maioria irracionais até o dia de hoje; eram inconscientes, mas acabavam por atrapalhá-la em vários aspectos: na sua vida amorosa, no seu trabalho, na sua relação com seus pais, com a família, com os filhos! Se você se autoboicota, acaba por não ter autoestima e, uma vez sem autoestima, suas relações pessoais passam a ser desastrosas.

Mais uma vez, venhamos e convenhamos: quando não estamos bem conosco, tudo o mais fica um horror! Eu tenho certeza de que a origem do seu descontentamento, que gera inúmeros conflitos em todas essas áreas, é decorrente do seu mal-estar consigo mesma. Não é nada confortável estar de mal com a gente, nos agredindo com alimento, nos prejudicando com a terrível e danosa mania de postergar tudo!

Todo esse comportamento gera uma insatisfação crônica, o que acarreta uma constante infelicidade no ambiente interno e externo. E, como isso vem de vários comportamentos repetitivos, acaba por se formar um ciclo que nunca tem fim: você se sabota, come, se detesta porque come, fica deprimida e come buscando um pouquinho de felicidade, já que você "neuroassociou" determinadas comidas a felicidade, e depois se sente pior ainda. Esse é o ciclo que você está vivendo.

Não é um saco viver assim? Você já não está de saco cheio de aguentar essa droga toda se repetindo? Você não vive feliz, não sente prazer em acordar, não se enxerga no espelho com amor, não tem prazer em colocar aquele vestido que você adora, nem de calçar aquele sapato incrível que você namorou na vitrine porque seu peso extra faz doer seus pés. Isso vem acabando emocionalmente com você! E a pior morte é aquela em vida!

Eu sei que você está desapontada com a sua falta de forças para fazer o que deve ser feito para emagrecer e sente que falha o tempo todo; sei que não se sente mais viva e que está apenas sobrevivendo.

Compreenda que a maioria das pessoas não percebe o que faz, e você não é diferente delas. Você prefere acreditar que a insatisfação é apenas fruto de algo externo e de coisas que não dependem de você. Assim, fica mais fácil seguir achando que sempre é culpa de um fator que não depende de você diretamente. Essa sua negação da realidade faz com que você siga em frente, acorde, tome um banho sem muito ânimo, porque se sente mal em se encarar sem as muitas camadas de roupas e sem a cinta que segura a gordura abdominal. Sempre sofrendo, sempre descontente, gerando um ambiente mental extremamente negativo. E não esqueça: esse ambiente interno é o local em que você reside.

Você acha que mora na sua casa? Não. Você está na sua casa, porém você mora dentro de você, e esse é o seu real lar; esse, no qual você está enchendo e estocando lixo; esse local que você não zela, não cuida, não decora, não tem amor e está destruindo dia a dia é o lugar onde você vai morar para o resto da sua vida.

É bem comum uma mulher que está acima do peso ou obesa relatar para mim, no Clube do Emagrecimento Emocional, onde atendo diariamente, ou nas palestras que faço pelo Brasil e na América Latina, que já foi a várias consultas e a vários médicos, que já tomou vários tipos de medicamentos, que já fez mil dietas, mas que nunca conseguiu chegar ao peso desejado ou, se chega, é por pouco tempo e logo volta a engordar.

O temido "efeito sanfona" está sempre presente e assombra cada mulher que está tentando perder peso de forma ineficiente, de fora para dentro.

Essas mulheres também não percebem que estão inseridas no ciclo da autossabotagem e do suicídio inconsciente e culpam os tratamentos, os médicos, os nutricionistas, as dietas e até mesmo os familiares e amigos por seu fracasso.

Ou seja, culpam algo que não depende delas e, já que não depende delas, elas ficam ali, passivas, esperando um milagre acontecer, na expectativa de acordar com o corpo de uma *Angel* da Victoria Secrets. Será que você faz isso também? Eu sei e você também sabe que sim! Você viveu a vida até aqui em busca de um remédio milagroso, não é?

Essa é a hora de parar de ficar na defensiva, negando a realidade dos fatos! A mudança é de dentro para fora, só assim há eficiência, e essa é a hora para você começar!

Esse processo de repetição da autossabotagem, de transferir a culpa e a responsabilidade, de se matar lentamente acontece, basicamente, na relação entre os pais e os filhos, e foi na sua infância que se construíram esses padrões. São traumas, grandes ou pequenos, reais ou fantasiosos, do começo da sua vida. Mas tudo isso só cresce e se repete se não existir um fator vital: o fator do autoconhecimento, como você mesma já sabe, mas que eu vou repetir ao longo deste livro até você internalizar para valer!

Da mesma forma que os padrões negativos se instalaram no seu inconsciente pela repetição, para desconstruí-los e construir um ambiente interno novinho e positivo será necessária a repetição das novas informações positivas.

Infelizmente, inverdades tornam-se "verdades" no nosso cérebro quando repetidas constantemente, e pior ainda se for de geração em geração. Por exemplo, antigamente consumiam-se refrigerantes e passava-se a ideia de que eram bebidas da elite, porque, quando foram inventados, apenas as pessoas ricas podiam comprar. Portanto, a boa fama, até hoje, dos refrigerantes mais vendidos é apenas um marketing voltado para que pareça bebida descolada, refrescante e saudável. Mas é apenas mais uma repetição de uma enorme mentira que foi transmitida a você desde a infância, quando em dias especiais e de alegria o refrigerante era servido. Eu lhe dei esse exemplo para que você questione todas as outras repetições que possivelmente não são verdades e as substitua por repetições que farão com que a sua mente mude para um estado positivo e lhe traga inúmeras mudanças e, com essas mudanças, então, aí sim, as transformações ocorrerão de dentro para fora.

E já que entramos na seara da sua infância, onde tudo se formou na sua psique e que até hoje está vivo, operante e no comando de tudo, até você se autoconhecer, saiba que a criança também imita os pais, e é aí que ela aprende a se comportar na vida. Assim, a criança também acaba por imitar o comportamento repetitivo deles. Talvez a sua mãe tenha esse sobrepeso e passado a vida se autoboicotando, usando o alimento para ter prazeres e consolos devido às suas frustrações.

Bem, talvez você não tenha sofrido nenhum abuso nem seja carente, no entanto tem compulsão alimentar. O que pode então ter acontecido? Você pode estar repetindo o comportamento aprendido dos seus pais, e, se você percebeu isso, é hora de encerrar esse ciclo, porque ele vai acabar no momento em que você determinar, e a partir de você virá uma geração com uma nova mentalidade. Talvez você já tenha perdido a sua mãe para doenças relacionadas ao peso, como diabetes; se não foi a sua mãe, pode ter sido um parente próximo. Pense bem: todos nós temos alguém próximo que influenciou o nosso comportamento alimentar e social e todos nós também temos alguém que tenha perdido a saúde e até mesmo a vida por causa do alimento. Nós sofremos influência dos outros, sim, mas quando tomamos conhecimento de nossas atitudes inconscientes, então ali começa a responsabilidade em cessar tais comportamentos!

Agora, tudo que lhe acontecer é de sua total responsabilidade, e cada mudança depende somente de você dar o primeiro passo, mesmo que lhe pareça pequeno e insignificante.

Eu sei que evitar essas repetições destrutivas é muito difícil, porque elas estão consolidadas em seu inconsciente desde muito cedo. Porém, isso não deve ser usado para você se justificar ou para usar como desculpa a fim de não mudar. Agora você já tem a consciência da sua compulsão em agir de maneira autodestrutiva e já começa a imaginar por que faz isso. O que é ótimo, porque você começa a ter voz de comando, poder de decisão, e não fica mais à mercê das influências invisíveis.

Estar atenta a seus comportamentos pode ajudá-la a se modificar pouco a pouco. Não espere que isso aconteça do dia para a noite. Comemore dia a dia as pequenas vitórias e não fique pensando no todo, pois pensar no todo gera ansiedade, e a probabilidade de você desistir é alta. Então, já sabe agora que pensar no todo é uma maneira também de se autoboicotar, e qualquer coisa que você faça que a impulsione a retroceder ou baixar sua energia é, sim, autoboicote. Tenha pequenas metas diárias e concentre-se apenas nelas!

Descobrir onde começou é um trabalho de psicoterapia que realmente funciona nesses casos. Se você achar que precisa de uma ajuda a mais, não hesite em procurar terapia ou grupos de ajuda, como os Vigilantes do Peso, que tem um ótimo método de pontos. Assim como terapia em grupo, que, aliado a este livro e ao Clube do Emagrecimento Emocional, a ajudará a chegar lá com mais agilidade!

Tudo dependerá de quanto você quer mudar! Quanto mais coisas você fizer por si mesma, melhor será para que alcance as suas metas. Não deixe nada mais para amanhã: o dia de fazer é HOJE.

Muitas mulheres têm pensamentos negativos em relação a metas e projetos. Se você pensa que isso não aconteceu comigo, engana-se. Lembro-me de que no meu passado eu tinha o hábito de procrastinar tudo em minha vida. Depois que eu tive essa consciência, assim como a consciência de inúmeras perdas, eu mudei. Eu fiquei de saco cheio de nunca terminar nada. Cansei de ficar esgotada pelos inúmeros fracassos de começar e não terminar. Isso me tirou a paz e, quando eu cheguei no fundo do poço, decepcionada comigo mesma, então disse para mim que eu não seria mais esse tipo de pessoa.

E foram inúmeras as minhas perdas, a ponto de me traumatizarem. Amiga, será que você ainda não chegou ao seu limite? Não é um saco sofrer dia após dia por algo que sabemos que devemos mudar? O fundo do poço foi minha mola propulsora.

E então eu substituí aquele antigo sentimento que permeava minha vida pelo lema pessoal de não deixar mais nada para depois e me recompensar e ficar em paz com a maravilhosa sensação de dever cumprido.

Se você deseja ter sucesso no emagrecimento, precisa abandonar a procrastinação. Ou é um, ou é o outro. E sabe como você começa a treinar essa mudança?

A partir de agora, você não vai mais procrastinar as pequenas coisas em sua vida. O copo de suco que você bebeu será lavado tão logo você o tome e não ficará mais sobre a pia; o e-mail do serviço será respondido tão logo você o veja; o sapato que usou será colocado no lugar imediatamente; você não deixará mais a conta de luz da sua casa atrasar para pagar quando vier o aviso. Se você aprender a colocar em dia essas pequenas coisas, tudo começará a se desenrolar na sua vida, até mesmo a educação alimentar.

Seja a general da sua vida, force-se a fazer o que precisa ser feito. Uma mente adulta não procrastina, uma mente infantil deixa para depois. Porque a mente infantil quer responder aos desejos do momento. Criança não chora pelo futuro, ela chora pelo presente, pelo desejo não realizado aqui e agora. Nenhuma criança chora porque na semana passada seu amiguinho não apareceu no parquinho. Criança chora para fazer apenas o que quer. Um adulto faz o que precisa ser feito independentemente da sua vontade, e agora você está comprometida em crescer.

Eduque sua mente para o amadurecimento, para ter atitudes de gente grande, e sua procrastinação começará a desaparecer. E, sim, existem mulheres de 40 anos completamente imaturas, que inclusive possuem paladar infantil.

Outro fator que ajuda a procrastinar é o medo do desconhecido, a dúvida, o ainda não realizado, pois isso gera ansiedade. É justamente aí que acontece o autoboicote, no seu caso, na reeducação alimentar, na sua meta de perder peso. No campo do emagrecimento é comum as mulheres se perderem e desistirem quando estão no caminho certo, isso porque a ansiedade de querer resultados imediatos é maior que a vontade de emagrecer.

Eu sei que você fez isso até hoje, senão não estaria lendo este livro. Sua mente infantil a levava à saciedade imediata do seu desejo, não é? Por exemplo, uma bolinha de sorvete que não parecia causar grandes danos.

**Hora de crescer, amiga, hora de deixar a menina mimada de fora. Eu quero agora a mulher, a mulher que há dentro de você!**

Muito cuidado com o grupo de amigas que também estão gordas e dizem que você deve se aceitar do jeito que está. Eu digo a você que não deve se aceitar do jeito que de fato é. Como já conversamos anteriormente, você não é esse excesso de gordura ambulante, você é a mulher maravilhosa, determinada e saudável que habita a sua mente.

Muitas mulheres caem nesse lema equivocado de se aceitarem do jeito que estão, acreditando que dessa forma se sentirão como parte de uma pequena sociedade onde não são julgadas. Talvez você até se sinta protegida, mas o importante é identificar se realmente você está feliz quando está sozinha na sua casa, se olhando no espelho e vestindo uma roupa. Se para você se sentir feliz precisa necessariamente estar perto delas, então eu afirmo com toda a certeza que você não está feliz do jeito que está e a aconselho a encarar a realidade dos fatos, de que esse discurso não serve para você, e a convido a mudar e se afastar delas.

Se a resposta for "Não, eu não me sinto feliz quando estou a sós comigo", então pare de repedir as verdades que não lhe pertencem. Alguma mulher que está acima do peso pode estar feliz e confortável? Claro que pode. Existem muitas mulheres gordas lindas e felizes. Mas se esse não for o seu caso, não repita apenas para agradar a um grupo ou mentir para si mesma, tentando não sofrer.

Reflita se por acaso o grupo de amigas gordas, quem sabe até mesmo as amigas on-line, não estariam reforçando o seu comportamento de autoboicote. Estar inserida onde você não está feliz, apenas porque não consegue alcançar a meta do emagrecimento desejado, também é uma maneira de se autossabotar e perder um tempo precioso que poderia ser usado para trabalhar essa meta. Ande com quem você quer se parecer – esse é o caminho do sucesso. E não estou falando do aspecto físico, estou falando do aspecto emocional e comportamental. Se você quer ser uma pessoa positiva, precisa andar com pessoas positivas. Se quer ser inteligente, precisa andar com gente de mente aberta e que estuda, e não com quem não curte ler livros e só quer saber de balada. Se você quer ter saúde, se deseja ter um estilo de vida saudável, ande com quem gosta de alimentação natural, que pratica exercícios e tem o perfil da vida que você deseja ter.

Enquanto andar com pessoas que afirmam que você tem de ser do jeito que está e que precisa se aceitar, mesmo que isso lhe custe a saúde, então, onde exatamente você espera chegar?

Você merece uma mudança. Merece resultados positivos e permanentes, merece estar feliz e confortável com o seu corpo, e você é totalmente capaz de emagrecer.

## Um alerta!

Vamos lá, pare de se sabotar! Não use o alimento para acabar com a sua qualidade de vida, ou mesmo com a sua vida. Isso tudo ocorre quando a meta está próxima! Por exemplo, a sua meta é supostamente perder 20 quilos e, quando você perde dez, acha que já pode comer um pouquinho de doce e refrigerante e que compensará no outro dia. O que acontece? Autossabotagem novamente, e lá vem o famigerado efeito sanfona. E o pior: se voltarem os dez quilos perdidos, voltam esses e outros. Em decorrência da sua frustração consigo mesma, já sabemos que você se pune por meio dos alimentos, e lá vai você repetir tudo novamente.

Essa atitude pode inclusive, em alguns casos, ser um derivado do "medo de ser feliz" ou até mesmo de não se achar merecedora de conseguir.

Responda para si mesma: "Você quer emagrecer, mas será que se ama o suficiente para se achar merecedora desse resultado?" Essa é uma pergunta que você deve se responder imediatamente. Se sim, encerre esse ciclo, se não, reveja o porquê. O autoboicote pode começar com um deslize nutricional, facilmente revertido se você parar para pensar poucos segundos antes.

Quer um exemplo de um ato falho comum? Você volta feliz da nutricionista, sabe que perdeu algum peso e vai lá e comemora se dando o direito de comer *fast-food*. Tem cabimento?

Nesse momento você é desrespeitosa consigo mesma. Com essa atitude você mostra que não se conhece ou que ignora a repetição de fracassos, parecendo até mesmo ter uma pseudoautossuficiência momentânea, dizendo para si mesma: "Ora, eu consegui perder peso e quando quiser volto a emagrecer". Veja que atitude incoerente!

Ou então diz para si mesma: "Perdi cinco quilos, se eu engordar meio, estou no lucro". Amiga, onde passa o boi passa a boiada toda. E aí bate o quê? A culpa. E essa culpa acaba gerando tantos sentimentos ruins e pesados, provocando aquela sensação de descontrole e de frustração, conduzindo você a usar a comida para se consolar.

Existem outros tipos de pensamentos sabotadores que podem também antecipar grandes deslizes: "Eu mereço", "Só hoje", "Será só um pouquinho", entre outros que você deve anotar e deletar da sua vida, não se permitindo mais cair nessa falácia.

Promessas feitas hoje e que não serão cumpridas amanhã; procrastinar, ter data certa para começar e adiar, inventando que começará definitivamente depois do casamento de uma amiga ou depois das festas de fim de ano, ou depois do carnaval, dias que jamais chegam.

Aí você vai levando, sobrevivendo infeliz e deixando o melhor da sua vida para lá.

E saiba também que a autossabotagem é mais frequente em longos históricos de tentativas de emagrecimento com dietas malucas. Dietas que prometiam milagres em pouco tempo, em que a imagem corporal fica alterada e, com ela, a sua autoestima.

A gente já sabe que um fator essencial da compulsão alimentar é a baixa autoestima. Por isso, você precisa se colocar em primeiro lugar e se tratar diariamente como uma diva, mesmo estando acima do peso, pois assim você aprenderá a se amar. Quanto mais você se ama, menos se boicota, e quanto menos se boicota, mais emagrece. E se você se identificar com um desses exemplos que foram dados nesta parte do livro, observe que sempre que ocorrer um conflito entre a vontade consciente de emagrecer e os fatores inconscientes contrários, vencerá o lado inconsciente. Até o momento em que você disser a si mesma que a vontade de se autoconhecer é maior do que ele.

Concluindo, anote o que você vai fazer a partir de hoje: não procrastinar as menores coisas da sua vida, não se autoboicotar só porque conseguiu algum resultado e adotar a postura emocional de uma mulher de verdade. Só isso já elimina muitos quilos da sua vida e, é claro, investir em absolutamente tudo aquilo que esclareça como você funciona emocionalmente e por que faz o que faz, a fim de bloquear aquilo que você não deseja mais para sua vida.

> Meu conselho de ouro para você: reflita o porquê de cada atitude sua e o porquê de cada sentimento. Reflita sobre eles e pergunte-se de onde vêm e assim se torne mais consciente de si mesma. Isso é autoconhecimento, isso faz você mudar porque vai entender as causas, trazendo suas escolhas e ações para o seu domínio.

4º DIA

# COMO MUDAR A IMAGEM QUE TENHO DE MIM MESMA

*Por Toalá Carolina*

Amiga linda, tudo bom com você? Como você está se sentindo e quantas coisas já mudaram aí dentro de você? Tenho certeza de que muitas, e olha que ainda estamos na quarta aula dos nossos 30 dias para reprogramar a sua mente e transformar o seu corpo!

Hoje vamos falar sobre dois assuntos sobre os quais talvez você nunca tenha pensado, mas que podem estar atrapalhando muito o seu desenvolvimento na vida e em relação ao seu corpo. O primeiro deles é sobre a imagem que você vê refletida no espelho. Ela bate ou não com a imagem que você idealiza sobre si mesma? Será que você é muito dura consigo mesma? Será que você aí dentro da sua mente tem uma fantasia de como gostaria de ser e, quando se depara com a imagem refletida, se sente frustrada? Sabe quando, lá no fundo do nosso pensamento mais íntimo, ele não bate exatamente com a realidade? Às vezes é porque não é possível devido à nossa constituição genética, fisiológica, nossa estrutura, outras porque é possível, mas não fazemos absolutamente nada para ter a imagem que consideramos ideal! Compreenda que todas nós pensamos no "eu ideal". Será que você se encara de uma maneira extremamente crítica, pesada e perfeccionista?

Vamos supor que o que você vê no espelho seja um reflexo de um antepassado seu, próximo ou não, de quem você tenha mágoa. Vou dar um exemplo: existem mulheres que transformam a fisionomia do rosto através de inúmeras intervenções desnecessárias apenas porque, ao se encarar no espelho, enxergam a mãe, aquela mãe de quem elas têm tanta mágoa e ressentimento.

A sua avó, de quem você ouviu tantas coisas ruins, ou quem sabe o pai, que a rejeitou, e isso tudo faz com que você não se veja como um indivíduo com características próprias, e sim com a imagem da pessoa com a qual você tem questões para resolver! Portanto, amiga, talvez você ainda nem se conheça, talvez nem foi apresentada a si mesma como um ser único! Isso porque o que você enxerga são inúmeras camadas de semelhanças com pessoas com as quais você nem tem afinidade. Sendo assim, em vez de se amar, pode ser que você se critique, se pressione, se maltrate, se agrida falando mal de si mesma e acabe por se rejeitar.

Se você se enquadrou no que acabei de dizer, saiba que se trata de um transtorno, e ele tem nome e cura. Portanto, se você sente dificuldade de se olhar no espelho, estando acima do peso ou nem tanto, mas acha que está enxergando uma mulher feia, saiba que vai ser assim toda vez até que você passe a se ver como um ser único. Se esse for o seu caso, é hora de parar e dar meia volta nesse caminho tortuoso que você vem trilhando. O seu corpo refletido no espelho tornou-se um problema, pois a imagem que você tem de si não corresponde àquilo que é na realidade. Muitas vezes você pode estar somente um pouco acima do peso, mas se sente mais gorda do que realmente está, se sente até mesmo obesa, inadequada, doente, embora o seu índice de massa corporal esteja dentro do que é considerado saudável pela medicina. Isso é o que se chama transtorno dismórfico corporal.

Tudo bem que você queira perder um pouco aqui e ali, afinal, muitas mulheres nunca estão mesmo totalmente satisfeitas com o corpo, e também é natural querer estar em forma, mas viver paranoica e se maltratando demais com sua autocrítica é algo que agora você precisa parar de fazer.

Estar acima do peso não é necessariamente obesidade, nem a coloca em posição inferior às mulheres mais magras. Eu compreendo e apoio você trabalhar no sentido de trocar gordurinhas por massa magra, mas não fazendo uma dieta restritiva maluca nem entrando em jejum, passando fome, se autopunindo, sofrendo e se culpando, e com isso se impondo sofrimento psíquico além do físico. Popularmente, esse transtorno da mente tem um nome popular, chama-se "doença da beleza".

Muitas mulheres com esse distúrbio passam por cirurgias desnecessárias, como lipoaspiração, abdominoplastia, implante de balão gástrico e até a opção mais radical e sem volta, a cirurgia bariátrica. Compreenda que não sou contra esses procedimentos quando realmente são necessários para salvar a vida de uma pessoa obesa. Assim como sou a favor dos procedimentos que trazem de volta e elevam a autoestima da mulher. O que eu estou falando aqui é sobre o exagero desnecessário e que expõe até ao risco de morte, sendo que uma boa reeducação alimentar, terapia e exercício físico resolveriam o caso facilmente. Mesmo porque, a reeducação aliada à terapia comportamental, à análise e aos exercícios físicos, promove o reequilíbrio de dentro para fora, produzindo um ajuste químico e mental.

A soma desses três fatores essenciais é o que você precisa para ajustar sua mente ao seu corpo e, assim, você vai se sentir novamente encaixada em si mesma. Se você cuidar desses três fatores, estará sempre com seu corpo em dia, pois será completamente estruturada por dentro e por fora. Lembre-se: o custo do cuidado é sempre menor do que o custo do reparo! Cuide-se diariamente para não precisar correr atrás do prejuízo. Sabemos que a sua vida tem sido correr atrás dos prejuízos causados por excessos sem resultados positivos. Você está cansada física e mentalmente, eu sei, então é hora de tentar um novo caminho. Nada de se achar pior do que está de fato, de se pôr tantos defeitos e só falar e falar sem nada fazer.

Se tem algo realmente a incomodando, vamos trabalhar hoje mesmo e mudar, mas reflita e se responda se a imagem que você encara no espelho é sua mesmo, real, ou é uma imagem distorcida e alterada. Você pode se perceber mais alta e larga e também pode sentir que a sua caixa torácica é mais larga; pode também sentir os seus braços largos e grossos como os de um homem, e algumas mulheres relatam sentir a cabeça grande. Já outras mulheres relatam que percebem o quadril largo e o bumbum grande, desproporcional, e todas apresentam uma preocupação excessiva com a própria aparência e têm tendência a enxergar uma pequena imperfeição de modo exagerado ou mesmo imaginar um defeito que não existe.

Note que estar acima do peso ou obesa, precisar e querer emagrecer por conta disso é uma decisão saudável psiquicamente falando, mas ficar o tempo todo se autocriticando e se colocando defeitos que nem sequer existem não é saudável. Sendo assim, você precisa estar desperta mentalmente, consciente para discernir o que de fato é preciso ser feito e o que é exagero e invenção da sua cabeça.

O transtorno da beleza é um quadro psicológico. Algumas mulheres estão em um grau tão alto de distorção da própria imagem que precisam procurar ajuda psiquiátrica também, e se você se enquadra em tudo que eu acabei de falar, não hesite em buscar ajuda especializada para somar com seu processo de reprogramação. Talvez você esteja sofrendo muito em decorrência de algum pequeno defeito corporal, que pode ser até imaginário.

Talvez você não esteja aceitando uma parte do seu corpo, que pode ser o rosto, o nariz, o cabelo, a cor da pele, os dentes, alguma mancha ou marca, a barriga ou a perna, pode ser até o dedo mindinho do pé. Se você estiver com a tendência de se enxergar pior do que de fato é, talvez precise de terapia como um forte aliado para este trabalho que estamos fazendo juntas.

Quanto mais recursos você puder usar a seu favor, melhor! Peço que busque, aceite e use. Você já está há muito tempo, anos, décadas se maltratando e se enxergando de uma maneira distorcida. É hora de se olhar de uma maneira mais positiva, dando amor, carinho e positividade para si mesma! Uma mente sã é necessariamente um corpo são. Chega de não se olhar mais no espelho para evitar a própria rejeição e a própria crítica, chega de apagar a luz para tomar banho e não encarar o que lhe faz mal, chega de fazer sexo com a luz apagada por vergonha do próprio corpo, chega de não gostar de si mesma! O transtorno de distorção da própria imagem, ou transtorno da beleza, é com frequência decorrente de uma mania que eu sei que você tem, aliás, tenho certeza de que você tem e não adianta balançar a cabeça negando – a MANIA DE COMPARAÇÃO!

Se existe um caminho para uma vida de frustrações sem fim, infelicidade e a famosa insatisfação crônica, é a mania de viver se comparando aos outros. Não adianta você negar. Lembre-se de que esta é a hora de se desapegar do modo defensivo e da mania de negar comportamentos limitantes; é hora de assumi-los para eliminá-los de uma vez por todas da sua vida. E se tem uma coisa que você trouxe para o seu dia a dia e fez dela um hábito é a mania de viver se comparando aos outros, sejam as amigas, a irmã, a prima, a atriz da novela das oito, a modelo da capa de revista, sejam as garotas do Instagram!

Uma das maneiras de perceber o seu corpo como algo inadequado e fora do padrão inventado pela mídia é criar o hábito de se nivelar por baixo diante do que está aí exposto, e vamos falar a verdade: não é somente a mídia que tem esse papel de massacrar, bombardeando imagens de mulheres supostamente perfeitas. Essa é uma característica sua desde sempre, desde criança, da época da escola, de achar suas amigas melhores e mais bonitas que você! Compreenda que a mídia só terá esse poder de ditar um ideal como se fosse uma verdade se você lá atrás já teve o comportamento de se autorrebaixar diante de quem quer que seja, trazendo esse comportamento para a vida adulta.

Sabemos que esse comportamento foi construído porque foi repetido, o que é uma ótima notícia, e sabe por quê? Porque nós, seres humanos, aprendemos por meio da repetição, reforço positivo, estímulo e recompensa. Sendo assim, se você construiu esse comportamento nocivo, também pode desconstruí-lo por meio da repetição, reforço positivo, estímulo e recompensa!

Claro que isso levará um certo tempo, assim como o comportamento de se comparar demorou também para ser construído. Portanto, nada de colocar a sua maior inimiga, a ANSIEDADE, para trabalhar ao seu desfavor mais uma vez, levando tudo por água abaixo porque você quer a mudança agora. Deseje neste momento começar, e isso por si só já será um grande passo. Desconstruir algo que levou tempo para ser construído levará algum tempo, menos tempo, claramente, mas não espere um tempo de caráter miraculoso, nem mágico purpurinado. Demorará um bom tempo, sim, no entanto será definitivo e lhe trará resultados concretos!

Sendo assim, não desanime na primeira sensação de fadiga mental. Tente não olhar a montanha inteira quando você quer conquistar o topo, mas as pequenas etapas da montanha. Não pense no todo, pense de forma fracionada, por pequenas partes para não desanimar – esse é um dos segredos do emagrecimento!

Todos esses comportamentos, essas crenças limitantes que você tinha até chegar a este programa são, sem sombra de dúvidas, comportamentos reprogramáveis, mas para reprogramar a sua mente precisamos saber onde tudo começou. Por exemplo, onde começou a sua mania de comparação? Muitas vezes o hábito da comparação pode ser algo bem produtivo, mas em outras, como no processo de emagrecimento, da perda de peso, a comparação pode provocar o declínio da autoestima e, assim, você tende a desistir do seu objetivo.

Acredite, todas as vezes que você falhou na tentativa de tornar o seu corpo uma morada mais confortável para si foi por causa desse comportamento que é a mania de se comparar. Vou dar um exemplo: muitas vezes você começou um projeto de perda de peso juntamente com uma amiga ou um grupo e desanimou ao se comparar com quem estava conseguindo perder peso mais rápido. Justamente ali entrou o processo de autoboicote. Você simplesmente abandonou o projeto e a si mesma pelo simples fato de achar que as pessoas conseguem mais rápido que você, o que gera baixa autoestima e mais insegurança. Você se enxergou nesse exemplo? Estou falando diretamente aí dentro de você? Então, pare com essa mania imediatamente e compreenda que, para conseguir perder peso, você vai ter que parar de olhar para os lados e seguir a sua própria estrada, sozinha. A luta é entre você e você mesma, e ninguém mais!

Sendo assim, quando você estiver traçando as suas metas para perder peso, terá que eliminar esse hábito nocivo da sua vida, afinal, se você não o eliminar, ele eliminará a sua meta. Você terá que fazer uma escolha agora mesmo, pois precisa compreender que perdeu o controle do seu corpo, porque antes perdeu o controle da sua mente, e agora é hora de retomar o controle partindo do ponto exato onde tudo se iniciou, no seu comportamento. Também considero muito interessante fazer algo que a ajude a parar de se comparar. Pois, como conversamos, para emagrecer você terá que, necessariamente, eliminar esse hábito da sua vida, esse comportamento nocivo que a faz se autoboicotar. O que você ganha quando se compara com suas amigas, irmãs ou colegas de trabalho?

Pasme! Algumas mulheres se comparam até mesmo com suas filhas. Uma dica valiosa para o seu processo de emagrecimento é ter metas possíveis, reais, metas com os dois pés cravados no chão, pois, enquanto você estiver esperando um corpo de modelo esquelética ou de uma *miss* de 19 anos, você jamais estará feliz. A sua meta precisa ser sem comparativos para que você não desista no meio do caminho apenas porque seus resultados não batem com a imagem que você criou em suas fantasias.

A nossa vida pode ser feita de referências, sim, de modelagem, sim, de exemplo, sim, porém a sua meta de corpo não pode envolver uma comparação. Por exemplo, se você tem 40 anos ou mais, não pode achar que terá o corpo de uma moça de 20, e as moças de 20 não devem insistir também se por acaso a estrutura delas for mais forte, com ossos mais largos, e almejar o corpo de uma manequim de passarela que tem 1,80 metro de altura e pesa 50 quilos, e que talvez nem seja saudável!

E quando você que está acima do peso ou obesa passa a se comparar com outras mulheres que têm outro biotipo, ou seja, uma constituição genética totalmente diferente da sua, você já caminha imediatamente em direção ao fracasso da mudança de hábitos e transformação do seu corpo.

Fico pensando se essa mania de comparação não seria algo próximo da inveja. Já parou para pensar nisso? Lembre-se de que esta é a hora de ser mais sincera consigo mesma para poder se reformar intimamente e assim mudar tudo em si mesma, inclusive sua aparência física, seu peso, sua existência. Quero lhe fazer algumas perguntas profundas: Você já parou para pensar em quem é você? Já parou para pensar nisso de uma maneira mais profunda? O que você representa no mundo? Quais são seus sonhos, qual é a sua missão? É possível que, para encontrar a sua própria identidade, você tenha que se comparar a alguém para ter um norte, uma referência, uma modelagem, e ela deve ser uma referência positiva, de uma mulher forte, poderosa, disciplinada, com resultados bacanas. Elimine as comparações negativas que estão deixando você cada vez mais longe do seu objetivo de emagrecer.

Algumas mulheres que estão acima do peso ou obesas têm o hábito de só se comparar com mulheres magérrimas, mais jovens, com mais recursos para se cuidar. Sendo assim, você passa a não dar valor ao próprio corpo, às próprias oportunidades, às próprias amigas, ao que tem acesso, ao que sozinha conquistou na vida. Isso porque o seu foco está em prestar atenção no que a outra mulher tem de bom. E acredite no que vou lhe falar: mulheres que estão na batalha para emagrecer costumam se comparar com quem poderia ser concorrente, com quem emagrece mais rápido e que tem os melhores resultados. Talvez seja insensato se comparar com uma modelo de passarela, uma miss, uma atriz famosa de Hollywood, pois ela não é concorrente direta, mas sim uma concorrente fantasiosa, percebe? Acredite, isso é bastante comum acontecer entre as mulheres. Também podemos nos comparar com nós mesmas. Podemos nos comparar com o que fomos no passado, com o que imaginamos que seria nossa vida. Às vezes isso é possível, às vezes não, até mesmo pela questão da idade. Há que se avaliar caso a caso, e isso será analisado no Clube do Emagrecimento, por mim e pela Vanessa, e as suas fichas começarão a cair, e tudo vai fazer mais sentido. Aliás, acesse o clube no endereço www.emagrecimentoemocional.com.br.

A mania de comparação pode ter o efeito colateral de provocar rejeição a si mesma e de suas amigas, seus familiares, por você criar todo esse ambiente interno de competição e se frustrar quando acha que alguém a superou em algo, perdendo assim boas amizades e contatos familiares e sociais, até mesmo profissionalmente.

Às vezes você pode também rejeitar pessoas que poderiam ser legais, úteis no seu processo de emagrecimento, como uma amiga que a apoia e incentiva, servindo até mesmo de referência para você, mas você transforma o que seria um exemplo para seguir adiante em competição e inimizade. Isso já cai no autoboicote. Não perca mais oportunidades, seja uma mulher inteligente que soma, que elogia, que admira, que não cria competições mentais. Quando vir um resultado mais rápido que o seu, aplauda, substitua o pensamento de "ela consegue e eu não" por "se ela consegue, eu também consigo" – percebe que pela substituição do comportamento tudo muda e você muda por completo? Mente sadia, corpo sadio! Cultive a substituição de comportamentos!

E quando são as outras mulheres que fazem comparações a seu respeito, isso pode provocar raiva. Por exemplo: "Nossa, você engordou mais? Por que não está emagrecendo? Desistiu de vez da dieta? Parou de ir à academia? Está se aceitando gordinha?"; "Nossa, sua irmã é bem mais velha e conseguiu emagrecer?"; "Você viu que fulana perdeu 30 quilos?". Nessas situações, eu considero útil identificar se a pessoa faz isso por ingenuidade ou por maldade. Não vá considerando de cara que se trata de maldade antes de fazer uma boa avaliação dessa pessoa e de todo o contexto da situação. É aí que você deve ter controle sobre seus impulsos de julgamento. Analisar não é julgar. Perceba também se a pessoa tem, na realidade, a intenção de motivar ou desmotivar, de fazer desistir, ser um gatilho para sua mania de se autoboicotar. Isso porque você sabe que usa tudo e qualquer coisa como justificativa para cair no autoboicote, não é? Não negue, amiga. Assuma e mude. Essa pessoa também pode estar lhe mostrando que, se o outro conseguiu, você também consegue, mas ela não tem lá muito jeito nem tato, muito menos didática, não é mesmo? Mas não é maldade, percebe? Analise, reflita, pense fora da caixa. Dê-se o direito de pensar coisas diferentes do que vem pensando ultimamente, sendo mais positiva e menos crítica e julgadora. Não permita que o seu achismo seja um gatilho de autoboicote!

Responda: se você quer emagrecer e olha a foto da Ana Hickmann, você fica animada para começar o regime ou pensa em como é impossível ser como ela? Se você quer comprar um carro novo e vê sua vizinha chegando com um carrão lindo, você pensa "Olha que beleza, eu ficaria linda dirigindo esse carro... vou fazer de tudo para ter um desses" ou pensa "Quem ela acha que é com esse carro esnobe"? A forma como você pensa diz se é admiração ou pura inveja, e isso definirá o seu resultado.

Responda para si mesma honestamente, pois a sua resposta é a chave da sua transformação. Quem sofre com as comparações pode desistir de tentar, pois tem certeza de que não vai conseguir, e daí você pensa: "Eu sou mais alta, mais gorda, mais loira, mais morena, mais pobre, mais velha, e eu não vou conseguir". Ou seja, você pode arrumar desculpas e justificativas infinitas para não fazer nada. Você pode desistir sem tentar o suficiente e viver anos e anos presa nesse círculo que você mesma construiu para viver!

Outra reação à comparação que não costuma trazer bons resultados seria ridicularizar as amigas, as suas colegas, as mulheres que estão no mesmo processo de luta para perder peso. Se você desmerece a luta de outra mulher, seja ela quem for, até mesmo uma desconhecida de um grupo de ajuda do Facebook, você pode perder a oportunidade de avaliar melhor uma situação que pode servir de exemplo e incentivo para você, ou ainda uma boa amizade futura. O que está sendo dito e feito, até a dificuldade de uma mulher, pode ser um caminho para você aprender mais sobre si mesma e sobre as pessoas. Faça uma análise inteligente, sensata, ponderada e madura, independentemente da sua idade, e veja com quem você está se comparando.

Você está se comparando com relação a algo que você tem certeza ou sobre alguma coisa que você imagina? Vou lhe dar outro exemplo: você acha seu corpo uma coisa horrorosa porque a sua vizinha é magra e você acha que ela come de tudo, não passa por nenhuma luta ou privação. Será que ela não controla o que come? Será que ela não tem um supercuidado com a alimentação? Você acha, na sua fantasia e mania de comparação, que ela não malha horas e horas ou até mesmo que já não foi gordinha? E quando você se compara com a mesma vizinha achando a vida dela uma maravilha porque ela está sempre bem-vestida, esbelta, e você não, será que você não está descartando os seus aspectos positivos apenas para se desqualificar?

Você é inteligente, tem filhos bacanas, com saúde, um bom planejamento de vida, um relacionamento legal, mas considera que ela é muito melhor que você, e sabe por que isso? Porque você pega uma cena estática e traz para sua fantasia pensando que a vida dela é uma vida de Barbie, mas isso na verdade não existe. Não existe perfeição. Quando outra mulher tem realmente algo que seja muito legal, admirável, elogie abertamente! Afinal, o que você faz para também conquistar a tal da coisa? Vai à luta ou apenas fica criticando a si mesma sentada com um pote de sorvete no meio das pernas e a mente enfiada no Netflix?

Amiga, do que você realmente se dispõe a abrir mão para ter o mesmo que a tal amiga? O que você faz para estar com o corpo que ela tem e você tanto almeja? Você está disposta a fazer os mesmos sacrifícios que ela? Você se dispõe a percorrer o mesmo caminho da alimentação saudável e consciente que ela tem? Está disposta a malhar como ela malha? A abrir mão do que a faz engordar? A contar calorias? Quero que você fique com esses questionamentos em mente para conversarmos mais na nossa quinta aula!

O nosso exercício de hoje será ir para a frente de um espelho e se olhar. Mas olhe sem crítica negativa... Olhe-se com amor, com carinho. Pense que esse corpo irá se transformar no corpo dos seus sonhos, e que se você der o melhor de si, com foco, determinação, disciplina diária, essa mulher ideal que habita em seus melhores sonhos irá surgir dentro de um ano. Vai depender do seu esforço. Será que você pode contar consigo mesma para mudar essa imagem distorcida e negativa de si mesma? Eu acredito em você. Agora basta você acreditar em si mesma.

5º DIA

# RECOMPENSAS EMOCIONAIS QUE ENGORDAM

*Por Vanessa de Oliveira*

Acredite! Eu estou profundamente orgulhosa de você estar na quinta aula, na etapa em que vamos tocar em assuntos talvez um pouco difíceis, delicados e algumas vezes fortes.

E saiba que, tal qual o amargo de um remédio bom e necessário, tudo isso irá curá-la; irá transformá-la de dentro para fora, mesmo que a princípio seja um tanto indigesto. Hoje, neste quinto dia de "detox" mental, vamos tocar em um assunto daqueles que parecem um remédio bem chatinho de tomar, mas será extremamente fundamental para que você saia de um ciclo que vem atrapalhando toda a sua vida e todo o seu processo de cura interior. E, consequentemente, de emagrecimento. Falaremos sobre o comportamento vitimista.

Você se faz de vítima? Seja bem honesta. Você usa todas as suas situações do passado e do presente para sentar no banquinho, sendo a vítima de tudo e de todos?

De maneira consciente ou até mesmo inconsciente, você se comporta dessa forma? E caso se comporte, você sabe por quê? Porque, sendo você uma vítima, nada precisa fazer. Afinal, a vítima sempre está em uma posição na qual acha que nada fez para merecer aquele resultado.

Você consegue perceber que, de um modo talvez inconsciente, você se deixou acomodar dentro desse hábito? Hábito é aquilo que praticamos todos os dias das nossas vidas; repetimos aquele comportamento às vezes de maneira automática, e nele permanecemos durante anos. Existem pessoas que permanecem nisso a vida inteira! Esse não será o seu caso, não agora que você passa a ter ciência dos fatos. O comportamento vitimista é criado, programado, estimulado e recompensado. Mas você irá freá-lo.

A sua mente é uma máquina que foi programada desde a vida intrauterina, passando por todas as fases do bebê, da primeira infância, da pré-adolescência, da adolescência e, finalmente, da sua vida adulta.

Tudo que você pensa hoje, o modo como encara a vida e os seus comportamentos, foi programado por meio da repetição. Então, pela repetição vamos reprogramar a sua mente e, dessa forma, o seu corpo responderá positivamente. Você já pode se animar com os resultados que chegarão! Reprogramar não levará uma vida inteira como levou criar todos esses seus maus hábitos (e falo inclusive do hábito de se vitimizar). Será bem mais rápido, mas você precisa sair da negação do comportamento; aceitar a verdade para, assim, se responsabilizar e transformar o seu comportamento. O pensamento é o ensaio da ação. Por isso, precisamos começar a mudar tudo por meio do pensamento.

Você percebe agora o papel que vem desempenhando para não ter que fazer o que deve para mudar o seu corpo? Se tudo é culpa de alguém ou de alguma circunstância, por que afinal você teria que tomar alguma atitude? Esse provavelmente foi o seu pensamento até o dia de hoje! Marque o dia de hoje no calendário. Que dia é hoje? Aliás, que horas são? Veja aí o dia e a hora no seu celular. Essa é a data e a hora em que você cortará esse comportamento de se "vitimizar" de uma vez por todas e passará a se responsabilizar total e completamente por tudo na sua vida.

Deixe-me falar algo para você, amiga: eu sou uma pessoa que assume o que faz, erros e acertos, de verdade, e quer saber? Só tive a ganhar com isso. Foi o que me fez crescer na vida e como mulher. Eu tinha uma professora quando ainda era estudante de enfermagem, e ela me disse: "Você é a única aluna que eu sei que se fizer algo de errado no estágio hospitalar vai assumir que fez". Quer saber a verdade? É uma delícia ser uma pessoa que assume, é também uma tremenda economia de tempo e representa ganho de confiabilidade. Você gostaria de ser uma pessoa assim? Cuja palavra vale e tem peso porque você sempre assume e não tem medo disso? Eu aprendi que, quanto mais uma pessoa vive de desculpinhas, até para coisas banais, mais para trás na vida ela anda.

Você precisa ser uma mulher ponta firme, e isso implica assumir de fato o que faz e significa que não vai tapar o sol com a peneira nem pra você mesma.

Não é nada fácil nem confortável assumir que você é 100% responsável pelos seus resultados, mas é necessário, e isso vai libertá-la. Perceba que é muito fácil se empanturrar de comida, engordar e ficar aos quatro ventos se lamentando e se justificando, dizendo que todo esse resultado é devido a um ou vários traumas do passado, e o quanto você sofreu, o quanto a fizeram sofrer e por isso você engordou e não consegue se mover. Você não tem ideia de quantas mulheres justificam estar acima do peso porque tomaram cortisona. Tudo bem que a cortisona engorda e faz você reter mais líquido, mas não para sempre. Mas as mulheres que nada assumem costumam usar essa desculpa para justificar seu estado físico.

O que você está esperando, de verdade, com esse comportamento? Está esperando que alguém lá do seu passado faça uma dieta por você, a fim de reparar os danos que acha que a pessoa cometeu? Ou que alguém que você considera o bandido da sua história de vida, em que você é apenas a vítima, venha e se matricule na academia por você? Por mais que tenha sido difícil o seu passado, por mais trauma que tenha gerado, de que adianta ficar repetindo essa história e culpando eternamente as pessoas e as situações que você viveu? Não adianta nada! Vamos despertar para a realidade! O passado passou!

Se foram gerados traumas, dor e sofrimento, é hora de perdoar, de ser forte, de aceitar que você em algumas dessas ocasiões também teve a sua parcela de responsabilidade. Perdoe e se perdoe em primeiro lugar! Limpe-se por dentro: o não perdão é como encher uma casa de lixo e nunca tirá-lo para fora. E você sabe o que acontece, não é mesmo? O lixo apodrece e apodrece o ambiente a ponto de ficar inabitável. É aquele momento em que você não suporta ser você.

Esse é o seu corpo hoje: esse acúmulo de lixo emocional que você teima em guardar para dizer ao visitante: "Veja bem o que você deixou aqui". A visita pode até ter deixado um lixo aqui e ali na sua casa, mas a casa é sua, portanto é sua a responsabilidade de limpar. O comportamento vitimista é sentar no canto da sala e dizer: "Bem, não fui eu a deixar aquele lixo ali, a pessoa que deixou que entre e retire".

Você está fazendo exatamente isso com a sua vida: está sentando no canto da sala e reclamando de como tem sido a sua vida. Mudar o comportamento "vitimista" é levantar e dizer a si mesma: "A casa é minha e é minha responsabilidade mantê-la limpa", independentemente de quem foi, de como foi e por que foi. Levante e limpe! Porque quem mora na casa é você. Quem passou na sua vida, passou: foi, acabou, página do livro da vida virada.

Agora existe uma folha novinha, em branco, onde você começará a escrever um novo capítulo da sua história de vida. A personagem principal, que é você, não é mais aquela mulher que se vitimiza para, além de não fazer nada por si para mudar a situação que você se impôs e manteve até hoje, ainda se vitimiza para ganhar recompensas emocionais.

A vitimização não serve só para você não fazer nada por si mesma e esperar que um milagre caia do céu e você acorde uma *miss fitness!* Não, ela serve também para você ganhar recompensas das pessoas que estão à sua volta, tais como: carinho, atenção, cuidados excessivos, proteção, e para que as pessoas sintam culpa. A sua vitimização, ou seja, essa acusação que você vive fazendo para as pessoas, também serve para que você as coloque em um estado de culpa. Dessa forma, você consegue manipular todas elas, para que elas façam tudo que você deseja.

Por exemplo, uma adolescente que culpa a traição do pai com a mãe, ou o divórcio deles, coloca esses pais em culpa para que deem recompensas a ela como, sorvetes, doces, bolos, tudo que agrada a um paladar infantil. Esse comportamento acaba muitas vezes por acompanhar o crescimento dessa jovem, até que ela chega à vida adulta e permanece dentro do mesmo sistema. Claro, a recompensa é prazerosa e, como diz o pai da psicanálise, Sigmund Freud, "vivemos em busca do prazer e principalmente vivemos pela repetição do prazer"!

Ou seja, em algum momento na sua infância você percebeu que poderia manipular seus cuidadores, fossem eles pais, tios, avós, babás, professoras, colocando-os em culpa e recebendo assim recompensas emocionais que geralmente eram feitas com alimentos doces! Quando você ficava doente, sempre ganhava um alimento mais reforçado, mais especial, feito apenas para você. Ganhava suas comidas preferidas, seus doces favoritos, tudo para você se sentir melhor, mais forte e para ser agradada, não é? Alimentar é um ato de amor, e nossas mães, avós e tias nos recompensavam por meio do alimento. Ou para sarar, ou para parar de chorar, ou para guardar um segredo de adulto, até mesmo para eles se sentirem menos culpados por algo. Nosso cérebro acabou associando alimento prazeroso, geralmente doce e de paladar infantil, como os doces bem coloridos e calóricos, com cura, prazer, afeto, recompensa. Faz sentido?

Sua mente foi programada para ligar alimento com afeto! Se lhe falta alguma espécie de afeto, você mesma se recompensa com alimento. E quais alimentos você vai procurar para lhe dar conforto psicológico? Doces, sorvetes, bolos, iogurtes, massas em geral. Tudo com muita caloria, gordura, corante e açúcar, pois a sua mente entende que açúcar é igual a amor!

Nem sempre comemos apenas para saciar a fome. Se estamos acima do peso ou obesas, significa que temos mais do que fome natural para nutrir. O que passar disso, do nutrir, é a fome emocional, e o seu sobrepeso diz que é isso que está acontecendo com a sua mente. Você sente um vazio emocional e, como já foi dito, manipula as pessoas de maneira provavelmente inconsciente e, por vezes, de forma consciente também, com o intuito de receber recompensas em comida.

Você acaba apelando para o alimento a fim de simplesmente aliviar sentimentos ruins; ou como recompensa para si mesma; ou colocando alguém em culpa para dar o alimento a você. Pode ser o seu marido, seus filhos, os amigos. E isso muitas mulheres fazem na vida adulta. Mas você pode também usar os seus pais e avós se os tiver ainda; tias, madrinha ou alguém bem próximo. Esse é, sim, um comportamento infantilizado. A ele se dá o nome de fome emocional ou alimentação emocional, porque muitas vezes você se julga injustiçada ou extremamente merecedora, e diz: "Mereço uma panela de brigadeiro!".

O porém é que a solução escolhida por você, para seus sentimentos, é apenas um alívio imediato e temporário, que em menos de 15 minutos vai gerar mais culpa, mais mal-estar com você mesma, uma grande ressaca moral. E esse ciclo jamais cessa. Percebeu? Estou ou não estou falando com você? Você deve estar pensando: "Nossa, a Vanessa e a Toalá são videntes? Parece que elas, neste livro, me conhecem e sabem exatamente o que eu faço e penso!".

Amiga, quantas centenas de vezes você acha que já lidamos com mulheres vitimistas e que estão mergulhadas nesse ciclo? E justamente por conhecermos essa velha história é que sabemos que podemos ajudá-la nesse processo de emagrecimento. Tenho certeza absoluta de que a sua vida é se empanturrar de comida e ficar mal-humorada com aquele eterno sentimento de frustração. Não tem um dia em que você não se comporte dessa maneira, pensando: "Ah, amanhã eu começo". E esse amanhã nunca chega, não é mesmo?

Eu sei! Esse comportamento da recompensa emocional tem um efeito momentâneo de prazer, bem fraquinho e extremamente rápido, porque ele não só não resolve a questão como fará você se sentir cada vez pior. E cada dia mais sobem os números da balança, pois você não está ficando mais nova e devemos ser realistas. Com a idade tudo começa a andar mais lentamente e o seu metabolismo está nessa! Portanto, primeiro é preciso aprender sobre o que é esse comportamento de se vitimizar e sobre esse sistema de recompensa emocional que partem da sua mente, para depois poder se libertar de compulsões alimentares e comilanças excessivas.

Se você, alguma vez, mesmo se sentindo empanturrada de comida, pediu uma sobremesa, ou então devorou um pote de sorvete ou uma barra de chocolate num momento em que estava triste, você teve um episódio de recompensa emocional. Alguém aí dentro da sua mente não está legal, mas você não sabe identificar e, como foi programada para se compensar emocionalmente por meio do alimento, vai lá de novo e se recompensa. Depois se vitimiza, explicando que faz isso porque está carente, triste, decepcionada, depressiva.

Todo tipo de justificativa vem nessa hora, não é mesmo? A verdade é que o que você faz para estar acima do peso ou obesa não é nada mais, nada menos, do que usar a comida para se sentir melhor e, venhamos e convenhamos, durante 15 minutinhos!

Perceba que você tem uma justificativa para todos os dias, se vitimizando e explicando detalhadamente o quanto sofreu, o quanto foi injustiçada, o quanto aquele trauma do passado lhe trouxe uma imensa tristeza. Fala até mesmo em depressão. Ou seja, você está triste, está frustrada, está brava até consigo mesma, e a sua reação automática é abrir a geladeira ou correr para um *fast-food*. Isso vai criar um hábito péssimo e engordativo. Tudo começa de novo: a vitimização e as recompensas; colocar os outros em modo de culpa para facilitar o seu acesso a alimentos bons ao paladar e ruins para a sua saúde.

O pior de tudo é que nada disso resolve o problema: nem se vitimizar e se justificar, nem culpar o passado ou as pessoas. Você vai se sentir bem nos primeiros minutos, mas os sentimentos ruins ainda permanecerão no mesmo lugar.

Por isso o Clube do Emagrecimento, do qual você poderá participar diariamente, é tão importante. Porque lá, seja qual for o lugar onde você irá despejar todos esses sentimentos de ódio, culpa ou ressentimento, vai contar seus medos, traumas, tristezas, lutos e não mais descontará na comida.

Você vai parar de arranjar desculpas e justificativas; vai parar de culpar a si mesma e as pessoas; vai parar de se boicotar com o comportamento de recompensas emocionais, tanto aquelas que você faz para si mesma quanto as que resultam do hábito de colocar as pessoas em culpa para que elas facilitem a sua compulsão.

Se você não parar agora, jamais conseguirá emagrecer e atingir as suas metas, isto é, o corpo que você considera o mais confortável para você morar. E é bem capaz de você se sentir pior ainda depois, porque sabe que comeu demais de novo e mais uma vez, se sentindo um fracasso dia após dia.

**Compulsão alimentar**

A sua compulsão alimentar também tem uma explicação biológica: o açúcar e diversos carboidratos são capazes de causar uma sensação boa numa área cerebral que libera a sensação do prazer e do bem-estar. É a serotonina e a endorfina que causam essa sensação momentânea de felicidade e prazer.

Você pode ter essas mesmas sensações sem ser através da recompensa alimentar emocional. Você precisa buscar fontes de prazer na vida, fontes externas sem ser o chocolate e o almoço. Se você não tiver prazer emocional, sua fuga será comer o primeiro açúcar e carboidrato que encontrar.

A minha pergunta aqui é: você está realizando seus sonhos? Você está sendo quem nasceu para ser? Você está fazendo hoje o que imaginou que no futuro, quando fosse adulta, faria? Você se sente deslocada do seu propósito pessoal, daquilo que acredita que tem talento e que nasceu para fazer? Quanto mais distante disso, maior é sua tendência a engordar. Sim, amiga, insatisfação na vida engorda!

Quando falo em missão ou propósito de vida, não me refiro a religião ou crença espiritual sobre acordos divinos antes do nascimento. Eu falo sobre satisfação do seu desejo individual de manifestar e viver a sua verdadeira essência. Se você se sente longe do seu propósito, da sua missão, do seu objetivo de vida, eu a convido a resgatar isso novamente, do contrário não há felicidade verdadeira, e seu substituto será o açúcar.

O que você deve estar se perguntando é como descobrir a missão pessoal, certo? Então, vou ajudá-la, para que você não se sinta mais distante de quem de fato é. Preciso que volte a pensar naquela criança que você foi um dia, lembra? E quero que você agora me diga quais eram as suas brincadeiras, do que você gostava, com que ocupava o seu tempo; o que mais a atraía? O seu talento, seu propósito, sua missão estão diretamente relacionados ao que você fazia quando criança.

Vou lhe dar um exemplo: eu vivia escrevendo em um diário e era obcecada por fazer propaganda na TV. Perto da minha casa tinha um estúdio chamado Objetiva Filmes, e eu ia lá todo dia com 7 anos de idade perguntar se podia participar dos comerciais. O que eu faço hoje? Escrevo livros baseados na minha vivência pessoal, gravo vídeos de cursos e propaganda para meus cursos on-line, ou seja, eu vivo aquilo a que me destinei a fazer no mundo. E isso me dá tanta satisfação que a tendência é comer menos.

Alunas minhas satisfeitas com sua missão de vida me relatam que, quando eram crianças, gostavam de costurar roupas de bonecas e que hoje possuem loja de roupas ou ateliê. Há uma explicação para isso. Quando somos crianças, estamos mais perto da nossa essência. Depois, vamos crescendo e nos tornamos bestas, porque vamos adquirindo camadas e camadas de condicionamentos sociais e dando ouvidos à sociedade e à família, que nos impelem a seguir outras profissões que, segundo eles, são garantia de sucesso financeiro e, portanto, de sobrevivência.

Eles não fazem por mal, mas porque nos amam e querem nos ver felizes. Apenas não sabem que a felicidade não vem do dinheiro ou da sobrevivência, mas de estar fazendo o que de fato queremos. Isso é liberdade.

Quando você não está fazendo o que de fato lhe traz prazer, você está presa, mesmo que possa movimentar-se por todos os lugares. No fundo, a liberdade tem sobrenome, se chama satisfação pessoal.

Então, agora é com você a análise, a reflexão da sua história de vida na infância. Você deve buscar alinhar-se com o que tem dentro de si, de desejo oculto não realizado. E tudo bem se hoje você tem uma profissão e é difícil abandoná-la caso não tenha nada a ver com o seu propósito de vida original. Você pode adotar em paralelo um *hobby* que esteja relacionado com o que você mais fazia na infância. Isso irá encher sua vida de prazer.

Por exemplo, se você amava pintar quando criança e hoje é bancária, então matricule-se em um curso de pintura e vá desenvolvendo esse talento. Se você fazia apresentações para seus pais e hoje é dentista, então matricule-se em um curso de teatro e realize a sua missão. Com o passar do tempo pode ser até que deixe o seu atual emprego para viver do seu *hobby*. Mas eu não quero que você desde já planeje essa mudança, pois isso lhe causaria muita ansiedade. Apenas comece a exercitar o seu *hobby* e deixe as coisas seguirem a sua tendência natural. Desse modo você estaria praticando o seu *hobby* sem a pressão de obter sucesso, e isso lhe traria muito prazer e quilos a menos.

Você agora vai escrever em um papel a lista das brincadeiras de que gostava na infância. Sim, quero que você faça uma lista do que mais gostava de fazer. E ao lado de cada uma dessas atividades eu quero que você relacione algo que hoje, na vida adulta, poderia fazer e que tem relação com a sua brincadeira de criança.

Por exemplo, se você brincava muito de casinha, hoje você poderia fazer um curso de decoração de interiores. Enfim, eu não quero influenciar suas escolhas. Mas preciso que você faça essa correlação. Caso esteja no Clube do Emagrecimento Emocional, eu e a Toalá gostaríamos de conversar com você a respeito das suas respostas. Compartilhe conosco a sua lista. Queremos fazer nossos comentários sobre suas escolhas. E tudo bem se você não estiver no clube, de igual forma faça a lista para você com as devidas correlações.

Liste o máximo de atividades que se recordar e analise, caso você já tenha uma profissão bem definida e não planeje mudar de área, se você pode incorporar a atividade correlacionada como um *hobby*. Eu lhe garanto que você será muito, mas muito mais feliz nesta vida.

**ATIVIDADE INFANTIL**

*Ex: Brincava de cozinhar*

_____
_____
_____
_____
_____

**ATIVIDADE ADULTA CORRELACIONADA**

*Agora farei curso de chef de cozinha*

_____
_____
_____
_____
_____

## Evitando recompensas

Comer é bom e necessário, o que não se pode é usar o alimento para obter alguma recompensa, como você tem feito até aqui. Esse seu comportamento com o alimento, para se sentir bem de maneira momentânea e se recompensar e justificar, é comparado a um vício por drogas. A diferença está só na substância. Você usa a comida!

Pode observar que o seu comportamento nada difere do de um viciado. É chocante ouvir isso, mas é a realidade. Os viciados perdem peso porque não comem, e você engorda. Mas os dois usam suas carências emocionais para consumir, os dois se vitimizam, os dois se justificam. Sim! O alimento atinge essa mesma área envolvida na resposta às drogas, como a cocaína e a heroína, no cérebro. E assim como as drogas viciam, a comida também vicia. Você precisa demais disso para se sentir bem, e cada vez mais e mais. E sempre fazendo o quê? Entrando no ciclo das recompensas emocionais.

No cérebro, os alimentos doces funcionam da mesma maneira que as drogas ilícitas. Quando aparecerem os problemas, você vai fugir deles afogando-se em açúcar. Por alguns momentos você se sentirá bem, mas vai passar rápido e não demora você vai querer consumir um pouquinho mais de açúcar.

Comendo sempre que estiver triste, magoada, frustrada ou ansiosa, você também deixará de aprender a lidar, de forma eficaz, com suas emoções negativas, adotando uma atitude de vítima das circunstâncias. E isso vira um ciclo sem fim. Por isso o seu corpo chegou ao ponto em que chegou, e você precisa ter plena consciência do que faz, por que faz e com que objetivo.

Você precisa se conscientizar de como irá identificar que está se recompensando emocionalmente com o alimento. Ou seja, se você come muito mais quando está sob estresse; se você ainda come quando não está mais com fome ou quando já está satisfeita; se por acaso você come para se sentir melhor ou se tem o hábito de recompensar-se com comida; se você sente que a comida é como uma espécie de "melhor amiga" ou se ela a faz se sentir confortável; se você se sente sem controle em relação à comida.

Se você disse sim a pelo menos dois desses comportamentos, você se recompensa emocionalmente por meio do alimento. Isso a faz uma viciada no prazer e conforto que o alimento proporciona. Não percebe que está se dando amor de um modo que a está matando, além de estar passando os dias da sua vida de uma maneira extremamente infeliz e com um corpo que em nada lhe agrada. Você precisa se libertar de tudo isso.

Você precisa, em primeiro lugar, identificar os gatilhos, isto é, tudo aquilo que desperta essa sensação ruim que você tenta preencher com o alimento.

Então, faça agora uma lista dos gatilhos que a levam a comer. Analise sua lista, se não quiser expor sua situação, ou, se preferir, divida comigo no Clube do Emagrecimento Emocional quais são as situações que a fazem comer. Quais são os lugares e sentimentos que fazem você procurar comida. E quais são as comidas que lhe dão mais sensação de conforto psicológico. Escreva, amiga, nós vamos fazer nosso comentário sobre o que você escrever.

**LISTA DOS GATILHOS DA COMPULSÃO ALIMENTAR**

_____

_____

_____

_____

_____

_____

_____

Assim como os sentimentos ruins acabam se ligando à comida, isso também pode ocorrer com sentimentos positivos, como recompensas por atingir alguns objetivos ou, então, festas. Fique atenta aos sentimentos positivos e às desculpas dos sentimentos positivos: como a festinha de criança ou comemoração da empresa. Sabe, quando você vê, fica toda semana comemorando alguma coisa. Tudo passa a ser motivo de comemoração: "Ah, vou comer esse bolo hoje porque eu cumpri uma meta". E por aí vai. Esse hábito precisa ser cortado. Nada de ligar emoções positivas ou negativas a recompensas alimentares.

Algumas causas de fome psicológica podem ser o estresse no relacionamento, em casa, com os filhos, com os pais ou no emprego, e sentimentos potentes, como raiva, medo, tristeza, ansiedade, solidão, vergonha, vazios emocionais ou tédio. A causa também pode estar nos hábitos vindos da infância, como quando seus pais lhe davam sorvete para recompensar aquela nota 10 na prova de Matemática; ou nas influências sociais, como sair para beber com amigos e acabar perdendo o controle; ou com amigas que acabam estimulando você a comer, não respeitam sua dieta e falam: "Só hoje, amiga, amanhã você recomeça". E você sempre vai na delas. Depois faz o quê? Você se vitimiza e culpa as amigas.

Vamos solucionar isso criando a lista da substituição de recompensa.

Você vai listar tudo aquilo que costuma comer quando deseja se recompensar por algo de bom que fez ou de ruim que aconteceu com você. Depois, procure encontrar outras formas de aliviar seus sentimentos, criando um sistema de substituição de recompensas que não seja mais a comida. A partir de hoje você vai quebrar o hábito da recompensa alimentar e vai substituir por outra coisa: pode ser ida ao cinema, ao cabeleireiro, assistir a filmes em casa, praticar algum exercício, enfim, algo que lhe dê prazer mas que não seja comida.

**RECOMPENSA ALIMENTAR**
(o que comia antes)

Ex.: Antes comia chocolate

> **SUBSTITUIÇÃO DE RECOMPENSA**
> **(atividade prazerosa)**
>
> Agora vou dançar minhas músicas preferidas
>
> _____
> _____
> _____
> _____
> _____
> _____

Se você não sabe controlar as suas emoções de uma forma que não envolva comida, você não vai conseguir controlar seus hábitos alimentares por muito tempo. Daí a importância desse diário alimentar de substituição, para que você tenha consciência de como se comporta e, assim, pare de se maltratar com esse triste hábito de correr para a comida e substituir essa compulsão por uma compulsão mais saudável.

E se você estiver deprimida ou sozinha, ligue para alguém que sempre faz você se sentir melhor; brinque com o seu cão ou gato; olhe algum álbum de fotos de bons momentos; assista a filmes divertidos; leia um livro; enfim, busque alguma atividade que lhe dê prazer, mas não recorra mais à comida.

Se você estiver ansiosa, gaste essa energia dançando a sua música favorita; vá fazer uma caminhada, procure colocar sua ansiedade em algum exercício físico.

Se você estiver cansada, tome um banho; deite para descansar, mesmo que você tenha um trabalho para entregar; é preciso respeitar o seu corpo, senão você corre e come um chocolate para ter energia para aguentar mais um tempo. E fala sério, sempre há trabalhos urgentes e você está sempre cedendo. Enquanto não disser não, você continuará comendo açúcar e se desrespeitando.

Mas se você estiver entediada, acesse o YouTube; veja um show de comédia *stand up*; saia de casa ou faça alguma atividade de que você goste. Mas não se divirta com comida. E quando os desejos alimentares aparecerem, pare!

A maioria das mulheres que me pedem ajuda para emagrecer são as que sofrem com a alimentação emocional e se sentem impotentes em relação a seus desejos. É a única coisa que conseguem pensar quando bate o impulso de comer.

A sua vontade de emagrecer e atingir o corpo que você considera ideal deve ser mais forte que o desejo momentâneo. Tem que ser naquele momento. E justamente por não resistir ao passado, você acha que não tem força de vontade para resistir. Mas você tem, sim, e muito mais do que pensa. Como já falamos, é uma reação quase inconsciente: mal você sente o desejo, já está indo para a geladeira.

O segredo é provocar uma parada e se dar uma oportunidade para tomar uma decisão diferente. O que você precisa fazer é não comer nada nos próximos 15 minutos. Se parecer demais, comece com cinco minutos e experimente ter melão ou melancia em casa. Porque essas frutas têm bastante água e ajudam a saciar rapidamente a fome. E se sua fome é de salgado, faça pipoca, não de micro-ondas, mas daquelas pipoqueiras elétricas baratíssimas que dispensam o uso de óleo e a pipoca fica perfeita. A nutricionista que trabalha conosco no clube ensina que pipoca é rica em nutrientes e tem baixas calorias. E quem não gosta de pipoca? Mas de jeito nenhum pipoca de micro-ondas!

Evite pensar que "você não vai ceder à tentação", porque assim você apenas estará pensando na tentação, e isso pode ser mais forte, no final das contas. Diga a si mesma que vai esperar e, enquanto espera, procure se perguntar como se sente, o que está acontecendo emocionalmente. E, se não resistir, então coma melão, melancia ou pipoca!

E, mesmo que você acabe comendo, terá um entendimento melhor do processo todo, o que vai ajudá-la a ter uma resposta diferente da próxima vez. Deu vontade de comer fora do horário ou o que você logicamente sabe que não deve? Então pare e, durante esses 15 minutos de espera, pergunte-se: por que o desespero? Associado a quê? Tente se entender.

Outro aspecto importante é sobre o fortalecimento emocional que você deve desenvolver. Afinal, você não se sente capaz de lidar com suas emoções e come para fugir delas. Uma maneira de fazer esses sentimentos e essas sensações perderem o poder é enfrentá-los de peito aberto. E como fazer isso? Basta se permitir sentir todas essas emoções mais fortes, pois assim elas perdem o poder que têm sobre você e acabam por se dissipar da sua mente! Porque você acaba percebendo que elas não são tão gigantes quanto você imaginava.

Para fazer isso, você deve estar atenta e aprender a se conectar com sua experiência emocional, momento a momento. Isso vai permitir que você supere o estresse e resolva problemas emocionais que a levam a comer.

E melhor ainda: a sua vida vai se tornar mais rica quando você se abrir emocionalmente. Pense em como seria bom resolver a questão de poder lidar com sentimentos que a atormentam há tempos. Permita-se vivenciar esses sentimentos, assim você aumenta suas chances de resolvê-los e melhora como pessoa.

E, por fim, como foi explicado aqui, um dos motivos pelos quais você busca justamente os piores alimentos é o fato de que eles são capazes de causar emoções positivas no seu cérebro. Então, a melhor estratégia dietética para controlar a fome emocional é adotar uma dieta pobre nesses alimentos, como as dietas cetogênica, paleo e low carb. O Clube do Emagrecimento Emocional conta com dicas da nutricionista sobre essas dietas. Com elas, você "desvicia" seu cérebro e recupera os mecanismos de saciedade que são vitais para o controle da fome. Inclusive, a nutricionista que trabalha comigo neste projeto vai dar algumas sugestões de substituições alimentares, para quando você estiver com aquele vazio emocional, para não abrir a geladeira e fazer aquele estrago.

6º DIA

# PESOS EMOCIONAIS QUE SOBRECARREGAM A FORMA FÍSICA

*Por Toalá Carolina*

Acredito que você deva estar cada dia mais forte, sentindo-se mais animada para alcançar a sua meta, que é reprogramar, de uma vez por todas, a sua mente e transformar o seu corpo.

Hoje eu quero lhe contar um segredo. Um segredo que você talvez nunca tenha pensando antes. Está preparada? Você sabia que o seu peso extra é muito mais do que gordura?

E se eu lhe disser que a gordura é apenas um sintoma, e que na realidade o seu peso extra são os PESOS EMOCIONAIS QUE SOBRECARREGAM SUA MENTE E SE REFLETEM NO SEU CORPO?

Sim, acredite! Pois se você não estivesse acumulando tantos pesos emocionais aí dentro da sua mente, não estaria acima do peso e, se por acaso estivesse um pouco ali, no limite, você conseguiria facilmente se livrar desses quilinhos a mais, porque estaria vazia mentalmente.

Vazia, sim, sem pesos emocionais que você talvez carregue desde a infância. E vou além: muitas mulheres trazem pesos emocionais desde a vida intrauterina!

Muitas vezes vivemos situações, passamos e atravessamos fases em nossas vidas e pensamos que podemos suportar tudo. A fase passa e daí, por vir outra fase complicada, vamos levando e acumulando dentro de nós ressentimentos, mágoas, tristezas, lutos, raivas e ódios, desejo de vingança.

Contudo, não trabalhamos esses sentimentos que geram muitos danos internamente se não são verbalizados; se não são ditos e expostos, esses sentimentos aprisionados podem virar desde uns quilos a mais até doenças mais graves.

Não falar sobre os sentimentos, não resolver situações pendentes, não perdoar, não seguir em frente com a mente limpa nos causa danos às vezes irreversíveis.

Acredite: o sobrepeso e a obesidade fazem parte dessa somatização e de todas as patologias. Elas são as mais comuns.

Você deve estar se perguntando: "Mas, Toalá, então é por isso que eu nunca consigo emagrecer, mesmo fazendo muitas tentativas?".

Eu respondo: Sim, possivelmente esse é o seu caso!

Pode parecer simples o que eu estou revelando agora, mas, para a maioria das pessoas, não é tão simples nem óbvio, porque a teoria é fácil, mas a descrença de que algo tão simples pode ser o motivo e a cura levam a pessoa a ir atrás do mais complicado: remédios, dietas miraculosas, cirurgias mutiladoras e daí por diante.

Tem também o fato de que, para muitas pessoas, verbalizar os sentimentos mais profundos não é algo tão simples.

Sendo assim, ela vai engolindo aqueles sentimentos danosos e engordando, tentando preencher o vazio de bons sentimentos com o alimento, o que causa o efeito bola de neve, chegando ao ponto em que parece não ter volta.

Você pode se enquadrar em tudo isso que acabei de explicar, e uma ficha vai cair nesse momento.

Quantos sentimentos estão aí, dentro de você, enraizados e apodrecendo, e você achando que nada surte efeito apenas porque você não é capaz!

Quero que você faça um exercício: pegue com as duas mãos a sua gordura abdominal, sem medo de enfrentar uma parte do seu corpo na qual você não faz um carinho há muito tempo, porque você mesma está se rejeitando, se odiando, e procure senti-la. Segure firme. Segurou?

Isso que está entre suas mãos também é tristeza; mágoa; decepção e vitimismo; é desistência de si mesma; é ódio e falta de perdão; é trauma; é luto! A sua linha do tempo de vida não resolvida está aí em suas mãos!

Essa gordura é SINTOMA!

É o lixo emocional que você vem acumulando dia a dia e não resolveu!

A raiz de todos os problemas do nosso corpo físico é de origem mental. Depois de instalado o problema, precisamos tratá-lo.

Se é uma doença: médico e medicação; se é gordura: limpeza mental e física.

Você tem sorte que o seu sobrepeso ou a sua obesidade não é uma doença mais grave. Porém, o sobrepeso e a obesidade podem ser o *start* de doenças, como diabetes, pressão alta, entre outras patologias. E você, consciente de tudo isso, não vai deixar chegar a esse ponto, não é?

Agora você já sabe a origem do seu sobrepeso e vai pegar o caminho da cura.

Muitas vezes o sobrepeso ou a obesidade é a falta de acolhimento na infância, ou algum abandono emocional, mas a necessidade de pertencer a um grupo, como uma família, e se sentir acolhida pode gerar esse acúmulo de gordura que dificilmente se perde com uma dieta. E isso por quê? Porque a questão é emocional, e ela não está resolvida em você.

Quando você inicia uma dieta, ela funciona até certo dia. Você volta, então, aos antigos hábitos, recompensando-se emocionalmente porque ainda sente aquele vazio, aquela necessidade de acolhimento, aquela necessidade de pertencer a um grupo, de pertencer a uma família e ser protegida e amada.

Talvez a criança que foi ferida e traumatizada ainda esteja falando mais alto, e tudo isso está bem aí, na ponta dos seus dedos: a gordura.

Conheço mulheres que não tiveram contato com o pai, ou não o conheceram ou foram abandonadas, rejeitadas na infância, ou até mesmo faleceu de uma hora para outra. Essas meninas tornam-se mulheres obesas e muito machucadas, algumas ainda tão magoadas que são reativas, ressentidas e feridas.

No fundo são boas mulheres, mas pessoas machucadas. E pode ser até mesmo que elas machuquem os outros, pois a ferida está aberta, jamais cicatrizou. Contudo, em vez de buscar a cura interior, ficam se vitimando, se justificando, contando para todos a sua história triste, e não fazem absolutamente nada para transmutar o passado.

A cura está justamente na mudança de comportamento mental: a reforma íntima, a reprogramação da mente e a volta ao passado para liberar o perdão e se libertar dos pesos emocionais.

No âmbito metafísico, o sobrepeso está intimamente ligado à fragilidade interior, que é, na verdade, a sua imaturidade emocional. Isso por quê? Por causa do que acabamos de falar: algo ocorreu na sua infância ou em alguma outra fase da sua vida que não foi resolvido ou verbalizado.

Você acaba se sentindo despreparada para lidar com determinadas situações, geralmente na relação familiar ou afetiva, profissional ou social, porque você, por um motivo ou outro, não foi preparada para saber lidar com questões sobre as quais você tenha que se posicionar.

Você pode ficar assustada com o desenrolar dos fatos, sente-se desamparada novamente, então toda aquela situação do passado acaba sendo repetida e para a sua mente é um reforço negativo, o que a deixa em um estado negativo.

Tenho certeza de que você está se sentindo tocada pelo que eu estou falando neste momento. E você sabe que, em vez de enfrentar as dificuldades emocionais que a vida lhe apresenta diariamente, você acaba recorrendo aos subterfúgios para atenuar suas frustrações, decepções e tristezas, não é mesmo?

Eu sei e a compreendo. E por isso estou aqui para ajudar a montar esse quebra-cabeça emocional, para que tudo acabe se encaixando e fazendo sentido para você.

Um dos mecanismos de fuga mais frequentes nos seres humanos é a alimentação. Eu sei que você sente a necessidade de estar sempre mastigando alguma coisa para aliviar o estresse ou diminuir a sua indignação, a sua carência, ou atenuar sentimentos, como raiva e mágoa.

Compreenda que isso se faz por causa até mesmo da sua fase oral mal resolvida, e acredite: o fato de você não saber falar "não" quando precisa e não saber externar tudo que sente (e fazemos isso através da boca), acaba se compensando na mastigação da comida.

Faz sentido para você agora? Saiba que o prazer do alimento traz a compensação para você, tira de você o desconforto da realidade que pode parecer muito dura quando não externada e acaba por preencher o vazio interior.

A compulsão pela comida é uma queixa no Clube do Emagrecimento Emocional e nas centenas de e-mails que recebo por dia. É muito frequente nos casos de sobrepeso ou obesidade das mulheres que eu atendo.

Eu sei que você não está conseguindo comer moderadamente, com equilíbrio nutricional, respeitando os limites alimentares. E sei que depois de você se empanturrar de comida bate aquela ressaca moral, o que traz ainda mais desconforto emocional. Antes mesmo da primeira garfada! A comida para você deixou de ser um ato nutricional e passou a ser uma obsessão difícil de ser controlada; um vício que tem acarretado malefícios psíquicos e físicos.

Outra maneira de compensar a sua dor psíquica e o seu vazio existencial é por meio das fantasias e das ilusões mentais. Vou explicar e você vai compreender o que acontece.

As mulheres que estão obesas ou acima do peso possuem uma imaginação muito fértil. Quem está enfrentando problema de peso destaca-se por uma, digamos, extraordinária criatividade, e torna-se excelente estrategista e contadora de histórias, assim como qualquer viciado em substâncias lícitas ou ilícitas!

Compreenda que meu objetivo é mostrar como você funciona psiquicamente para que eu e você possamos desenrolar esse emaranhado de pensamentos e sentimentos, a fim de reorganizá-los e tudo aí dentro de você funcionar direitinho.

Então, não leve para o lado pessoal nem se ofenda com esse caminho, que é o da sua cura e transformação, combinado?

Entenda que a sua agilidade mental é tão grande que, mesmo quando está sozinha, você fantasia histórias com outras pessoas ou situações, e ambas precisam bolar um plano para saírem vitoriosas de supostas batalhas travadas em sua mente, não é?

Há quantos anos você vive assim? Quantos "por cento" de tudo o que você achou que estava sendo vítima era mesmo verdade?

Perceba que você acaba ficando desgastada só de imaginar as confusões ou dificuldades que se abstém das ações diretas. Ou seja, você cria situações fictícias, sofre de fato e isso causa tanto cansaço mental que você fica exausta mental e fisicamente a ponto de não fazer nada de verdade na sua vida.

Sua vida virou um filme de terror no qual você é a roteirista, é a diretora e a atriz. Porém, nada disso é verdade e você tem vivido no sofrimento por mentiras contadas a si mesma.

Você percebe a loucura e o sofrimento que você mesma tem gerado? O quanto de comida você empurra goela abaixo apenas para ter prazeres momentâneos e se livrar da dor que você mesma cria?

Até eu fiquei cansada só de imaginar o quanto você deve estar exausta! Enquanto você fica sentada no sofá ou deitada na cama, com vários petiscos ao lado como seus protetores, ou enquanto você fica fantasiando, pensando em tudo o que precisa fazer, a sua mente começa a emitir impulsos mentais para que o seu organismo se prepare para todas essas exaustivas atividades, e ele passa a armazenar uma série de nutrientes absorvidos na digestão, principalmente as gorduras que você está ingerindo com os salgadinhos e bolachas, refrigerantes e pizzas.

Os alimentos gordurosos servem de combustível para o seu corpo na hora de realizar as tarefas planejadas. Então, você pensa: "Hoje eu vou malhar, mas antes vou me recompensar". Pela atitude que nem executou ainda, correto?

Sua mente já começou a emitir gatilhos e estímulos para que você coma e realize o que a mente já está planejando. Porém, você come e desanima, porque o alimento para você já lhe traz prazer e satisfação mental. Você procrastina mais uma vez. E o corpo faz o quê? Armazena todas aquelas calorias que você ingeriu, mas não gastou.

Está ficando claro na sua cabeça? Eu sei que sim, e que a sua vontade agora é de sair correndo e ir atrás do tempo perdido e dos quilos adquiridos.

Mas você vai ficar aí, lendo, e vai parar de deixar as coisas pela metade, procrastinando mais uma vez!

Compreenda que o seu corpo não vai mudar enquanto sua mente não mudar!

**O segredo é a mudança dos pensamentos, e o corpo será um reflexo do funcionamento mental!**

Como não ocorre a execução do que você planejou na sua mente quando a força de ação é sabotada por sua mania de procrastinar, ou seja, de deixar tudo para depois e jamais concluir, isso faz com que você acabe provocando um acúmulo de tecidos gordurosos que vão contribuir para o aumento do seu peso, e é por isso que você também não consegue concluir um programa de emagrecimento.

Tudo porque você não transformou antes a sua mente!

Pelo que eu estudei e andei observando ao longo dos anos trabalhando com mulheres, concluí que as que mais sofrem com o aumento de peso são as mais entusiastas, isto é, aquelas que vivem repletas de expectativas, muitas delas infundadas e fantasiosas e de difícil conclusão, criando um universo de sonhos.

Por meio desse comportamento, muitas mulheres se distanciam da realidade, mergulhando em suas fantasias. Isso porque elas querem ser mais do que realmente são, ou muito diferentes do biotipo delas e, sendo assim, têm dificuldade para concretizar seus anseios. A ficção e a fantasia não batem com a realidade.

Note o exemplo: uma mulher loira não pode querer ficar naturalmente morena, nem uma mulher de estatura baixa pode crescer e ficar como a Ana Hickmann, que tem 1,20 metro só de perna, não é?

Então, suponha que você tenha estatura baixa e seja uma linda morena, mas na sua fantasia você quer ser como a Adriane Galisteu. Daí você toma o *shake*, faz dieta e até se esforça para frequentar uma academia, porque sua mente está perseguindo aquela imagem da Galisteu. Mas quando você se olha diante do espelho no dia a dia, você pode até ter perdido peso, mas aquela autoimagem não bate com a imagem que mora na sua fantasia.

E o que você faz? Desiste, reclama, briga de novo com você mesma, pois não se aceita e não se ama como é, não quer melhorar o que já tem, não é grata pela saúde e por ter todos os membros, pois você quer apenas ser a Galisteu.

O que isso acaba gerando? INSATISFAÇÃO CRÔNICA!

E você passa a ser uma mulher de RECLAMAÇÃO E DE ATITUDE ZERO.

Quando você vai realizar algo, não sabe se comportar de maneira organizada, acaba se atrapalhando e começa a fazer várias coisas ao mesmo tempo, criando confusão na sua mente, comprometendo a efetivação de cada uma dessas atividades.

É quando entra o hábito da reclamação para aliviar o descontentamento consigo mesma! Reclamar é uma maneira de não fazer nada, mas de "parecer" para si mesma que faz alguma coisa.

E como se não bastasse essa reclamação sem fim e esse drama, a cada vez que você se descompromete consigo mesma, você ainda se põe a opinar sobre as dietas das amigas, briga nos grupos de ajuda do Facebook e do WhatsApp. Você começa a assumir responsabilidades excessivas, como tutelar uma amiga na luta dela contra o peso, se abandonando de novo; agora se realizando por meio da luta alheia, pois assim parece novamente que você está fazendo algo por si.

Ledo engano! A sua vida é reclamar e se enganar mesmo. Você se tornou displicente com a sua própria vida e com seus próprios objetivos de emagrecer. Não possui a determinação necessária para concluir as tarefas em andamento.

Você acaba por se preocupar demasiadamente com o andamento de tudo, mas não se dedica objetivamente à efetivação daquilo que deveria ser a sua prioridade. Você reclama demais e projeta muito mais do que é capaz de realizar. Por isso essa sensação eterna de frustração.

Sonhar, somente, não dá em nada. É como uma festa numa prisão!

Você só vai começar a mudar a sua mente e, consequentemente, perder peso quando tiver **atitude e substituir o hábito da reclamação pelo hábito de todo dia fazer algo para alcançar o seu objetivo de emagrecer. Passar a ter atitudes diárias em prol do seu objetivo.**

Parar de reclamar vai fazer você progredir, eu garanto! Assim, vai cessar o ciclo de estar sempre insatisfeita com os resultados obtidos pelas suas amigas ou nas situações ao seu redor, se comparando.

Substituindo a reclamação por atitudes, você também quebrará o ciclo de ficar amargando os fracassos familiares ou profissionais, até mesmo no seu círculo social, como discussões desnecessárias com as suas amigas, por exemplo.

Ninguém aguenta uma mulher que não faz nada por ela mesma e vive de se lamuriar e reclamar da vida! As amigas até ouvem, mas uma hora cansa!

Tenho certeza de que você perdeu boas amizades e até mesmo relações com homens por causa do seu sobrepeso. Não por estar gorda, mas por não fazer nada, nunca, por si mesma e viver de cara amarrada e emburrada, insatisfeita!

Tal comportamento contamina qualquer ambiente, e as pessoas tendem a se afastar. É ou não é?

Algumas mulheres acabam se isolando, permanecendo apáticas; outras acabam por procurar meios para chamar a atenção das pessoas, amigas e homens, como chantagens ou histórias fantásticas.

São sempre vítimas eternas de tudo e justificam o sobrepeso ou a obesidade culpando uma circunstância ou alguém.

Já notei em meus milhares de atendimentos mulheres que agem com grosseria, sendo reativas, para exercerem certo domínio da situação, se defendendo de uma maneira estúpida, desnecessária, e tenho certeza de que você já se colocou em situações como essa.

E a ressaca moral que bate depois de agir dessa maneira? Eu não desejo a ninguém. Quantos episódios como esse você não coleciona na sua vida? Quantas pessoas você vem afastando e magoando apenas porque está imensamente frustrada com a falta de comprometimento consigo mesma?

Eu afirmo com toda a segurança: nenhuma atitude como essa irá preenchê-la o suficiente. Essas reclamações e esses ataques de grosseria gratuitos são apenas subterfúgios para você continuar se enganando.

Você não está se defendendo! Está mentindo para si, para não fazer absolutamente nada para emagrecer e ficar em paz.

Agindo assim, você sempre sentirá o vazio e o engodo que a distrai, afastando-a de sua realidade interna, que precisa ser reformulada, reprogramada e transformada.

Lembre-se: o seu corpo apenas mostra como está a sua mente; se o seu corpo está uma bagunça é porque a sua mente está igualmente bagunçada!

Não dependa do número da balança a ser alcançado para se sentir aceita e amada. E não seja uma eterna vítima, amarga, que vive reclamando. Tenha atitudes hora após hora, dia após dia. Consequentemente, você se sentirá mais integrada ao meio em que vive, seja um relacionamento, a família, os amigos ou o trabalho.

Você precisa simplesmente parar de reclamar e se sentir bem o bastante, respeitando e amando a si mesma e a sua nova rotina de vida!

Não cometa exageros. Seja simplesmente você, na essência. Esqueça o passado triste, não seja o que supostamente fizeram com você, abandone o hábito de culpar tudo e todos, porque esse é o maior tesouro que você pode alcançar na sua vida! Tenha prazer em ser quem você é e como você está no dia.

Seja grata, boa e otimista. Uma mulher agradável para se conviver. Você pode, sim, se reinventar e começar agora mesmo!

Todas as vezes que você sentir aquela vontade de se lamuriar, pare, respire e faça a si mesma um elogio, fale bem de si mesma e das pessoas, agradeça as dificuldades do passado e lembre-se de que elas a fizeram uma mulher forte, especial, que vai se destacar por ter feito dos limões da vida uma boa limonada.

Lembre-se de que toda a sua ansiedade, toda fantasia que não combina com a realidade, todo hábito de reclamação sem nada fazer por si mesma são as causas da sua obesidade ou do seu sobrepeso.

Mulheres que sofrem com o aumento de peso são extremamente ansiosas e fantasiosas, e tudo isso se desenvolve com a dificuldade de interagir com o vazio do momento. Mas lembre-se de que é apenas o momento, e não vale a pena se encher de comida porque você está numa fase desconfortável.

Em vez disso, prepare-se relaxando, fazendo uma massagem, buscando um Reiki, tomando um bom banho quente, lendo um livro, tomando um bom chá aromático. Você se preocupa com o desfecho, deslocando a sua mente não para o presente, mas para o futuro.

A sua ansiedade e a sua mania de reclamar a impedem de viver intensamente as experiências da vida, integrando-se com a realidade presente. Sua mente está sempre no futuro, nas fantasias, nos números da balança, mas não faz nada para isso no momento presente.

Ficar presa ao passado e imaginar como será o amanhã provoca uma intensa atividade mental e, consequentemente, grande desgaste de energia em vão!

A obesidade ou sobrepeso revela a sua falta de habilidade para aguardar o momento certo de agir, e esse momento é agora. É a decisão a cada refeição, é saber dizer "não".

Você tem medo do insucesso, medo de falhar novamente, de ser cobrada pelas pessoas que a rodeiam; tem medo da sua reeducação alimentar não passar do segundo dia e começa a se prevenir, de antemão, elaborando uma série de desculpas e justificativas para nada fazer.

A autoconfiança no seu processo existencial é um conteúdo escasso no universo interior das pessoas obesas. Se não existe autoconhecimento, substituição de hábitos ruins por hábitos bons, o seu corpo passa a proporcionar um revestimento de tecido gorduroso que oferece uma falsa sensação de proteção e aconchego, que não é reconhecido no meio social.

Eu consigo ver a sua cara daqui. Você está de queixo caído com tudo que estou lhe mostrando sobre você mesma e achando até que eu a conheço, não é? Vou dar mais um exemplo disso que estou falando.

Às vezes pode ocorrer que, depois de uma mulher passar por certos problemas, como o rompimento de uma relação afetiva, a perda do emprego, a queda financeira, uma briga familiar ou com algum amigo ou amiga, ela apresente, logo em seguida, um significativo ganho de peso.

Aconteceu com você, não é? Sempre depois de uma decepção, briga, separação, frustração, luto, você engorda.

Sabe o que isso significa? Significa que a falta de apoio afetivo ou material provoca uma lacuna emocional, que é compensada pelo revestimento de gordura no corpo. Mas lembre-se: o corpo não engorda sozinho.

É você que coloca os alimentos para que ele faça esse trabalho! O corpo sozinho não tem autonomia para fazer nada sem o seu estímulo ou a sua decisão. Ele apenas vai responder ao que você coloca nele.

Agora você vai se dedicar a reformular as suas condições interiores, se reprogramando e substituindo velhos hábitos nocivos por hábitos novinhos em folha. Mas dessa vez cheios de atitudes proativas e benéficas para sua mente e seu corpo.

A reprogramação mental, a reforma íntima, o autoconhecimento na obesidade ou no sobrepeso vão representar um ingrediente fundamental na reeducação alimentar e nos exercícios que visam a redução ou controle do peso extra.

Não fique escrava da balança e não dependa dos bons resultados exteriores para promover a sua autoestima, até então abandonada.

Atitudes como essa devem ser tomadas hoje mesmo!

Sinta-se bem o suficiente para realizar aquilo que cabe a você, o que é de sua responsabilidade, aquilo que depende apenas das suas escolhas, sem depender do apoio ou consideração dos outros.

Você é a causa de tudo e, consequentemente, a única responsável pela própria felicidade e também pelos seus resultados. Não fique apenas nos planos mentais, traçando estratégias, sem ter atitudes e reclamando por aí. Pelo contrário: a partir de hoje, dedique-se à realização.

Essa nova mulher vai colocar em prática cada pensamento, cada planejamento, cada meta. Quando você perceber que está fantasiando novamente no projeto e notar que é totalmente inviável, considere esses pensamentos como sonhos fantasiosos, que só consomem a sua energia e distanciam você da realidade. Seja objetiva e prática.

Desse modo, o seu corpo permanecerá em condições saudáveis, sem que você precise se sacrificar tanto com regimes malucos e exercícios ineficazes.

Você merece ter um corpo bonito e saudável, e, para isso, sinta-se boa e poderosa o bastante para fazer aquilo que cabe exclusivamente a você.

Não dependa dos outros nem de resultados concretos para seu bem maior e para alcançar suas metas.

Vamos chegar lá!

7º DIA

# FACILITADORES: QUEM SÃO E COMO AFASTÁ-LOS

*Por Vanessa de Oliveira*

Hoje vamos falar sobre os facilitadores – quem são e que papel eles desempenham na sua vida e no fato de você estar acima do peso ou obesa. Também vamos falar por que você nunca consegue levar uma reeducação alimentar para a frente!

Aposto que você nunca ouviu falar na expressão "facilitadores" dentro de um contexto de processo de emagrecimento, não é? Facilitadores são as pessoas que lhe dão acesso fácil e cômodo a todo alimento que lhe faz mal.

E você pode estar se perguntando: "Mas, Van, quem são essas pessoas péssimas que estão me atrapalhando? São meus inimigos? São pessoas ruins?".

Não! Não são pessoas ruins e não querem o seu mal, muito menos têm a intenção de atrapalhar ou de prejudicar você.

Essas pessoas que facilitam o seu acesso ao alimento que engorda são aquelas muito próximas e íntimas, e muitas vezes elas a amam. Como, por exemplo, sua mãe, seu pai, os avós, os irmãos ou qualquer pessoa que, de maneira inconsciente, facilita o seu acesso ou a incentiva a comer o alimento que você não deveria comer.

Geralmente esse comportamento começa na infância, com a sua mãe ou com quem a criou, ou seja, a sua cuidadora. As avós, conhecidas carinhosamente como "mães com açúcar", também têm um papel fundamental no seu processo de engordar e por terem programado em sua mente a ligação do alimento nocivo como fonte de prazer e conforto psicológico.

Compreenda que esses facilitadores visam o seu bem-estar imediato e não o seu mal. Porém essas pessoas, de uma maneira inconsciente, estão lhe fazendo mal.

Além dos seus facilitadores terem programado a sua mente para que o seu comportamento hoje fosse autodestrutivo, eles fazem diariamente essa manutenção, pois o objetivo deles é vê-la bem e mimar; não querem ver você sofrer e não sabem lhe dar amor de outra maneira.

Muitas pessoas têm dificuldades para expressar sentimentos e demonstram amor cozinhando, por exemplo. Ou então foram mães educadas para cozinhar para os filhos e a família e viviam de empanturrar a todos, quando deveriam ter sido firmes e mostrar limites na alimentação. E você, como todo ser humano que precisa de amor, apenas ficou ali, e ainda fica, passivamente, recebendo esse amor como aprendeu desde criança: comendo.

Há situações em que pais e filhos só conseguem conversar nos horários das refeições; na ânsia de querer os filhos por perto, promovem encontros cada vez mais regados a comida. Sem contar que nossa sociedade nos educou para ter encontros familiares em meio à comilança.

Nós, seres humanos, funcionamos na base da recompensa, do medo e da punição. Estamos também sempre em busca dos prazeres e, mais ainda, da repetição dos prazeres.

Vou dar um exemplo disso: a primeira vez que você tomou aquele mingau docinho que sua mãe lhe deu, que desceu quentinho para a sua barriga, aí, nesse momento, você recebeu amor em forma de mingau. Aquele doce agradável, suave, aquele alimento morno que lembrou o leite materno lhe trouxe prazer e conforto. Com certeza, enquanto você tomava aquele mingau feito pela sua mãe, você se sentia amada, protegida, alimentada e, como retribuição, trocava esse momento de carinho mútuo com a sua mãe, o que trouxe recompensa para ambas.

Essa sensação de amparo, prazer e conforto trouxe amor para você e para a sua mãe. Lembra que acabei de falar que nós, seres humanos, estamos sempre em busca do prazer e da repetição do prazer? Esse mingau evoluiu para outros alimentos doces, quentes, agradáveis e que fazem uma conexão entre mãe e filha, neta e avó, e por aí vai.

Todas as vezes que você adoecia na infância, o que acontecia? Aliás, vamos voltar um pouquinho ao passado e trazer algumas lembranças à tona. Você era confortada com uma boa sopa, quente e nutritiva, algumas com macarrões coloridos e divertidos. Refrigerantes, doces, gelatina ou flã do supermercado e todo tipo de agrado ao paladar. Guloseimas atrativas aos olhos foram oferecidas a você, e todo esse carinho, amor, zelo e atenção a ajudaram a melhorar.

Então, o seu cérebro fez um *link* entre esses alimentos e sua cura. Muitas amigas que são mães repetem esses comportamentos a que foram expostas e têm filhos e filhas que estão igualmente acima do peso, e muitos inclusive estão obesos.

Então, este livro, além de reprogramar e transformar a sua mente e o seu corpo, fará com que você pare de repetir esses comportamentos facilitadores com seus filhos.

Sim, porque você teve e ainda tem facilitadores que podem ser até mesmo seu marido e você, dentro de uma neurose de repetição familiar que está sendo facilitadora do sobrepeso ou da obesidade dos seus filhos também. Um dia desses eu vi uma postagem no Facebook que dizia: "Um casal são duas pessoas empurrando comida uma à outra até que uma delas morre". Frase supercomum entre o casal é: "O que vamos comer?".

Esse sistema de amor por meio do alimento, dessa compensação emocional e dessa recompensa comportamental se tornou algo cíclico e se torna um enorme obstáculo ao seu processo de cura. Sim, trata-se de uma cura emocional.

Os facilitadores ajudam a tapar rapidamente os seus buracos emocionais; eles querem vê-la bem, por isso agem como agem. O seu papel agora é saber identificá-los e, com muito amor e carinho, cortar esse comportamento.

Não será uma tarefa fácil, porque são anos e anos dentro desse sistema. Porém, se você quer realmente mudar a sua vida e emagrecer, terá que tomar essa atitude, que será simplesmente fundamental para o seu processo de emagrecimento.

Você vai precisar aprender a dizer "não"; vai precisar se afastar psicologicamente e, em alguns casos mais severos, se afastar temporariamente do facilitador. Agora você já sabe o que é um facilitador e o papel que ele tem na sua vida.

Eu vou ensinar como identificar e se comunicar com esses facilitadores, a se afastar psicologicamente deles, e o seu papel será executar passo a passo para que você alcance sua meta!

Vamos começar pegando papel e caneta e escrever em uma folha em branco: FACILITADORES. Você vai refletir e tirar um tempo de qualidade para si mesma e pensar sem dor no coração: quem são eles. É o seu marido? É a sua mãe? Seu pai? Uma amiga querida? Uma filha ou filho? Sua avó? Uma vizinha próxima, quem sabe? Quem são?

Anote um a um e enumere por grau de proximidade. Se você tiver possibilidade, acesse o Clube do Emagrecimento Emocional e descreva essas pessoas para nós. O próximo passo será conversar com cada uma delas e expor que você está com problemas, que deseja adquirir saúde e que conta com a ajuda delas para vencer esse desafio na sua vida, e que parte importante desse apoio é não oferecer comida extra, nem comidas calóricas, e principalmente não insistir quando você recusa na primeira vez.

Agora a mulher poderosa que existe aí dentro de você terá que vir à tona para tomar as rédeas da situação e ser madura emocionalmente para ter essa conversa.

Então, cresça nesse momento; seja uma mulher de verdade, firme e direta, com amorosidade, claro, mas com pulso firme e ar de decisão. Chame um a um e diga-lhes que agora você tem uma meta, que vai cumprir essa meta e que precisa da colaboração deles.

Essa pessoa ganhará o papel de sua parceira, e não mais de sua facilitadora. E você, dona da sua história e da sua vida, torna-se 100% responsável pelo gerenciamento e comando do que lhe acontece. Explique para essa pessoa o que é ser um facilitador e diga que ela pode ter esse novo papel de parceira.

Compreendeu? Você não a está ofendendo, não a está culpando. Não trabalhe com culpa ao conversar com seus facilitadores, não os acuse dizendo que eles a destroem ou fazem mal. Ao contrário, diga que gosta muito deles e é agradecida pela existência dessas pessoas em sua vida, que não deseja de forma alguma se afastar, e por isso quer que elas sejam suas parceiras.

Você agora treinará a mente do seu facilitador, transformando-o em um ser mais consciente e mais informado, e vai dar a ele uma nova colocação, uma nova função, e vai dizer que contará com essa parceria para que você alcance a sua meta. E vai fazer um alerta: você dirá a essa pessoa que se ela não ajudá-la, não oferecendo mais o alimento que não lhe traz nenhum benefício, você terá que se afastar temporariamente dela.

Se acaso o facilitador permanecer oferecendo o alimento que engorda, você precisará em primeiro lugar dizer "não" e lembrar que as pessoas, de forma geral, não estão no seu processo de reprogramação e transformação e que elas agem de forma automática, apenas repetindo o que sempre fizeram. Você precisará chamar a mulher adulta que existe em você e recusar a oferta dos facilitadores.

E, se precisar se afastar dessa pessoa, faça-o. É também uma forma de educar o facilitador.

Se por acaso for a pessoa que mora com você, seja ela sua mãe, avó, marido, namorado, filhos, enfim, se essa pessoa vive no mesmo ambiente físico que você, então você terá que ter uma força extra e ignorar quando o assunto se tratar de alimento. Quando você inicia uma reprogramação mental para transformar o seu corpo, é claro que precisa deixar de lado a criança interna que está viva e ativa na sua mente e no seu inconsciente, e chamar a boa e velha general.

A criança precisará ser ignorada quando sentir aquele cheirinho de pudim fresquinho ou deparar com aquele visual colorido e tentador de uma vitrine de padaria.

Eu aconselho que você busque ajuda auxiliar para reprogramar o seu paladar com uma nutricionista e também passe a fazer exercícios físicos. O Clube do Emagrecimento Emocional oferece um ótimo apoio da nossa nutricionista, mas se você puder contar com uma que dê atenção redobrada a você e faça encontros presenciais, melhor ainda!

E não use a desculpa da condição financeira. Hoje existem faculdades que oferecem serviços de orientação nutricional e apoio psicológico totalmente gratuitos, e há também serviços públicos de endocrinologia, apps (aplicativos virtuais) de ajuda de contagem de pontos dos alimentos e outros que informam as calorias de cada alimento. Além disso, você pode fazer caminhadas – parques e praças também são gratuitos. Basta querer criar novos hábitos.

Eu recomendo que você busque todo tipo de ajuda, porém a mais importante é a nutricional.

Cerque-se de pessoas que estão no mesmo processo, converse, fale sobre o assunto, porque se à sua volta só existem facilitadores, você terá que criar um novo círculo social. Que tal participar de um grupo de corrida? Diga sim para isso e não para o alimento oferecido pelo facilitador.

Aliás, decisões como dizer um simples "não" ou chegar ao extremo de se afastar de um facilitador só podem ser tomadas por uma mulher adulta que sabe o que quer. Você precisa ser essa mulher, se quiser mesmo se reprogramar e se transformar. Muitas vezes, o namorado, o noivo ou marido de uma mulher que está acima do peso ou obesa é seu grande facilitador. Mas será que ele faz isso por mal?

Não! Pode até existir no inconsciente do homem um sentimento de ver a mulher gorda para que ela não seja paquerada. Há casos em que há até mesmo certa perversidade no outro em desempenhar esse papel de facilitador e "dificultador" do processo de emagrecimento da mulher.

E quando o homem é um sociopata ou psicopata, então de forma consciente ele sabe que, quando a mulher está obesa ou acima do peso, ele se sente confortável e ela se sente mal consigo mesma; se isola, passa a ficar reclusa em casa, não sente vontade de se arrumar ou de sair. Para um homem mau é muito interessante que essa mulher fique ali, presa no próprio corpo e em casa, apenas para lhe dar carinho, atenção, companhia e sexo. Como falei, nem todos os homens são assim. A maioria dos facilitadores o faz por receio de perder a esposa se ela ficar mais bonita, mas há casos de maldade declarada, em que o homem "engorda" a mulher para poder humilhá-la por puro prazer.

Ela passa a ser, de uma maneira indireta, e direta uma exclusividade daquele homem. Facilitar e dificultar o processo de emagrecimento dela é um modo de escravizá-la. E mais: ela será uma mulher insegura e altamente submissa, pois tem um medo natural de ser abandonada e não conseguir mais ter outro relacionamento.

Essa mulher que tem o homem que está ao lado dela como facilitador psicopata pensa intimamente: "Ora, se eu mesma me odeio, o que dirão os homens? Jamais vou arrumar outro homem, estou fadada a esse relacionamento".

Se for o seu caso, você sabe bem do que eu estou falando. Se você está se sentindo desconfortável com o seu peso e com o seu corpo e verbaliza isso para seu companheiro, ele deverá apoiá-la no seu processo de emagrecimento.

Quantas vezes você iniciou uma reeducação alimentar e o seu marido, namorado ou companheiro chegou com uma caixa de bombons? E você, que está com a autoestima lá embaixo, logo pensou: era boicote ou amor?

Ou quantas vezes você estava empolgada em uma dieta e até tendo bons resultados e o seu marido pedia para você lhe fazer uma massa, um hambúrguer, e repentinamente ele aparecia com litros do seu sorvete favorito...

Esse papel é do facilitador perverso e, nesse caso, é um pouco mais grave: é um "boicotador", um "dificultador", e quer mesmo que você não consiga seguir adiante.

Claro, na mente dele você vai emagrecer, ficar confortável com seus novos números e traí-lo ou abandoná-lo! Perceba que ele desempenha o papel do facilitador, trazendo-lhe a guloseima de que você mais gosta, e você, fraca, vai cair.

Analise-o friamente: onde ele se encaixa? Perversidade ou baixa autoestima? Ele faz isso porque é mau ou porque tem medo de perdê-la? Ele é perverso ou apenas inseguro? E analise também outra situação, se você permite que o facilitador desempenhe esse papel ingrato.

Se for medo de perdê-la, converse com ele e incentive-o a ficar melhor também. Se for perversidade pura, então reflita sobre separar-se de um homem que propositalmente a humilha e se diverte em rebaixá-la.

E se você quer ficar melhor, e não incentiva seu marido a fazer a reeducação alimentar porque tem receio de perdê-lo, ou porque quer vingar-se e tornar-se mais desejável do que ele, então é importante refletir se você por acaso não está sendo perversa. Há mulheres que não conseguem emagrecer e propositalmente engordam o homem que está ao seu lado. Você não vai chegar a lugar nenhum enquanto seus pensamentos e intenções forem medianos, limitadores, amedrontados e pequenos. Se for o seu caso, reconheça e mude! Sim, cabe a você mudar a si mesma, e também identificar e cortar o comportamento do facilitador dizendo: "Não, obrigada". O homem que está dividindo a vida com você deverá ser o seu maior parceiro nesse processo: relacionamento é uma sociedade entre amigos e amantes. E o mesmo deve acontecer de você para com ele também. O que seria ótimo, porque a dois é muito mais fácil emagrecer e tornar-se saudável.

O que for diferente disso não é amor. Agora, o seu amor-próprio deverá ser maior e terá que lhe dar força para não permitir mais a interferência dos facilitadores. Ninguém tem que fazer dieta, reeducação ou exercícios com você. De forma alguma você deve pressionar ou cobrar que alguém participe desse processo que é só seu. As pessoas à sua volta podem e devem continuar se alimentando como elas gostam e acham adequado para a vida delas. Nada de ter ataques de mimo colocando a criança interior para fora achando que se alguém comer um *sundae* com muito chantili ao seu lado isso faz dela um facilitador. Não confunda individualidade com facilitação.

As pessoas podem e devem ter seus hábitos respeitados, assim como seus novos hábitos também devem ser respeitados. Aprenda a focar no seu alimento e tirar o foco do que a pessoa ao lado está comendo. Esse processo pertence somente a você.

O facilitador é aquele que oferece o alimento que engorda, o que lhe dá acesso fácil às guloseimas, é o que acha que amor e carinho é aquela comida que você tanto ama desde a infância.

Já o facilitador perverso é aqueles que critica sua decisão ou que afirma que você é incapaz, ou então diz que você está bem como está, mesmo sabendo que não está nada bem com você mesma.

O facilitador perverso ignora o seu sofrimento – é um ser egoísta, que tem interesse na sua obesidade ou no seu sobrepeso para ter poder sobre a sua vida como um todo.

No Clube do Emagrecimento Emocional, onde vamos conversar, eu vou ajudá-la a identificá-los e classificá-los, assim como vou ajudá-la a lidar com cada um deles!

Portanto, é de extrema importância a nossa comunicação diária. Separe sempre alguns minutos ao menos para trocarmos essas informações e tirar dúvidas, para você ser orientada e para eu acompanhá-la dia a dia nesse processo simplesmente transformador.

Lembre-se de que os seus facilitadores só têm poder se você for uma mulher permissiva. E a permissividade tem tanta responsabilidade quanto o comportamento do facilitador perverso e fornece passe livre para eles fazerem o pior com você.

Saiba que quem vai fechar essa porteira de abusos é você, porque agora sabe que essas pessoas apenas fazem o que você permite.

Dizer "não" é um ato de amor para com você mesma e até para os seus facilitadores inconscientes, já que eles terão que aprender a lhe dar amor, atenção e carinho de uma maneira nova para eles. Mas esse novo modo que lhe dará afeto não será por meio de alimentos que engordam.

Vamos supor que você vá a um almoço de família. Você terá que ser firme e dizer "não". Porém, vai se sentar à mesa e se alimentar do que lhe é permitido. Procure se informar previamente sobre o cardápio e, se for o caso, leve o seu próprio alimento, mas participe com a sua família do momento da refeição. Os facilitadores, pouco a pouco, vão aprender a respeitar e admirar a sua força de vontade.

O meu caso é o mesmo: eu tenho uma dieta vegetariana, e minha família é carnívora. Eles se acostumaram aos poucos ao meu hábito alimentar, e eu como o que está disponível ou faço algo à parte para mim. Assim é com minhas amigas, com meu marido e colegas de trabalho, e, acredite, não é tão difícil quanto parece.

E não se preocupe com a aprovação deles. A aprovação tem que ser sua. O facilitador que compreender que amar também é respeitar, e mudar, se tornará o seu parceiro; o que não compreender e não colaborar, será afastado psicologicamente e até mesmo fisicamente dentro do tempo que você vai precisar para se reprogramar e ficar forte para não ceder mais às tentações oferecidas pelos facilitadores.

Como você pode perceber, não é nada tão complicado. Eu garanto! É simples. Basta você se posicionar e, se isso parece difícil, lembre-se da sua meta.

Pare também de ter receio de desagradar ao facilitador, pois a princípio ele ficará melindroso e chateado e fará chantagens emocionais. Mas não ceda, fique firme e aos poucos ele vai começar a perceber que você está obstinada, focada e não vai mais ceder.

Quando me tornei vegetariana, as pessoas me ofereciam um pedacinho de churrasco e diziam: "Mas de vez em quando você precisa comer carne, vai, só hoje". Eu respondia: "Nossa, não quero, não, e estou tão feliz que estou conseguindo!". Se eu comer me sinto culpada, então é melhor não comer e ser feliz. Quando são os facilitadores inconscientes, essa frase resolve, porque no fundo eles só lhe oferecem e insistem porque a amam e acreditam que a farão feliz se você comer o pedacinho daquele bolo ou daquela picanha gordurosa. Mas como você dá uma resposta boa dizendo que está mais feliz desse jeito, então o coração deles se acalma e eles param de lhe oferecer. Teste, aconteceu comigo bem assim.

Já os facilitadores perversos, quando você disser que está feliz com sua decisão, começarão a ficar agressivos, ofendendo e dizendo que você é o tipo que começa mas nunca termina, ou então zombam da sua decisão como se fosse mais uma frescura sua de momento. Observe bem o tipo de facilitador que você tem ao seu lado.

E no caso do facilitador inconsciente, não os recompense de modo algum aceitando apenas "um pedacinho" ou apenas "um golinho", porque é a partir do "pedacinho" e do "golinho" que o seu comportamento compulsivo voltará. Você vai agradar-lhes dando afeto, atenção e a sua amizade, mas não mais aceitando afeto em forma de alimento.

Assim morre o comportamento de um facilitador e, quem sabe, com sorte, você ganhará um bom parceiro! Mantenha o foco e elimine os facilitadores perversos da sua vida de uma vez por todas!

8º DIA

# EXPECTATIVAS MIRACULOSAS

*Por Toalá Carolina*

Olá, amiga, tudo bem? Hoje vamos falar um pouquinho sobre expectativas miraculosas. Eu sei que você está se perguntando o que eu quero dizer com essa expressão um tanto diferente.

Quando falamos em expectativas miraculosas, estamos falando que você espera que um milagre caia na sua cabeça, assim, pá-pum, do dia para a noite! Que todos os maus hábitos que até o início deste livro você tinha cessem em pouquíssimo tempo, que você emagreça muitos quilos e simplesmente acorde com aquele corpo que tanto almeja, que está bem ali, perfeitamente detalhado em sua fantasia. E esse comportamento tem a ver com quê? Você já sabe me responder?

Sim, mimo, ansiedade, fantasia! Esperar, ansiar por um resultado milagroso é o principal responsável pelo fato de você até hoje não ter atingido a sua meta, nem ter conseguido manter um resultado já alcançado! Amiga, você precisa estar consciente de que ao longo dos anos você estacionou no comodismo, nas desculpas e nas justificativas, e muitas vezes desistiu no meio do caminho porque criou as tais expectativas miraculosas. Mas hoje eu não vim aqui falar de dietas malucas e altamente restritivas, nem sobre jejuns intermitentes e muito menos sobre maratonas exaustivas de exercícios sem instrução ou continuidade. Vim falar de um assunto muito atual que percebo nos discursos das mulheres nos meus atendimentos diários e até mesmo em relatos factuais de mulheres que eu atendi em minha clínica terapêutica.

Estou falando dos recursos cirúrgicos, mutiladores e invasivos que estão sendo erroneamente utilizados para emagrecimento rápido, sem que a mulher tenha que se esforçar naturalmente para o seu corpo responder. Eu não sou médica e não discordo de que em muitos casos de obesidade mórbida, em que pacientes correm risco de morte, eles tenham que recorrer à cirurgia bariátrica ou ao implante de um balão gástrico. Sim, em muitos casos se faz necessário, e esses recursos médicos salvam milhares de vidas. O que quero falar aqui é sobre a banalização desses dois recursos e da maneira irresponsável com que muitas mulheres têm recorrido a eles. Essa é a pauta da aula de hoje: suas expectativas miraculosas. Os casos que chegam até mim não são, na maioria, casos para cirurgia bariátrica, e não sou eu quem diz isso, afinal, não sou médica e não poderia fazer tal afirmação, mas são os próprios médicos quando procurados por essas mulheres para que se faça o procedimento.

Os médicos sérios, os que são responsáveis, claramente se negam, porém, como em toda classe profissional, existem os que topam fazer procedimentos sem necessidade, apenas por dinheiro. Há relatos de que alguns médicos aconselham que essas mulheres engordem até 30 quilos para que possam fazer a cirurgia bariátrica. Já o implante de balão gástrico tem sido feito com bem menos peso, mesmo quando a mulher nem está tão acima do peso e muito menos obesa.

Os relatos de óbitos e infecções são assustadores, e o número de mulheres que se arrependem de ter passado por tais procedimentos é ainda maior. E tudo isso para quê? Para não lidar consigo mesma, com suas questões emocionais, não ter que se conhecer, não ter que se estudar, se analisar a fundo, não aprender a se alimentar direito e não assumir as responsabilidades necessárias para percorrer um caminho bem mais longo, porém sem se mutilar, sem colocar a vida em risco. Amiga, emagrecimento por meio dessas duas cirurgias é na verdade um atalho, muitas vezes desnecessário, serve apenas para atender a expectativas miraculosas.

Muitas mulheres que conheço e que se submeteram aos dois tipos de procedimento, como a cirurgia bariátrica e o implante de balão gástrico, pensaram que assim que passasse a cirurgia seria uma questão de poucos dias para acordarem magras e confortáveis dentro do que esperavam. Porém, não é assim que acontece no mundo real. Correr risco de morte, mutilar seu corpo e seus órgãos são agressões a que você irá se submeter para cortar caminho. E eu afirmo, amiga, a estrada que você vem evitando é simplesmente fantástica, mas você tem preguiça de fazer algo efetivo por você mesma e mais uma vez vai se maltratar.

    Colocar-se em risco não salva sua vida. O corpo que você tanto almeja pode ser conquistado com muita vida de qualidade, com hábitos novos e saudáveis, com autoconhecimento e processos mentais que curam! Será tão rápido quanto se submeter a esses recursos? Claro que não, mas também é um caminho que vale muito a pena! Tornar-se consciente de si mesma, de quem você é, do sentido que o passado sofrido faz agora para você, sabendo que graças a esse passado você é essa mulher forte, determinada, experiente e com muita garra, é a força que você precisa ter para reaprender a se alimentar, descobrir novos sabores, ser feliz sem uso de medicamentos desnecessários, ser apresentada a você mesma dentro desse processo de autoconhecimento. Isso não tem preço! E o melhor de tudo: os resultados são obtidos graças a você mesma. Deitar-se em uma maca de hospital, viver a terrível ansiedade de não saber se vai dar certo, se vai ter alguma complicação, de gerar cicatrizes e mutilações nos seus órgãos que o universo lhe deu em tão bom estado é de uma ingratidão sem tamanho. E nada, nada mesmo mudará internamente, dentro de você.

    Os antigos hábitos alimentares estão aí, intactos na sua mente quando o efeito da anestesia passar. As mágoas estarão aí, suas dúvidas sobre quem você é permanecerão, o desconforto psicológico que você vem trazendo por toda a vida não sumirá ao ter seu estômago e intestino cortados ao meio. A fome emocional não vai desaparecer, o vazio que você sente de forma recorrente, dia após dia, estará do mesmo tamanho, e talvez até aumente, porque você quer um resultado mágico, rápido, milagroso e sem ter que fazer absolutamente nada por si mesma. Você quer um milagre, e aqui não trabalhamos com milagres, a vida não trabalha com milagres, ela trabalha com esforços, escolhas, resultados, caminhos, estradas percorridas.

    Um corpo magro não faz sentido se a sua mente está danificada. O seu corpo de hoje é resultado de um processo mental que, se não resolvido, acredite, vai permanecer e aumentar. A princípio você pode perder muito peso corporal, mas não o peso mental. Isso se deve ao fato de que, estatisticamente, uma grande porcentagem de pessoas que se submetem à cirurgia bariátrica voltam a ganhar bastante peso em pouco tempo; em alguns casos retornam ao peso anterior ou até acima. Já sobre os resultados do implante do balão gástrico, as estatísticas são ainda mais alarmantes, fora os casos de infecções, inclusive as bacterianas generalizadas que levam a óbito. Quando se perde o peso desejado e o balão é retirado em um segundo procedimento cirúrgico, o peso volta de maneira extremamente rápida, até mesmo dobrando o peso em muitos casos porque a mente da mulher não mudou. Você percebe que esses recursos, fora os que são realmente necessários para salvar a vida de um paciente de quadro mórbido, são falhos e desnecessários? Tenho certeza de que é o seu caso.

Muitas pessoas, homens e mulheres, estando realmente muito acima do peso ideal, têm tido sucesso por meio de processos naturais, tais como reeducação alimentar assistida por endocrinologistas e nutricionistas, pela prática habitual de exercícios físicos, meditação e se retirando de uma vida de comodismo e sedentarismo, enfim, com mudança de hábitos pura e simplesmente.

Eu acrescento aqui a importância do acompanhamento psicológico, do acompanhamento terapêutico, seja na linha que você preferir, a que combina melhor com seu estilo e personalidade. Se houver possibilidade de estar em análise uma vez por semana ou a cada 15 dias, não hesite em embarcar nesse belo caminho em busca de si mesma. Sim, é totalmente possível obter resultados de fazer cair o queixo sem precisar correr o risco de morte por estética. Deixe esses recursos cirúrgicos para quem realmente precisa. A cirurgia bariátrica e a colocação de balão gástrico não devem ser uma opção a ser considerada, a não ser que o médico indique por uma questão de salvar a vida.

Você, amiga, é dotada de todos os recursos intelectuais e físicos para correr atrás do prejuízo de uma maneira natural, e essa nova experiência a transformará em uma nova mulher de dentro para fora. Sem cicatrizes, sem mutilação, sem anestesia, sem cuidados pós-cirúrgicos, sem o mal-estar decorrente desses procedimentos invasivos. Você deve acreditar mais em si mesma, pois eu sei que já cogitou inúmeras vezes tomar uma decisão radical apenas porque acha que não consegue emagrecer de forma natural, mas eu garanto que você consegue, sim! Percebe, amiga, que muitas vezes na sua vida você é sua pior inimiga? Além de não acreditar em si mesma e deixar-se boicotar sempre que inicia algo novo, você se permite passar por situações que podem até levá-la a óbito?

Esse ciclo de autodestruição deve cessar imediatamente. Trata-se da sua vida, do seu corpo! Vou lhe pedir que agora tire toda a sua roupa. Olhe-se de frente no espelho, o maior espelho que você tiver na sua casa. Dispa-se das roupas e dos bloqueios mentais, encare-se de maneira honesta e firme. O que você vê é o resultado das suas escolhas diárias. Existiu um caminho para chegar ao que você vê no espelho neste momento, e isso é uma ótima notícia, pois toda estrada que leva a algum lugar também é uma via de retorno ao ponto original. Só que desta vez você tem um atalho. Porque hoje você tem algo que não tinha no ponto de partida, e esse algo que faz toda a diferença é consciência, autoconhecimento e maturidade emocional.

Antes você não se responsabilizava por suas escolhas, hoje, sim. Esses fatores são os seus diferenciais que a distanciam do passado e do presente, e que trarão novíssimos resultados na sua mente e no seu corpo. É claro que devemos lembrar que as mulheres hoje em dia se submetem a procedimentos cirúrgicos como a cirurgia bariátrica e o implante de balão gástrico por serem extremamente ansiosas e fantasiosas. E esse também é seu caso, porque afirmo com 100% de certeza que você cogitou passar por tais cirurgias. E, claro, agora você já sabe que se trata apenas de atalhos e que eles também têm efeito reverso, fora o risco de morte que é real e não é pequena a porcentagem de pessoas que vêm a óbito. Você precisa se tratar com mais amor, mais carinho e mais gratidão. Você já parou para pensar que quando foi gerada tudo em você foi perfeitamente colocado no lugar? Amiga, cada órgão que existe dentro de você foi construído dia a dia, passo a passo, nutrido, esperado, e tudo tem uma razão de ser!

Agora deite-se, feche os olhos e sem roupa comece a fazer carinho em você mesma, um carinho materno, acaricie cada parte do seu corpo pensando em como tudo em você foi feito com amor e como o universo é inteligente. Concentre-se principalmente na região abdominal. Mas agora, ao contrário das outras vezes, você não irá sentir repulsa por si mesma, vai nesse momento substituir os pensamentos de "Não gosto do meu abdome" por "Sou grata por todo o meu corpo". Essa constante repetição de SOU GRATA PELO MEU CORPO vai ajudar você na substituição dos seus sentimentos negativos. E agora que você sabe que tudo é absolutamente reversível, então também sabe que esse acúmulo de gordutra pode ser eliminado gradativamente, sem você se odiar, apenas se amar, se perdoar e sentir gratidão por você como um todo. VOCÊ É MARAVILHOSA E CHEGOU ATÉ AQUI!

Neste momento você vai pensar na sua estrutura física interna, no seu estômago, no seu intestino – órgãos do seu aparelho digestivo – e eles são perfeitos. Eles têm sido duramente maltratados por você e estão aí, firmes e fortes suportando todo esse lixo que você dia a dia vem ingerindo. E mesmo assim eles fazem o melhor que podem por você, para mantê-la viva e saudável. Faça carinho neles, peça desculpas, faça as pazes com sua história, com seu corpo, com seu organismo que funciona perfeitamente. Lembre-se: você é 100% responsável pelo que coloca na boca.

Agora, diga a si mesma que está inserida em uma nova consciência e perdoe-se se chegou a cogitar cortar esses dois órgãos apenas por razão estética, apenas porque antes você achava que não tinha força para fazer diferente, apenas porque alguém disse que você não conseguiria, e você, tola, acreditou. Diga que era infantil, ansiosa e tinha expectativas miraculosas em relação à vida, às coisas, às pessoas, a esses atalhos que iriam colocar sua saúde em risco. Amiga, você ia se permitir ser cortada. Iam jogar metade dos seus órgãos no lixo hospitalar. Pensando agora, simbolicamente, é o que de fato você tem feito com sua vida, com sua mente e seu corpo, com seu organismo, mas você estava preparada e decidida a levar isso a um nível muito superior, subir ao patamar de maus-tratos contra si mesma. Quando isso ia parar, amiga? Você em um caixão? Pense bem, você caminhou muito para chegar até aqui, e agora, quando você olha para trás, compreende o porquê desses resultados que hoje a deixam muito insatisfeita e infeliz. Você chegou a algum lugar, perder-se também é caminho, mas não achou o que estava procurando. Agora é a hora de dar meia-volta, reconhecer que andou perdida e precisa de ajuda para voltar.

Eu estou aqui para ajudá-la, mas você precisa me dar a sua mão e querer, porque não vou carregá-la no colo. Você vai caminhar de volta com suas próprias pernas e daqui a 22 dias caminhará sozinha. Portanto, preste muita atenção em cada palavra que digo. Algumas vezes a sua pulsão de morte, que nada mais é que sua tendência a ser negativa e destrutiva consigo mesma, está tão ativa dentro da sua mente que, de uma maneira inconsciente, você vem se matando lentamente por meio do alimento, da sua compulsão alimentar e da alimentação emocional.

É claro que você não sabe disso, porque o que acontece lá dentro do seu conteúdo recalcado, ou seja, onde tudo acontece e não temos consciência de que aquilo tudo nos comanda, está bem ativo e operante e você anda de mal consigo mesma desde muito tempo, em alguns casos desde sempre. A pulsão de morte é aquela vontade de se eliminar, mas não de uma maneira direta, mas mascarada, disfarçada, maquiada de uma atitude boa, benéfica. E, a princípio, quem pensa que o alimento nos fará mal? Você está dentro desse quadro de pulsão de morte, e por isso tem feito tão mal a si mesma achando que está fazendo bem. Afinal, quem acha que comer é nocivo? Sempre associamos comida a vida e saúde! E também pensar em fazer uma cirurgia para perder peso não parece uma má ideia, mas se pensarmos de uma maneira mais analítica, sim, sabemos que se trata de mais uma agressão a que você pensa em se submeter.

Então, elimine essas opções da sua vida porque você já não é a mesma mulher do primeiro dia do nosso programa de 30 dias, já estamos nos aproximando do final do primeiro módulo, e você já evoluiu bastante mentalmente. E sabe por quê? Porque, ao contrário do que você sempre pensou de si mesma, você é, sim, capaz. Você aprende rápido, e desta vez está indo por outro viés, ou seja, outro caminho. O caminho que vale a pena, que é o caminho de dentro para fora. Mas agora até me bateu uma curiosidade aqui. Se agora mesmo, amiga, neste exato momento, alguém oferecesse uma cirurgia bariátrica ou implante do balão gástrico dentro do seu estômago, sabendo agora qual é a origem da sua fome, você aceitaria? Você deitaria agora mesmo em uma maca, arriscaria uma anestesia geral e todas as consequências desses procedimentos para perder peso de uma maneira rápida? É nisso que você acredita como solução? Se a resposta for não, acredite, você já está transformada. Percebo que você finalmente fez as pazes consigo mesma. Você não quer se mutilar, nem colocar um balão de plástico dentro do seu corpo, nem ter cicatrizes desnecessárias. Não, porque agora você sabe do que é capaz, e eu tenho um orgulho imenso de você. Eu acredito em mim, eu acredito em você, e juntas vamos atingir o seu objetivo.

9º DIA

# O PODER DA ESCOLHA

*Por Vanessa de Oliveira*

Hoje vamos falar sobre escolhas. Obviamente você não está sabendo escolher; tem feito escolhas erradas, e o resultado é visível e lhe traz um grande desconforto psíquico e físico. Se não fosse assim, você não estaria aqui, não é?

Então, vamos começar esta aula já assumindo de cara que a única responsável de ter trazido sua mente e seu corpo até aqui são as escolhas que você tem feito diariamente na sua vida.

A boa notícia é que, se resultado é algo decorrente de uma escolha, e você tem obtido resultados negativos, pode mudar suas escolhas e ter resultados completamente diferentes do que vem tendo até agora.

Parece simplista? E é, porque de fato é simples mesmo: trata-se de saber escolher. Pode até ser que você saiba escolher, mas vem se autoboicotando com escolhas erradas, e existem muitos casos em que a escolha é uma repetição familiar.

Ou seja, a mulher não foi preparada para fazer escolhas, não na nossa geração. Isso se você tem mais de 30 anos, claro. E, portanto, a maioria repete o que vivenciou no lar desde a infância.

Por exemplo: geralmente, quando uma mulher vive acima do peso ou está em um quadro de obesidade, a mãe dela também vem trazendo esse quadro de sobrepeso. Sendo assim, quase sempre é mãe gorda, filha gorda, neta gorda.

Quantas vezes você olhou para sua mãe ou avó, ou mesmo alguma tia próxima, e percebeu que está muito parecida com ela nesse sentido? E será que se você é filha ou neta de pais e avós obesos você foi educada para se alimentar corretamente?

Todos nós sabemos que, quando criança, pensamos que nossos educadores e nossos cuidadores são aqueles que sabem tudo, que têm razão em tudo, que sempre estão certos, não é mesmo? Claro que quando crescemos desenvolvemos nossas próprias personalidades, autonomia de pensamentos e convicções, por um tempo até mesmo nos rebelamos contra nossos pais, mas, como resquício, quanta cultura ainda trazemos tradicionalmente conosco?

Vou dar um exemplo para quem nasceu ou cresceu no sul do Brasil. Em boa parte dessa região existe a tradição do chimarrão, e ele passa de geração em geração, perpetuando um hábito social.

Chimarrão é chá, é mate, e contém mais cafeína que o próprio café. Ele não engorda, é uma bebida de caloria vazia, mesmo porque não se consome com adição de açúcares, porém foi-nos ensinado a beber socialmente.

A bebida nos traz uma sensação de pertencer a um grupo, e nós, seres humanos, estamos sempre atrás do preenchimento psíquico do pertencer a uma tribo. Quem não toma chimarrão não participa da roda de prosa, não faz parte de momentos amistosos e familiares, ou seja, é naturalmente excluído, e isso pode trazer uma sensação de vazio.

Com esse exemplo eu quis fazer uma analogia, mostrando para você como é importante estarmos inseridos dentro de uma repetição familiar, uma tradição que envolva um hábito alimentar, e como pode ser difícil entender que um hábito, talvez, esteja nos fazendo muito mal e que precisamos cortar, sem necessariamente cortar o pertencer ao grupo social, à família ou amigos.

No grupo de amigos posso dar o exemplo do famoso "chopinho", da tão esperada "cervejinha" do fim de semana ou, quem sabe, do churrasco ou da macarronada da família aos domingos. Todo esse alimento nos traz um preenchimento social, um preenchimento familiar, uma sensação de sermos amados, queridos, esperados, essenciais à mesa.

Mas, a partir de agora, você precisa compreender que esse fato, esse amor, essa sensação de ser querida, esperada e pertencente terão que ser supridos por si e não deve se submeter a escolhas alheias para se sentir amada.

Você será amada, querida, esperada de qualquer forma por quem verdadeiramente a ama. Compreenda isso: sua carência não pode ser maior do que o seu amor-próprio. Você precisa aprender a fazer escolhas saudáveis e melhores, e se colocar em primeiro lugar.

Outro exemplo que pode ter acontecido com você na sua primeira infância, que foi justamente quando se construíram seus hábitos alimentares que estão lhe fazendo mal: muitas mães, por ignorância mesmo, inseriram na alimentação do bebê o refrigerante de cola. Na mamadeira, inclusive.

Quantas vezes não foi oferecida a bebida, até sem gás, para que não nos assustássemos com as bolhas? Tudo que é oferecido pela mãe vem com uma sensação de proteção, amor, afeto, zelo. Logo, ligamos o gosto do refrigerante ao amor materno. Assim acontece quando a mãe insere o açúcar branco no leite, no achocolatado, no mingau; e tudo isso para que os bebês se alimentem e elas não sintam culpa materna.

Sim, muitas mães fazem de tudo para que o bebê coma e não morra de fome, ela precisa alimentar a cria da forma que for para mantê-la viva. Quando o bebê não aceita de primeira aquele novo alimento, ela trata de inserir o açúcar ou o alimento divertido em forma de desenhos e ultracoloridos. Ou seja, cheios de corantes artificiais. A sua mente foi formada dentro desse molde. Isto é, você não foi programada mentalmente a fazer escolhas saudáveis.

Você foi programada para escolher o que lhe traz conforto psicológico e que lembra o amor materno por meio dos sabores. Quem nunca ouviu e até repete o ditado "avó é mãe com açúcar"?

Podemos ter amor de muitas outras maneiras, não necessariamente repetindo escolhas erradas. Se você aprendeu errado e percebeu que isso não lhe traz resultados benéficos, e a prova disso é seu peso e o seu desconforto consigo mesma, chegou a hora de ter essa consciência, de aprender a se responsabilizar 100% por elas e passar a fazer boas escolhas a partir de agora.

Não tem mais desculpas. O fato de lhe mostrar o que aconteceu para que você chegasse com esse resultado até aqui não significa que você usará isso para culpar sua mãe ou quem quer que seja. Não somos o que fizeram com a gente, e sim o que escolhemos fazer com o que nos ensinaram.

Ir ao passado e destrinchar a nossa história para que nos faça sentido na vida adulta não significa ir à caça de culpados, mas de porquês e de soluções. Sua mãe não soube ensinar como você devia se alimentar de maneira saudável porque ela também não foi ensinada a se alimentar de maneira saudável, e também a sua avó, mãe da sua mãe, também não foi, e assim por diante.

A diferença é que elas não chegaram até aqui com a oportunidade de ler um livro ou ter uma orientação diferente. Faziam o que julgavam ser o certo e o que faria bem a você. Agora não cabe mais basear a sua vida no que passou, pois o que passou ficou lá atrás. Mas podemos fazer diferente e, se você realmente quiser, vai emagrecer. Sabe por quê? Porque agora você sabe os porquês, sabe como chegou aqui, sabe que é sua responsabilidade cada quilo a mais na balança; sabe que o que foi transformado em tecido adiposo, ou seja, gordura mesmo, são pesos emocionais, escolhas diárias, procrastinação, desculpas, justificativas, preguiça, autossabotagem, vitimismo e mimimi nas redes sociais.

Está achando ruim? Vai se acostumando comigo: quero mulheres emocionalmente maduras e fortes; mulheres que se conhecem, que se responsabilizam pelos resultados, sejam eles bons ou ruins; mulheres que sabem que podem mudar o destino a qualquer hora, basta querer. "Mas, Van, eu tenho ossos pesados", "Mas, Van, eu quero, mas não consigo!", "Mas, Van, eu não tenho tempo", "Mas, Van, ninguém na minha casa me ajuda na dieta!".

Não, você não quer: você quer reclamar e não quer se responsabilizar por fazer as escolhas corretas. Você não quer crescer; você não quer ir ao médico, fazer exames e tratar o que é de ordem fisiológica; você não quer se exercitar porque tem preguiça; você não tem tempo porque fica vendo TV e as redes sociais, jogando seu tempo no lixo, juntamente com sua saúde. Você não quer pagar a consulta e prefere gastar em *fast-food*.

Você não tem ossos pesados: você está acima do peso. Essa é a realidade da qual você tem fugido. E não é "gordofobia", não, é ajuda!

Agora todas as mulheres que querem e sentem a necessidade de emagrecer são automaticamente gordofóbicas? Endocrinologistas, nutricionistas, psiquiatras, psicólogos, professores de educação física, *coachs* são agora GORDOFÓBICOS? Não. São pessoas que estudam e trabalham para salvar vidas.

Estar acima do peso ou obeso é legal para quem? Pode ser que existam pessoas que escolhem estar assim, ou ficaram assim em decorrência de uma patologia, mas dizer que isso é bom? Bom para quem? Devemos respeitar as escolhas de cada um, porém as nossas escolhas devem ser igualmente respeitadas.

Eu mesma estive algum tempo acima do peso e fui ao médico; exercito-me, faço escolhas saudáveis para meu corpo, cuido dos meus processos mentais.

Para mim não serve estar acima do peso. Não fico feliz nem confortável. Tenho direito a emagrecer e me sentir bem comigo mesma. E não, isso não é gordofobia. É escolha. Para mim não serve, assim como para você também não está bacana. Caso contrário, você não estaria nesta caminhada comigo.

Algumas coisas nos servem até determinado momento, depois não nos servem mais. Crescemos, amadurecemos, olhamos para trás e somos gratas a tudo, porém devemos nos despedir do passado, dos maus hábitos, das escolhas equivocadas. Para termos uma vida nova, com resultados diferentes, devemos mudar. Ser grata, sim, mas insistir no que vem dando errado, não.

Sabe aquele cafezinho com açúcar? Pode lembrar as reuniões familiares, mas não lhe faz bem. Corte o açúcar. Cortando o açúcar, você não está cortando o cheiro da casa da mãe, nem da avó, mas está cortando o que a está matando.

Todas as lembranças maternas, todas as suas lembranças de afeto, de proteção e de pertencer permanecerão intactas em você. Não use mais o alimento para avivá-las em sua mente, porque sabemos que existem buracos emocionais que você precisa aprender a preencher com autoestima, com amor-próprio, e não com o passado.

Você vai aprender a escolher e recriar novos sabores que lhe tragam novas lembranças prazerosas em sua mente e vai reprogramar as escolhas. Se você foi ensinada de uma forma, será feito de outra forma agora, simples assim. Sem ai, nem ui. Decidiu?

Não adianta postar no Facebook: "Segundona ia começar o meu projeto *fitness* e, quando chego para trabalhar, decidida, a minha chefe diz: 'Comprei pão de queijo para você'". Alguém novamente escolheu por você, e você antes permitia, porque a vontade da sua chefe batia com a sua vontade.

Agora você vai recusar, sim ou não? Vai usar a desculpa de que precisa comer o pão de queijo porque, afinal, é só hoje, ou que ela é sua chefe e a crise no Brasil está brava – melhor comer e agradar, pertencer à panelinha social do trabalho para garantir a vaga. Nossa, você não sente vergonha de si mesma, não?

Porque, só de imaginar tantas desculpas para se autoboicotar de novo, fiquei envergonhada por você. Você não sabe se posicionar? Não sabe dizer "não" e deixa as pessoas escolherem por você porque não tem força para defender a própria mudança de hábito?

Está sendo fraca. "Mas, Van e Toalá, vocês estão pegando pesado!" Estamos!

Passar a mão na sua cabeça, nós sabemos que não adianta. Talvez você tenha chegado a essa situação por causa de tanto mimo, e o meu papel aqui é ajudá-la a mudar sua vida em muitos sentidos, inclusive a emagrecer. O mundo não tem que se adaptar à sua mudança de hábito, à sua mudança de vida.

As pessoas não têm que escolher o mesmo que você para que tenha força de prosseguir com sua transformação. As pessoas magras ou gordas têm o direito de estar bem com elas mesmas e de fazer as próprias escolhas. E você, as suas. Se você tem uma meta, e neste caso é emagrecer, concentre-se nela. Ela é apenas sua, e de mais ninguém.

Nenhum familiar deve comentar mais suas escolhas alimentares. Você não deve satisfação das suas escolhas a eles, nem eles a você. Cortar alimentos que têm sabor que lhe traz uma sensação de amor, afeto, acolhimento e proteção não significa cortar o laço familiar.

As pessoas também não devem mais ter o papel de escolher por você, e você precisa aprender a dizer "não" e a recusar educadamente, gentilmente, e, se preciso, energicamente, caso a pessoa insista.

Sim, ser enérgica não significa ser grosseira ou indelicada, mas firme, bem posicionada e convicta das suas metas. O que acontece é que até hoje você usou as escolhas alheias, consciente ou inconscientemente, para não se responsabilizar pelas escolhas que lhe fizeram muito mal: assim você se livra da culpa e continua fazendo do seu organismo uma verdadeira lata de lixo.

A partir do momento em que você faz suas próprias escolhas, passam a ser de sua total responsabilidade os resultados que você obtém!

Perceba: você sai do modo passivo e entra automaticamente no modo ativo de viver. O ser passivo é o ser permissivo; ele permite que escolham por ele; permite que o passado o domine e permite que as pessoas determinem até mesmo o que ele vai comer. Que é o seu caso até aqui.

Em contrapartida, o ser ativo, que é essa pessoa que você está se tornando, aula a aula, é o ser que tem total controle sobre as escolhas e sabe que se comer um pedaço de bolo hoje, isso fará diferença no resultado final. O ser ativo sabe que se a balança não se mover ou se mover para cima, a culpa é totalmente dele.

Afinal, responsabilizar a quem, agora? Fazer escolhas significa crescer.

Você quer crescer ou quer ser a menininha da mamãe e da vovó, que só come tudo se estiver bem docinho; que não come nada amargo e que tem um discurso pronto: "Eu não gosto, nunca comi, mas sei que não gosto"!

Quer mais criancice do que dizer isso? Quantas vezes um alimento novo lhe foi ofertado, sem açúcar, e você logo fez cara feia, de nojo, de vômito, e solta essa pérola? Comece a ter vergonha, porque é feio mesmo.

No campo dos relacionamentos não existe homem que suporte um comportamento tolo como esse. Mulher fresca para comer, daquelas que só tomam vinho se for bem docinho. Isso indica que você não cresceu.

É mulher com paladar infantil, que não saiu mentalmente da infância, e o corpo dela apenas é o reflexo desse comportamento regredido que não conquista homem algum.

Mulheres que estão acima do peso ou até mesmo obesas são quase sempre imaturas emocionalmente, filhas de mães imaturas emocionalmente. Quem me disse isso? Minha experiência de mais de dez anos atendendo mulheres e lendo centenas de relatos por dia; atendendo pessoalmente mulheres obesas como sexóloga em clínica particular onde elas reclamavam dos seus relacionamentos; e aprendi também observando a mim mesma e as minhas amigas; estudando psicanálise e suas relações com a obesidade; indo fazer especialização nos Estados Unidos com o papa da PNL no mundo, Anthony Robbins, e lendo exaustivamente sobre o comportamento humano.

Eu estudei e me transformei; eu transformei mulheres à minha volta e não estou aqui exercendo um papel que não me cabe, pois eu preciso que você, juntamente com este livro, procure profissionais credenciados para auxiliá-la nesse processo denso, passo a passo, como médicos, nutricionistas, *personals*, psicólogos, endocrinologistas. Cada um vai trabalhar uma área e todos nós faremos a nossa parte, e você a sua.

Não podemos fazer absolutamente nada sem a sua força de vontade e o seu amor por si mesma! E quando chegar aquele almoço de domingo com aquela mesa farta, como será? Será normal. As pessoas continuam as mesmas, os sentimentos os mesmos, a união à mesa a mesma, porém agora com uma diferença: a sua maturidade emocional, sua escolha e seu posicionamento.

Ninguém fará o seu prato, ou seja, ninguém vai escolher por você; esse comportamento de terceirização da escolha de alimento será definitivamente cortado da sua vida; você irá, sim, se socializar, irá sentar-se à mesa, lembrar do seu propósito e compromisso consigo mesma e vai focar no que você pode comer. Segundo o que o seu poder de escolha ou a sua nutricionista indicou, você fará as escolhas e não vai mais olhar para o prato vizinho. Lembre-se: vida alheia, escolhas alheias.

Os outros não têm nada a ver com suas escolhas, nem você com as deles. O mundo não tem que mudar as escolhas e hábitos porque você tem um objetivo. Repetindo: seu objetivo é somente seu, de mais ninguém. Isso é crescer.

Aquela filha que quer agradar à mãe comendo a lasanha de domingo deve dizer: "Mãe, eu a amo, obrigada por sua dedicação, mas essa comida irá romper com minhas metas, e eu trouxe minha própria comida para compartilhar à mesa com você, porque a amo, mas preciso ter minhas escolhas".

Sua mãe vai entender e essa analogia serve para tantas outras situações em que a vida irá colocá-la, quando você terá que mostrar que a menina mimada cresceu, amadureceu, apareceu e quer falar. Quer mostrar a que veio, quer mostrar que aprendeu com a vida e com o tempo. E você vai honrar a vida que a mãe lhe deu, o seu corpo físico.

O seu corpo físico é onde você mora. Você precisa dele sadio, como precisa de uma casa limpa e organizada para viver. Você é quem escolhe na sua casa jogar o lixo fora para não apodrecer; você escolhe limpar a sua casa periodicamente para ficar tudo em harmonia; você escolhe quem frequenta a sua casa. E por que não faz as mesmas escolhas com o seu corpo, que é a morada da sua alma, da sua psique?

Eu mesma já observei mulheres muito acima do peso saudáveis ou obesas mórbidas que tinham a mania de limpeza e organização, mas para o lado de fora, porque o próprio corpo era um verdadeiro aterro de lixo, e tudo na maior desorganização mental! Sim, o seu corpo físico reflete apenas o estado da sua mente. E um corpo fora de controle só pode vir de uma mente fora de controle.

Perceba que eu não disse que se trata de uma mente sem controle, mas fora de controle. Ser é permanente, estar é um estado do momento. Ou seja, ele é transitório, e por meio de escolhas bem-feitas podemos mudar esse estado. Hoje você está acima do peso, está obesa, mas pode ficar dentro de um peso saudável e confortável, no qual você se sinta bem!

Então, não seja uma mulher reativa, levando para o lado ofensivo, porque não determinei nada em momento algum; ao contrário, eu sei que você pode mudar sua mente e, consequentemente, seu corpo por meio das suas escolhas! Se eu determino algo para você é porque vai conseguir emagrecer com sua própria força. Eu sei que você a tem!

Chega de dizer que não consegue se reeducar porque sua mãe faz coisas maravilhosas, porque seu marido cozinha coisas gostosas, porque você tem de ir àquela *happy hour* da empresa, onde tem que tomar cerveja ou chope para não fazer feio perante os colegas. A única pessoa para quem você deve algo é para si mesma, e mais ninguém. Seu chefe não pode mais escolher o pãozinho pela manhã, porque o que garante o seu emprego é a sua eficiência. Sua mãe não pode se ofender se você não devorar a feijoada dela, porque você a ama e cresceu.

Você não vai perder a amizade de quem realmente é seu amigo porque deixou de compartilhar a cervejinha do fim de semana, mesmo porque, ao escolher agradar a essas pessoas por insegurança e baixa autoestima, não irá perdê-las.

Se perder, não eram suas amigas e não a amavam. Será que é disso que você tem medo? Da rejeição? Mas o que vale mais? Ser supostamente rejeitada ou se rejeitar como você faz diariamente com seu próprio corpo e com suas próprias escolhas?

Eu e você sabemos, como mulheres inteligentes que somos, que a partir do momento em que deixamos para trás toda aquela desculpa de que "não sei escolher porque fui ensinada de maneira errada" ou "porque as pessoas escolhem por mim", os tais facilitadores, ou porque não temos força de dizer um bom e sonoro "não", passamos a ser totalmente responsáveis por cada caloria ingerida. E para você, que até hoje se recusava a crescer, é um passo e tanto.

Se até o começo desta aula você pensava e escolhia como uma boa criança, agora, sem essa desculpa, você se perceberá meio sem chão, sem apoio e sem muleta para se amparar. E agora? Você se sente solta e com as pernas bambas?

É como largar um automóvel em suas mãos e dizer: "Vá e siga adiante; dirija e tenha o controle desse carro!", sendo que até hoje as pessoas dirigiam para você?

Eu compreendo e me coloco em seu lugar porque já estive nessa posição na vida em outras situações. Assim como você, eu sou um ser humano em construção e que teve que aprender a escolher as coisas certas. Fazer escolhas faz parte da nossa evolução, do nosso crescimento, do nosso amadurecimento, e elas devem ser feitas a cada refeição, a cada lanche, a cada minuto, segundo, horas, dias, meses, anos. Parece demais, mas não é.

Você só tem que começar e pensar não no todo, mas no passo de cada vez, em cada próxima escolha. Faça melhores escolhas por si mesma. Sendo assim, por que não a partir de hoje?

E mantenha sempre ao seu alcance uma foto de como você está e de como quer ficar, para olhar várias vezes ao dia. Isso lhe trará força, foco e inspiração.

10º DIA

# NEUROSE DE REPETIÇÃO FAMILIAR NO EXCESSO DE PESO

*Por Toalá Carolina*

Hoje vou me aprofundar com você na neurose de repetição familiar. E sabe por quê? Porque provavelmente você está inserida nela!

Quero que você dê uma boa olhada na internet e procure um quadro de um famoso pintor colombiano chamado Fernando Botero, que só pintava pessoas obesas; essa é a marca artística das telas desse artista.

O que você observa nessa tela? Cinco mulheres que estão acima do peso, correto? Elas parecem ser da mesma família, ou seja, algumas gerações de mulheres do mesmo clã!

Vamos imaginar que se trata da avó materna, a mãe, duas filhas e uma tia. O que elas têm em comum além do grau de parentesco? A obesidade.

E por que será que aconteceu esse fenômeno de repetição familiar? Genética? Não: hábitos que passaram de geração a geração.

Uma delas poderia estar mais magra? Claro que poderia! Olhe novamente para a imagem e pense se não há alguma semelhança entre esse quadro e a sua própria vida. Quem na sua família sempre esteve acima do peso?

Quantas gerações por parte do seu pai ou da sua mãe vêm trazendo a repetição da obesidade? Algumas mulheres que atendo têm mãe obesa, avó materna obesa, têm menos de 30 anos e também estão obesas. Qual é a explicação para isso?

É a neurose de repetição familiar! E você está inserida nela!

Compreenda que mulheres das gerações anteriores à sua não tinham facilidade de acesso a informações que nós temos hoje. Muitas tiveram vidas bastante restritas, castradas, sem muito estudo e também sem muitas oportunidades. Para nossas avós, o casamento era a solução da vida de uma mulher, e, devido ao machismo da época, uma mulher não poderia fazer muita coisa em prol dela mesma.

Sendo assim, muitos fatores psicológicos eram preponderantes para que elas deixassem de lado a própria saúde e a vaidade. Muitas mulheres eram parideiras, tinham um filho atrás do outro, depois serviam apenas ao lar, ao marido e aos filhos, sempre na cozinha e sem tempo para elas mesmas.

Hoje ainda existe esse comportamento, mas em menor escala. Muita coisa mudou e temos muita sorte de poder usufruir de tecnologia, liberdade profissional, pessoal e liberdade de expressão. Ou seja, não estamos mais na mesma época das nossas mães, das nossas avós e de todos os nossos ancestrais.

O tempo muda, as coisas mudam e devemos mudar com o tempo e com as coisas.

Ter o mesmo comportamento da nossa mãe, pai, avó, tias não é mais aceitável. Temos o dever de quebrar os ciclos que nitidamente vêm se repetindo de geração em geração na nossa família e começar uma história diferente e melhor. Por nós, por elas, por eles e por tudo que vem se transformando. Ficar parada apenas repetindo um comportamento não fará nada se modificar.

O ciclo vicioso não parou em você, já está em uma geração acima, porém ainda dá tempo de mudar tudo isso e quebrar essas crenças limitantes; mudar a sua vida e a vida de quem você orienta!

É claro que herdamos fatores genéticos, não temos como negar isso, porém podemos mudar o nosso corpo de modo que fique de acordo com aquilo que nos deixa confortáveis. Não existe um padrão e não devemos seguir nenhum padrão para que nos sintamos aceitas pela sociedade.

A mulher que está acima do peso e se sente feliz, bem com ela mesma e confortável, não deve mudar nada! Jamais mude algo em si mesma apenas para caber nas expectativas de quem quer que seja!

Mas eu acredito que a mulher que comprou este livro é porque não está feliz e quer mudar. É exatamente o que faremos!

O padrão aqui é ser feliz. Esse é o único padrão em que eu acredito!

Você pensa que a síndrome da neurose de repetição familiar passa apenas de geração em geração? Se a resposta foi sim, saiba que está enganada!

Quero que observe uma outra pintura do mesmo artista, Botero, com muita atenção! Agora uma em que aparecem integrantes da mesma família.

O que você me diz? Percebe como um hábito pode contaminar a todos com os quais estabelecemos uma convivência rotineira e íntima?

Companheiro e mulher, ambos acima do peso ou obesos! Quando esses têm filhos, temos o quê? Filhos que repetem os hábitos e os comportamentos, não é mesmo? Portanto, mais repetição de neurose familiar!

Todo comportamento que acontece dentro de um ambiente ou de uma rotina tende a se repetir.

Foi observado em um estudo científico que mulheres que convivem diariamente, em casa, no trabalho ou mesmo em outros locais, tendem a menstruar juntas.

Sugiro que você divida seu tempo entre pessoas do seu círculo familiar, aprendendo a se posicionar em relação à hora das refeições e petiscos, e passe a conviver com pessoas que estão na mesma vibração, com objetivos semelhantes.

Assim, cria-se um ambiente novo, em que a repetição será completamente distinta do ambiente que está se repetindo no comportamento da obesidade!

Nós tendemos a viver em grupos, e a partir dessa inserção nos grupos sociais, passamos de maneira inconsciente a adquirir os mesmos hábitos dos seus integrantes.

Sendo assim, procure inserir-se em grupos de mulheres que estão se exercitando diariamente, que estão falando sobre o assunto "peso" e alimentação saudável; passe a utilizar as suas redes sociais para seguir mulheres do mundo *fitness*, nutricionistas, dicas de alimentação saudável, blogs de relatos de perda de peso, fotos de antes e depois; no Facebook, faça parte de grupos de alta vibração com mulheres do bem, para cima, que incentivam umas às outras.

Se perceber competição, fuja do grupo, pois o objetivo é estar inserida em grupos nos quais as mulheres incentivam umas às outras. E nada de ficar se comparando, porque o alvo é se inspirar e repetir comportamentos e hábitos saudáveis.

Você pode ter sido educada a pensar como gorda, mas pode muito bem se reeducar, ou seja, se reprogramar mentalmente para repetir hábitos bacanas.

Isso não significa de forma alguma cortar seus laços familiares, sociais e profissionais, mas sim isolar o comportamento alimentar, a repetição alimentar. Percebe a enorme diferença entre isolar um comportamento de repetição de ordem psicológica e isolar alguém?

O pai da psicanálise, Sigmund Freud, na época em que viveu e desenvolveu suas teorias, disse que "A compulsão da repetição também rememora o passado".

Para Freud, pessoas que estavam sempre acima do peso ou dentro de um quadro de obesidade estavam repetindo a compulsão alimentar de um familiar, o que para ele trata-se de uma neurose.

Sabemos que todos os seres são necessariamente neuróticos, e a neurose de compulsão não é uma doença, mas sim uma característica de personalidade. Sabemos também que a sua compulsão é pelo alimento, então, se não é uma doença, e sim uma caraterística, não devemos falar em cura, certo?

Então, o quê? Substituição.

Você precisa compreender que não vai existir essa cura de você parar de ser uma mulher compulsiva, mas substituirá a compulsão pelo alimento por outra atividade de repetição saudável.

Um exemplo? Malhar, ler, fazer atividades manuais para repetir movimentos com as mãos e entrar em um modo de prazer e satisfação com sua mente que é tão inquieta e tende a repetir!

Então, se na sua infância ou adolescência você repetia os comportamentos que foram exemplificados, agora você mesma, com toda a sua autonomia, passará a se inspirar em pessoas com hábitos saudáveis.

Parece simples? Sim, porque é simples! Talvez você tenha a mania de complicar tanto as coisas à sua volta que achou que precisaria de algo extraordinário para resolver essa questão em sua vida. Sabe o que é realmente complicado para você? Responsabilizar-se por si mesma e fazer suas próprias escolhas, pois você está tão habituada em transferir a culpa de tudo de ruim que lhe acontece para todos que a solução estava em si mesma e você jamais notou!

Estar gorda ou obesa não é um crime e não é errado, a não ser que você não se sinta confortável dentro desse quadro, assim como estar magra não é um crime a não ser que a mulher esteja infeliz com isso.

A criminalização da gordura na sociedade é inegável. Existe, sim, bastante preconceito e tabu em torno do assunto. Sempre foi assim e permanece sendo. Talvez por isso esse assunto não fosse tocado à mesa de refeição da sua casa, e ainda não é.

Notar que um familiar está desconfortável ou infeliz por estar acima do peso ou obeso não é algo que se deva desconsiderar.

Você precisa ouvir as pessoas que se sentam à mesa com você, assim como ouve a si mesma. Talvez sua mãe, sua avó, seu pai não tivessem por hábito verbalizar os sentimentos, e a coisa toda foi se arrastando até a repetição a atingir, e assim por diante.

A neurose de repetição familiar não é feita por perversidade ou maldade; ela é repetida de maneira inconsciente, ou seja, sem ninguém perceber.

O ato de se alimentar para os animais, inclusive para o animal "homem", é dar amor, proteger e manter vivo. Tudo foi feito com todo o amor para você, com a melhor das intenções. Porém, já dentro de uma repetição. Sua mãe, sua avó, seu pai não sabem de nada disso que você sabe hoje e por isso não tinham como interromper esse ciclo.

Nada de sair culpando a todos agora!

É hora de colocar a sua mente em um estado positivo e seguir adiante com tudo que está aprendendo aqui comigo.

Cabe a você encerrar esse ciclo de repetição porque, além de você promover a sua reprogramação mental e a transformação do seu próprio corpo, você vai criar uma geração a partir de si mesma, de pessoas com outra mentalidade.

Não é maravilhoso? É por isso que eu digo o quanto é importante o autoconhecimento e o conhecimento específico sobre o que acontece psiquicamente com você.

Agora você tem informação e poder. Esse poder foi dado a você nesta 10ª aula. Então, esse poder é essa tesoura aí na sua mão.

Calma, você não está cortando os laços de amor com sua família; essa representação é o corte da neurose de repetição familiar da obesidade.

Sua missão é cortá-la a partir de agora. Tudo que você aprendeu sobre alimentação será aprendido novamente com boas informações do seu nutricionista. Ele, ou ela, será seu mestre específico para que você reprograme seu paladar. Não me cabe dizer o que você deve ou não comer.

Por isso insisto novamente que busque a orientação de um profissional; se não particular, da rede pública, ou busque uma universidade que ofereça esse tipo de atendimento.

Entenda de uma vez por todas que você é plenamente capaz de fazer a diferença em sua própria vida sem se manter como vítima do seu próprio medo, ou do medo de a família se afastar de você, tirar sarro, não apoiar. Afinal, eles não têm o seu conhecimento de agora.

Lembre-se de que você poderia ter feito algo diferente por si mesma! Você também não nasceu para se anular em função de quem a ama. Repetir hábitos e comportamentos nocivos para si não significa levar uma tradição adiante, é levar uma neurose adiante. Lembre-se: você é uma vida para o amor e não para ser um papagaio de repetição.

Você se casou para amar e ser amada, não para engordar junto do parceiro.

A sua autonomia e liberdade de escolher o que é melhor para si são inegociáveis.

Liberte-se das repetições nocivas ao seu corpo e se desligue de todas as responsabilidades que não são nem nunca foram suas.

Voe! Voe mais leve mental e fisicamente, com suas próprias asas, que são suas escolhas saudáveis.

11º DIA

# PARE DE PROCRASTINAR E TENHA O RELACIONAMENTO E A VIDA QUE VOCÊ MERECE

*Por Vanessa de Oliveira*

Vamos falar de um hábito que você tem e que tem sido um grande obstáculo para que você faça os progressos necessários para a transformação do seu corpo, assim como a reprogramação diária da sua mente. Sabe qual é esse hábito terrível? A procrastinação, que é o hábito que uma pessoa tem de deixar tudo para depois! Sabe aquela famosa frase "Amanhã eu faço, amanhã eu começo"? Pois é.

Sua vida tem sido deixar para depois tudo que você precisa fazer em prol de si mesma para emagrecer, mas todos os dias você deixa para amanhã e nunca começa.

Eu sei que você evita até mesmo os seus pensamentos, faz tudo para evitar o planejamento e, assim, mais uma vez, causa decepção e ressaca moral a si mesma por não ter feito absolutamente nada para mudar! Então, acredite: se você chegou a esse resultado com seu corpo e a mente tão bagunçados, foi graças também à procrastinação – essa mania de adiar, sempre deixando para depois, para a semana que vem, demorando para concluir algo simples. Ficar de delongas não a leva nem a levará a lugar algum.

Eu era uma pessoa procrastinadora anos atrás, uma jovem que começava e não terminava nada, nem cursos, nem organização de guarda-roupa, nem educação alimentar. Tudo era foco total por 24 horas ou por poucos dias e depois parecia que eu perdia as forças ou o interesse. Minha vida era um horror, sem progresso, sem felicidade e só me enchendo de culpa. Sabe o que eu fazia? Eu comprava um pote de sorvete de dois litros, sabor napolitano, isso no inverno, tá? Sentava na frente da TV, na sala, e ligava o aquecedor de 2 mil watts diretamente em mim, para que eu tivesse calor e tomasse o sorvete no maior estilo verão enquanto o frio lá fora era de cinco graus. Sorvete é veneno, é gordura pura, e eu lá me empanturrando. E me empanturrava porque eu pensava: Ah, depois vou lá e faço uma lipoaspiração.

Pensamento ridículo o meu, não? Pensamento imaturo, procrastinador, infantil, empurrando toda a sujeita para debaixo do tapete. Cheguei a um ponto em que tive de mudar, até porque médico nenhum aceita fazer lipo em quem já tem várias outras feitas no mesmo lugar. Inclusive o último médico que eu consultei me disse: "Você não tem mais gordura entre a pele e o músculo, você tem gordura entre os órgãos, logo, nada vai resolver, só dieta e melhorar a qualidade da sua alimentação. Era como se o meu tórax fosse um tonelzinho roliço. Minha cintura estava mais quadrada, guardando dentro de mim uma gordura nociva, fruto da má alimentação.

Por isso eu digo: não adianta lipo atrás de lipo, nem se autoenganar achando que isso poderá ser resolvido lá adiante com a ajuda de um cirurgião plástico, porque não vai. Não vai mesmo. E foi preciso eu ficar mal com meu comportamento e mal comigo mesma para que eu decidisse mudar.

E eu tive de me reeducar. E mudei quando o meu sofrimento por procrastinar passou a ser maior. E quem procrastina não procrastina apenas na dieta. Procrastina nos exercícios, na marcação da consulta médica, do dentista, no início de um projeto que está há tempos na mente, no trabalho que é necessário fazer e que você sempre deixa para a última hora.

Muitas vezes você tem muitas ideias, muita criatividade e muito planejamento e perde um tempão apenas sonhando e fantasiando. E saiba que sua mente não vê diferença entre realidade e fantasia, ou seja, se você ficar apenas fantasiando seu novo corpo sem aquela gordura excedente, seu cérebro passa a aliviar momentaneamente seu estado emocional, porque na sua mente é como se você estivesse com o corpo desejável. E não é isso que você quer; você quer o bem-estar emocional real. Então, se você planeja uma mudança e visualiza essa mudança, porém não a coloca imediatamente em prática, a sua mente se acomoda, porque ela entende que você está realizada e se dá por satisfeita. E se você procrastina e não sofre consequências palpáveis, sua mente se acostuma a agir assim, e isso vira um padrão.

Você precisa neste momento pensar em todas as perdas que já teve até hoje por causa da procrastinação, a fim de que esse sofrimento esteja bem vivo dentro de você. Quantos anos de autoestima você perdeu? Quantas oportunidades de relacionamento foram para o espaço por causa da sua gordura e compulsão alimentar? Quantos empregos você deixou de conseguir porque as pessoas contratam menos gordos no mercado? Quantas pessoas importantes para você já deixaram de admirá-la? Quanto você já se sentiu insatisfeita por se olhar no espelho e se detestar por estar fazendo isso com você mesma? Quantos passeios pela natureza você deixou de fazer por não ter fôlego para grandes caminhadas porque seu peso a deixa mais cansada? Quantas vezes você recebeu olhares de desaprovação que a deixaram extremamente desconfortável em um restaurante?

Não, esse não é nenhum discurso para afirmar que a opinião das pessoas é extremamente relevante. Eu estou falando aqui sobre a sua própria opinião a respeito dessas situações. Se nada disso a incomodasse de fato, você não estaria sofrendo e, portanto, não estaria lendo este livro.

Amiga, a sua gordura excessiva a impediu até mesmo de ter relacionamentos saudáveis, não é? Vamos falar sério: que homem bacana, legal, iria admirar uma pessoa que nitidamente se autodestrói e parece não ter nenhum autocontrole? Pessoas sem autocontrole são vistas como fracas e infantis. Então, se os homens não se apaixonam por você, não é porque eles são fúteis e só olham o corpo. O que acontece é que não amamos nem nos apaixonamos por pessoas sem que antes a gente as admire. Sem admiração, sem paixão. Você entende que não é uma questão de os homens serem maus? Provavelmente os homens que se aproximaram de você nessa fase de gordura excessiva são os que a fizeram sofrer, que tentaram controlá-la, que se aproveitaram da sua baixa autoestima. E sabe por que eu digo isso? Porque os homens bons gostam de mulheres fortes e bem resolvidas. Os maus gostam das mulheres emocionalmente abaladas e que têm baixa autoestima, pois é mais fácil manipular e usá-las.

Será que aquilo que você viveu até hoje em relacionamentos não serve como mola propulsora para mudar a maneira como se alimenta? E, por favor, não me venha com o discurso de "eu não preciso dos outros nem de ninguém para me relacionar". Quem você está querendo enganar? Quantas vezes você não ficou supertriste por não se sentir amada ou então por estar com a pessoa errada ou ainda sozinha em um dia festivo como o Dia dos Namorados?

Agora, quero muito que você faça uma lista de todas as suas perdas por causa do excesso de gordura, da sua falta de alimentação saudável, por causa da sua compulsão alimentar. Não é para você listar na sua mente, porque na mente a gente não tem uma ideia clara, mas quando vemos detalhada no papel a lista das perdas, nossa, isso nos deixa além de assustadas, com a real noção do que perdemos ao procrastinar.

Essa consciência vai ajudá-la a não procrastinar mais, porque você estará de frente com seu sofrimento e muito consciente em relação às suas perdas. Se você estiver no Clube do Emagrecimento Emocional, quero que você entre nele e no *post* referente a perdas emocionais, liste tudo que lhe aconteceu de ruim por causa da sua falta de limite, da sua procrastinação em iniciar exercícios e da sua compulsão alimentar. Eu quero fazer meus comentários sobre a sua lista e apoiá-la na sua mudança.

Então, amiga, sem mais negação sobre as perdas, sem procrastinação e sem mais preguiça na sua vida. A preguiça é outro comportamento limitante que você tem, e a prova disso é aonde você chegou com o seu corpo. Se o hábito de procrastinar é deixar para depois, o da preguiça somado à procrastinação causa um verdadeiro desastre. Você procrastina por vários motivos: medo, insegurança, negação... e potencializa tudo isso com a ajuda da preguiça.

Se você tem plena consciência de que tem sido uma mulher preguiçosa, que deixa tudo para depois, deve começar a reprogramar sua mente e, consequentemente, o seu comportamento. Não poderá mais ter o impulso de fazer algo por si e dizer para você mesma: "Ah, amanhã eu faço, já está tarde".

Não! Assim será tarde mesmo. Será na hora que você tiver a ideia. Porque todas as vezes que você tinha que fazer algo por si para emagrecer e deixou para amanhã ou para depois, nada aconteceu, e assim você construiu um hábito que agora será desconstruído! Como?

Muito simples: você mesma é a responsável pela desprogramação. Assim que precisar tomar uma atitude em prol do seu emagrecimento, você vai fazer. Não importa a hora, o dia da semana, o mês ou as circunstâncias! Você agora dará o melhor de si para mudar a sua vida e o seu corpo.

Chega de agir como uma criança que não quer levantar da cama e colocar o uniforme da escola; chega de fazer manha, chega de deixar para daqui a cinco minutinhos! E por falar em "cinco minutinhos", sabe aquele famoso: "Mais um pouquinho e já levanto"? Sua reprogramação vai começar exatamente na hora de se levantar. O despertador foi programado e tocou às 7 horas? Levante-se. E não vai ter mais cinco minutinhos, porque o hábito de procrastinar começa justamente aí.

Se estamos falando em mudança de hábitos e reprogramação mental, estamos falando de levar este livro a sério e a si mesma a sério, porque você tem levado a vida e a si mesma na gaita e olha onde você veio parar! Ideias desprovidas de planejamento e atitude não passam de simples ideias e morrem de fome. Enquanto isso você engorda mais e mais.

Eu preciso que você esteja 100% consciente e seja 100% responsável por sua mudança, tanto por dentro como por fora, porque eu estou aqui lhe dando o caminho, mas eu não vou carregá-la no colo. Nem poderia: você está pesada em todos os sentidos. A atitude de parar de procrastinar só depende de você; é você quem tem que agir em prol de si mesma.

Muitas vezes o seu comportamento de procrastinação está intimamente ligado a deixar que o facilitador faça as coisas por você, e isso é um comportamento mimado da sua parte. Agora, se você quiser mimo, terá que se mimar sozinha. Tudo será entre você e você, e essa é a sua batalha diária da qual você sairá vencedora!

Ser preguiçosa tem tudo a ver com mimo, com infantilidade, com achar que a vida lhe dará todo o tempo do mundo para que, quem sabe um dia, você decida mudar. O mal de muitas pessoas que não obtêm os resultados que almejam para suas vidas é achar que o tempo é longo.

Vou explicar melhor: ninguém sabe quando e como vai morrer, não é mesmo? Sendo assim, nós temos uma falsa sensação de que temos de fato todo o tempo do mundo para realizar nossos sonhos e desejos. Vamos colocar a nossa mente no tempo presente, no aqui e agora, e sair dessa ideia de contos de fadas. O tempo é curto, e não sabemos se vamos estar aqui amanhã. Então, você não tem tempo, o tempo é AGORA, e não daqui a algumas horas ou dias. REEDUCAÇÃO É AGORA, JÁ!

Olhe o que você faz: é segunda-feira de manhã, coloca uma roupa *fitness*, nem toma café da manhã e corre para a academia para bater uma *selfie* e postar nas redes sociais. Assim você ganha *likes* e parece que tudo está certo, não é?

Fantasiar-se de marombeira não faz um espírito de atleta entrar no seu corpo, e *likes* não melhoram de fato o seu físico. Na academia você começa na esteira, o *personal* programa 30 minutos, mas em 10 minutos você já está morrendo de preguiça, achando que fez muito. Eu sei!

O que você faz em seguida? Desiste mais uma vez. E pensa: "Vou começar bem direitinho no dia 1º do próximo mês". Tome vergonha! Como se dia e mês fizessem alguma diferença positiva nos seus resultados. Bom, fazer diferença, faz sim: você vai continuar insatisfeita com seu peso e com sua aparência. Compreenda que quem perde é só você, porque quem está incomodada consigo mesma é você, e ninguém mais! Para o *personal* tanto faz como você está. Ele já recebeu o salário; para a academia também, afinal, ela só tem ganhado com você porque você deixa várias mensalidades lá e usa uma semana, no máximo!

Você é responsável pelo enriquecimento deles e, por acaso, eles estão errados? Não! Errada está você com você mesma, porque é preguiçosa! Quer saber mais? Ser preguiçosa é uma característica! Você não coloca essa característica apenas na academia, mas em toda a sua vida. Talvez por isso sua vida amorosa "anda" uma meleca, e a profissional também!

Aposto que esse problema está até em sua vida social, com suas amigas e amigos, porque, afinal, quem não se sente à vontade com o próprio peso e a própria aparência não tem ânimo de colocar um vestido e um salto pra sair de casa! Se você mesma se desaprova, logo você projeta essa desaprovação em todo o seu círculo social! Acertei novamente?

Você sempre tem motivos para adiar o começo da mudança de hábitos ruins e nocivos para seu corpo, dos exercícios físicos, da reeducação alimentar e de um montão de outras coisas que nem têm a ver com isso. Porém, acaba sendo uma extensão do seu comportamento na vida como um todo. É uma matemática simples; anote em todos os lugares da sua casa: ONDE ESTÁ SEU FOCO, ESTÁ SEU RESULTADO.

Então, se seu foco está em se encher de lixo alimentar e na preguiça e procrastinação, o resultado sempre se repetirá. Ou você está mesmo esperando um milagre acontecer? E, pior, isso tudo para tentar disfarçar aquilo que você não admite: preguiça. A sua preguiça de levantar do sofá e a sua preguiça de pensar na alimentação. Preguiça de tomar uma atitude também, não é?

Se você ousar tomar uma atitude proativa, estará tomando para si a responsabilidade dos resultados, e é disso que talvez você esteja tentando fugir: responsabilidade. Olha ela aí aparecendo novamente!

Antes mesmo de vencer a balança, você precisa aprender a vencer esse sentimento que a deixa paralisada, esperando sabe-se lá o que, como eu acabei de dizer. Acho que no final das contas você espera mesmo um milagre, e se alguém a ensinou que ele cai do céu, é hora de reprogramar essa crença também, porque isso é lenda.

Sinto muito em tirá-la do seu mundinho particular de fantasia! O milagre está em você fazer coisas por si, e toda atitude positiva que você tomar a cada minuto é o que fará o seu milagre. Hoje, milagre mesmo está no ato de você finalmente se tocar que já "deu" e que, se não for agora, talvez não será nunca mais! Você pode estar até pensando que é exagero da minha parte, mas a verdade é que tudo o que deseja fazer só depende de você e de sua vontade de realmente começar a mudança necessária. Se você está de verdade confortável e feliz com o seu peso, se sua aparência e sua saúde estão em cima, tudo bem, mas sabemos que não é o seu caso, porque senão você não estaria aqui, e muito menos na aula 11, não é mesmo? E quando as roupas não servem mais e você se sente sufocada e quase a ponto de ter uma parada cardíaca só de subir uma escada, um lance apenas?

É hora de parar de deixar a preguiça tomar conta, certo? O que é mais forte hoje aí no mais profundo do seu íntimo? Sua preguiça? Sua vontade de procrastinar mais uma vez ou a sua vontade de ser quem você sempre quis ser? Essa é uma pergunta poderosa, porque ela é que vai ser sua mola propulsora para alcançar a sua meta. Então, responda bem alto:

> Minha vontade de ser quem eu sempre quis é maior do que a minha preguiça e o meu hábito de procrastinar!

Preguiça nada mais é do que uma eterna desistência de si mesma, da vida e de todos os seus sonhos! Então eu vou lhe dar o caminho que você vai seguir de agora em diante para eliminar de uma vez por todas a preguiça da sua vida. E você vai se comprometer consigo mesma, que é a única pessoa que perde ou ganha diariamente, dependendo do que escolhe para si.

Vamos começar com as dicas?

Preste bastante atenção e, se quiser, anote essas dicas de como vencer a preguiça em algum lugar que fique ao alcance da sua vista todos os dias. Por exemplo, na geladeira, no box do chuveiro ou mesmo ao lado da cama. Assim você se lembrará o tempo todo de que precisa dar continuidade à sua mudança de hábitos para poder reprogramar a sua mente e transformar o seu corpo.

De uma vez por todas você vai eliminar e vencer a preguiça e a mania de procrastinar para ter sucesso no seu objetivo. Você tem que vencer essa preguiça que a impede de emagrecer. Vamos fazer um teste agora mesmo enquanto você está nessa aula comigo? Eu sei que você tem 15 minutos agora. Então, saia da cadeira ou levante da cama, você vai caminhar ao redor da sua casa. Simples assim! Não pense; não racionalize; não negocie com a sua mente; não analise as dificuldades e não crie empecilhos. Apenas vá. Já está de pé?

Então ponha seu corpo em movimento! Sabe aquele médico famoso e muito querido, o doutor Drauzio Varella? Sim, ele mesmo, esse famoso médico costuma dizer que morre de preguiça de correr duas horas diariamente e, por isso, faz a atividade sem nem pensar direito.

Todos os dias você vai separar uma hora apenas para caminhar, onde quer que seja: pode ser na esteira, dentro de casa percorrendo todos os cômodos, subindo ou descendo as escadas do seu prédio do começo ao fim, sem reclamar. E não vai pensar, não vai montar *look* para *selfie*, não vai ficar colocando mil condições para andar. Você simplesmente vai!

Eu costumo assistir a documentários quando estou na minha esteira e perdi muito peso adquirindo cultura e informação, sabia? Você pode assistir a seus filmes favoritos. Estou dividindo com você o meu segredinho de estar sempre bem-disposta para começar um dia supercheio!

E acredite: esse pequeno hábito mudou muito a minha disposição e meu bem-estar, assim como me fez perder uns bons quilinhos! Será que você está precisando mesmo é de uma boa terapia de choque?

Sabe por que eu digo isso? Porque às vezes tudo que a gente precisa é de um toque de realidade, ou talvez um belo choque! Não diga para mim: "Mas, Van, pega mais leve comigo". Você já tem muita gente que pega leve com você, não acha? E perceba: pegar leve com você só a estimula a ser preguiçosa e mimada, por isso você chegou aonde chegou com esses resultados.

Então, penso que um choque na sua vida não lhe fará mal algum, o que acha? Se você está nessa fase de procrastinação e preguiça, com uma obesidade ou um sobrepeso que não quer enxergar, vá para a frente do espelho e tire sua roupa! Encare-se, faça várias fotos suas e olhe o dia todo. Será que é assim mesmo que você deseja continuar?

Se você levar um choque ao se encarar no espelho ou nas fotos, perceba que seu corpo é o seu choque, e isso é muito sério! Se sua aparência lhe causa tamanho desconforto, você não pode deixar mais nada para depois. Concorda comigo? Você está com o corpo que gostaria? Não, não está! Para que o choque fique mais intenso ainda, reveja aquelas fotos de quando você estava se sentindo bem. Agora ponha uma foto de hoje e a antiga ao lado, faça uma montagem, imprima e ponha também na sua geladeira ou no seu espelho. Se puder, espalhe por toda a casa.

Sim, é um choque e é para chocar mesmo! A intenção dessa atividade é ajudar você a ter força para mudar os seus hábitos. E sabe qual a diferença entre o você de "antes" e o você de "depois" nessas fotos? A notável diferença é que você se deixou acomodar, porém a boa notícia é que você pode dar o impulso para parar de se esconder e começar a perder peso de verdade, mas agora de uma maneira séria, comprometida e com muita, mas muita responsabilidade. Agora você já não a transfere para ninguém e, afinal, são suas atitudes que irão gerar os seus próprios resultados. Junto com essa mudança de hábitos você vai adicionar a positividade na sua vida, e assim vai eliminar o foco nos pensamentos negativos.

Se você não sabe, eu vou lhe contar: pensar apenas nos aspectos negativos é um sintoma da preguiça. Você vai cansar, sim. Vai chover? Claro que vai, mas você não vai mais usar a chuva como empecilho para não fazer nada, vai pensar positivamente, tal como a chuva é necessária para a vida no planeta e como tem sorte de ter uma chuvinha para refrescar o seu dia. Você não vai mais demorar ao se preparar para fazer uma atividade, porque tudo contribui para que você não saia do marasmo, e agora vai lutar contra esses obstáculos que você mesma inventa aí, nessa mente criativa, mas voltada para o negativismo!

De agora em diante, você vai passar a olhar o lado positivo das coisas, e quando falo das coisas eu falo sobre tudo! Se vier um pensamento negativo, você vai imediatamente identificar como negativo e limitante e vai substituir por um pensamento positivo. Estamos combinadas? Se chover, sabe o que você faz?

Você não vai mais reclamar nem usar a chuva como desculpa, agora vai tomar um banho de chuva igual àquele quando você era criança e vai ter um tempo para si; vai voltar com as endorfinas e serotoninas lhe dando uma sensação de bem-estar deliciosa! Agora vou pegar mais fundinho na sua ferida e você vai me dizer uma coisa: lembra quando falamos dos facilitadores e boicotadores da sua mudança de hábitos? Agora tem aquele boicotador que você nem imagina quem é por amá-lo demais. Sabe quem é? Isso mesmo, sua melhor amiga, sua companheira que se une a você para serem duas preguiçosas.

Está rindo? Mas não é para rir não, porque agora você vai ter duas opções: ou colocá-la para ler o livro e fazer os exercícios com você ou dar aquele tempinho saudável caso ela queira continuar nessa vida de preguiça e procrastinação. Fique sabendo que a mulher preguiçosa sempre encontra uma companheira que dá apoio e força para ela desistir. Afinal, ela também é uma procrastinadora, e essa união alivia a culpa e a ressaca moral.

Faça um pacto com sua amiga: converse bem sério com ela mostrando toda sua determinação em mudar de vida e diga que a convida para fazerem juntas, mas que não aceitará mais boicote de nenhuma forma, e se ela quiser se manter como está, diga que a ama, a respeita, mas vai se colocar em primeiro lugar agora e talvez vocês tenham que dar um tempinho na rotina de amizade. Não significa perder a amizade, nem o amor, nem o vínculo que as une, mas a rotina do dia a dia, como o chopinho da semana, terá que ser adiado para quando você estiver reprogramada para saber dizer não ou parar no primeiro copo. Nada de condicionar suas mudanças de hábito a quem quer que seja. Faça sozinha sempre e aprenda a ser sua melhor amiga e melhor companhia. É claro que você poderá às vezes aceitar uma parceria, mas não vincule sua mudança à companhia de alguém.

Se o seu marido não está a fim de fazer uma boa caminhada em sua companhia só porque ele voltou cansado do trabalho; se sua filha prefere ficar deitada mais um pouco ou navegar nas redes sociais; ou se sua amiga não pode ir no mesmo horário, melhor ainda. Você tem a si mesma, e isso deve lhe bastar! Faça uma *playlist* de músicas e, enquanto corre ou caminha, vá planejando seus sonhos. A vida acontece quando estamos sonhando e planejando, fora que esse hábito atrai tudo que você deseja para sua vida, sabia? Não se preocupe, neste caso sua mente não ficará inerte, acomodada, porque você está se mexendo e ela associa satisfação à prática. Inclusive assista ao filme *O Segredo* enquanto você se movimenta na esteira, por exemplo, e veja o que eu estou falando. Não deixe de assistir por nada neste mundo! Esse filme é extremamente importante!

Pense: o que tem demais se você der o primeiro passo sozinha? Aliás, há quanto tempo você não se curte e está sempre vinculando sua felicidade e seu bem-estar à companhia dos outros? Mexa-se: faça uma matrícula na academia e vá, mas vá de verdade, nada de enriquecer os donos de academias deixando todas as mensalidades lá! Agora é sua vez de dar prejuízo para eles! Academia é um ambiente muito gostoso e motivador. Lá você vai encontrar muita gente com a mesma força de vontade, será mais fácil formar uma parceria saudável. Veja sempre o lado positivo de tudo e lembre-se de que águia voa com águia! Elimine companhias preguiçosas. E se você tiver medo, vai com medo mesmo!

Hummm, aliás, medo é o sentimento que nos faz escravos de nós mesmos e nos torna mulheres dependentes. Você por acaso sabe que dependência é morte? Seja ela de que espécie for.

Sabe quando você, lá no fundo, bem no fundo mesmo, fica com medo de não conseguir, medo de fracassar mais uma vez? Sabe quando bate aquele medo de não ter mais jeito de perder peso? Fique tranquila e confie em mim!

É supernormal, mas não é uma insegurança real, apenas sua mente gravou uma série de experiências negativas e você apenas precisa substituí-las por experiências positivas. Reforce em sua mente essa repetição de coisas positivas e eu garanto que você vai deixar o medo no passado! Se você não acredita, dê-se uma oportunidade, tente!

E não hesite em procurar terapia se precisar de algo a mais. Procure uma ajuda especializada para lhe dar aquela força de que você tanto precisa. O mundo está cheio de exemplos de gente que conseguiu reprogramar a mente e transformar o corpo completamente, e você pode se tornar uma história de sucesso também. Agora tudo só depende de você. Mais uma vez, a questão é não ficar pensando no amanhã. Dê um bom pulo do sofá agora, nem que seja para fazer abdominais no chão ou uma série de agachamentos apoiada na parede. Se não sabe fazer, corra pro YouTube e veja os vídeos da Solange Frazão, que tem várias dicas. Ela prova que idade é apenas uma questão de números.

Vamos, apenas comece! Vai ficar mais fácil a cada dia. Eu prometo!

12º DIA

# O PAPEL DO PERDÃO PARA A MENTE E O CORPO

*Por Toalá Carolina*

Muitas mulheres chegam até aqui se perguntando por que não souberam antes de muitas coisas que aprenderam aqui e que isso teria evitado dor na vida delas. Se é o seu caso, não pense assim. Ninguém nasce sabendo, ninguém nasce com um manual da vida! A evolução se faz dia a dia, e devemos ser gratos a toda experiência vivida.

"Mas, Toalá, devo ser grata até mesmo pelas experiências ruins?" Eu te digo, amiga, é claro que deve ser grata até mesmo pelas experiências ruins, traumáticas, difíceis, pois, se você observar com bastante carinho, foram elas que a construíram, que a ensinaram, que a fizeram a mulher madura e forte em que você se tornou! Então, passe a olhar para o seu passado com amor e gratidão, e também veja todas essas fases complicadas da sua vida como seus mestres.

E por que estou entrando nesse assunto hoje? Por essa você não esperava. Tenho certeza de que mais uma vez vou surpreendê-la! Porque você sempre achou que dieta de alface e água e muita maromba é que ia solucionar o seu problema de peso, quando as soluções estavam apenas aí, dentro da sua mente! Estou falando de perdão para emagrecer! Isso mesmo, PERDÃO!

"Como assim, Toalá, o que tem a ver perdão com gordura?" Tudo a ver, amiga, e eu vou explicar detalhadamente como funciona esse processo que acontece dentro da sua mente que vem atrasando a sua vida e mantendo toda essa gordura acumulada aí no seu corpo. Para começar, você vai pensar a partir de hoje no perdão como um antídoto para a gordura. Isso mesmo, pense num frasco de detergente mais potente com o rótulo PERDÃO e pense que será ele que diluirá toda essa gordura que está matando você dia a dia! Sendo assim, quando você começar o processo de perdão, sempre vai visualizar esse detergente diluindo e exterminando a gordura do seu corpo.

E não é uma bobagem. A mente não conhece a diferença entre fantasia e realidade, e quando nós pensamos em algo, para nossa mente estamos de fato realizando aquela cena, então leve bem a sério esse processo que desenvolvi porque será ele o seu grande segredo de cura de si mesma e do seu problema! Você já sabe que o seu inconsciente não esquece nada, não é mesmo? Mas eu vou lembrar essas chaves em todas as aulas para reforçar bem todo esse conteúdo em sua mente.

Sabendo disso, em toda a sua linha do tempo de vida, você esteve inserida em situações que geraram muitos processos de mágoa, raiva, ódio, desejo de vingança, tristeza, decepção, frustração e todos esses sentimentos que são naturais ao ser humano. Porém, quando não trabalhados, quando não verbalizados, são transformados em sintomas. Sintoma é tudo aquilo que aparece no seu corpo físico, como doenças psicológicas ou patologias mesmo, incômodos como dores, coceiras, pinicação, dormências e, em muitos casos, gordura corporal.

Na nossa aula número 8 conversamos sobre isso, e você já sabe que a sua gordura de hoje é um acúmulo de sentimentos não trabalhados, não é mesmo? E eu sei que ao longo de 12 aulas você já acha que está fera em autoconhecimento, mas, acredite, temos um longo caminho pela frente e muito neste livro ainda vai surpreendê-la. Trazemos dentro de nós uma energia universal, somos feitos de energia, que são os nossos sentimentos. É essa força interior que nos guia e orienta. Sendo assim, o plano energético do seu corpo é iluminado, pulsa harmonicamente com a natureza e é alimentado por essa energia vital que é universal. Os seus pensamentos, nos quais você acredita, são materializados na sua vida pelo seu poder.

Note a seriedade que é o poder do seu pensamento e dos seus sentimentos aí trancafiados. Você se tornou o que você sente, o que você pensa dos outros e de si mesma! Você é arquiteta da sua evolução e construiu esse corpo apenas por meio dos seus pensamentos. Claro que a comida se transformou em gordura, no entanto, o que eu estou explicando é que você se constrói por meio dos seus processos mentais, dos seus sentimentos, compreende?

O que acontece com tudo isso? Você acaba atraindo o que quer, o que pensa e o que guarda. A vida é feita para que cada uma de nós evolua em direção à felicidade, à perfeição, à paz de espírito, e você está indo no sentindo contrário dessa evolução, e o que determina isso não é sua aparência? Mas se ela lhe causa desconforto e incômodo, infelicidade e falta de paz, concorda que você não está indo bem? E não é necessariamente pela dor que você precisa continuar caminhando, pois existe um outro caminho, e ele lhe trará tantos benefícios, que perder peso será somente um deles!

O amor-próprio é uma emoção que está dentro de você para ser desenvolvido, mas ele compete com um rival, que é o ódio e suas variantes: raiva, ressentimento, mágoa, irritabilidade, violência, ira, rancor, desconfiança, discórdia etc. É isso que a impede de evoluir e de emagrecer, porque você está simplesmente retendo esses sentimentos potentes dentro de si mesma. Percebe agora que toda essa gordura dentro de você é física, porém muito simbólica? Seu corpo físico é o mapa do que acontece aí dentro da sua cabeça. O que atrapalha a evolução do amor que você tem, e de sobra, é a raiva que você está carregando faz tempo. E engana-se se está pensando que falo apenas da raiva e da mágoa que você sente pelos outros. Essas também são muito prejudiciais, mas as mais poderosas são a raiva e a mágoa que você sente se si mesma! Você se odeia, amiga, você tem raiva do que tem feito consigo mesma todos esses anos, você tem sido sua pior carrasca e não se perdoa de forma alguma! Eu sei que você já perdoou muitas coisas pelas quais passou e muitas pessoas, mas o autoperdão é sempre o mais difícil de se praticar. Não podemos dar aos outros o que não damos nem para nós mesmas, então não venha fazer a santa de Calcutá porque sabemos que você não é! Eu penso até que você acha que perdoar os outros a faz caridosa e boa, mas não é assim, e sabe por quê? Porque você é incapaz de perdoar a si mesma, e quando não perdoamos a nós mesmos e não nos amamos, a caridade para os outros é inválida. Todo esse rancor que você sente do passado, tanto dos outros quanto de si mesma, está fazendo você adoecer e pode chegar até a matá-la rapidamente, como acontece nos infartos e AVCs.

Estou assustando você, amiga? Que bom, você está precisando de um bom susto mesmo para mudar de uma vez por todas! Você expressa a sua raiva por meio de muitas doenças incuráveis, e outras com um caminho de volta, como a obesidade. Porém, existem patologias decorrentes da obesidade, como o diabetes, que podem levar à morte. Mágoa e raiva são sentimentos primitivos e só existem quando se tem um inimigo real ou imaginário. Ele pode ser outra pessoa ou você mesma.

Esse sentimento atinge a sua energia vital, sua essência universal, marcando-a. Como o plano energético universal é alimentado pela sua consciência, você acaba carregada de energia negativa ligada à pessoa que a magoou ou a feriu de alguma forma, sendo que essa pessoa perceberá essa energia negativa e também se preparará com outras armas. Isso não tem fim, gerando um ciclo de anos e anos de sentimentos que estão aí, enchendo você de lixo. Você e essa pessoa ficam atadas pela energia negativa como uma espécie de cordão umbilical energético, alimentando uma à outra como dois bebês em formação, mas cheios de ódio.

Percebeu como um conflito tolo pode gerar tudo isso que está acontecendo com você? O que acontece, então, é que esse produto do estresse está atrapalhando o metabolismo, propiciando a sua obesidade ou seu sobrepeso!

A única forma de romper essa ligação energética negativa é com perdão, e não só para o que você julga que lhe fez algum mal ou causou algum tipo de prejuízo emocional ou financeiro, mas o perdão a si mesma. O perdão aos outros e o autoperdão devem ser um ato com sentimento profundo, em que o seu consciente o aceite e o seu inconsciente substitua o registro que lhe causou mágoa pela nova informação, mas desta vez positiva. Isso você irá conseguir com a repetição do ato de perdoar!

Normalmente nós temos mais capacidade de revidar ofensas do que um ato de amor e compaixão, e isso se deve ao fato de desconhecermos a nossa própria essência e não darmos muita bola para o que sentimos. Ficamos mascarando, deixando debaixo do tapete toda aquela sujeira, fingindo que estamos bem por puro orgulho. Sabendo disso, é preciso começar agora mesmo a perdoar a si própria e a quem a ofendeu, e se é que ofendeu, não é mesmo?

Já parou para pensar que 90% do que um dia você achou que foi uma ofensa, uma traição, no final das contas nem era? Eram fantasias da sua cabeça. Eu sei que você adora um drama, adora aumentar todos os fatos para parecer uma grande vítima das situações, ganhando assim toda a atenção para você. Não adianta fazer careta, não. Eu estou aqui para abrir essas feridas que você vem insistindo ao longo da sua vida em cobrir com curativos que estão apenas apodrecendo! Olhe para trás. Quantas vezes você foi de fato vítima da situação? Será mesmo que você sempre foi a coitadinha que ficava passiva em todas as situações e não criava nada em torno de si?

Acorda! Hora de crescer, lembra? Hora de assumir responsabilidades pela sua vida e por seus atos. Quantas vezes tudo isso que você guarda aí dentro de si, como raiva, mágoa, ódio, rancor, desejo de vingança, na verdade foram situações que você mesma criou? Ai, ai, ai! Quem não se responsabiliza ainda está no famigerado papel de vítima, e quem é vítima não tem o que perdoar, não é mesmo? É hora de limpar todo esse lixo emocional aí dentro de você. E você vai começar anotando tudo, mas tudo mesmo que você se lembra de situações que geraram sentimentos ruins e que não foram resolvidos.

Então, pegue papel e caneta e vamos supor que você tem 40 anos. Você vai numerar uma página para cada ano da sua vida, começando do MARCO ZERO, quando você era um feto no útero da sua mãe. E se você por acaso não conheceu sua mãe biológica por algum motivo, se você tiver sido escolhida por amor por uma mãe de afeto, já sabemos que você começa seu marco zero com um histórico de rejeição, ou seja, você sente mágoa por ter sido supostamente rejeitava desde o ventre. O mesmo pode acontecer com você, que teve uma mãe que a gerou em meio a muitas dificuldades, ou porque era nova demais ou por qualquer outro motivo que a fez questionar se teria você ou não. Acredite, tudo que lhe aconteceu desde o ventre materno tem forte influência sobre a sua gordura corporal acumulada até hoje, e o fato de você não praticar o perdão é um obstáculo, o motivo do seu autoboicote em processos de cura e volta ao estado de conforto.

Eu sei que você acha que são coisas que esqueceu, mas não é porque você não se lembra que isso significa esquecimento. O "retorno do conteúdo recalcado" é um termo psicanalítico para tudo aquilo que você varre para debaixo do tapete e não resolve, amiga! E por que "retorno do conteúdo recalcado"? Porque todo esse sentimento deixado para lá, para resolver quem sabe outro dia, retorna, volta em forma de alguma doença física. No seu caso é a obesidade ou o sobrepeso, que causa muitos danos físicos e psicológicos. Afinal, estar acima do peso é um caminho para a obesidade, não é mesmo? Vou lhe dizer algo simples, mas que talvez você nunca tenha pensado: nunca, nada foi com os outros como você pensava, sempre foi tudo entre você e você mesma, e isso faz de você a sua pior inimiga. Se até o dia de hoje você achou que tinha inimigos, errou, porque sua inimiga é você mesma. A batalha que você vem travando e perdendo diariamente também é contra si própria, e fica nessa lenga-lenga se fazendo de vítima, achando que seus inimigos estão fora da sua própria mente.

Eu compreendo que é muito mais fácil para você sempre culpar um fator externo ou alguém, pois isso tira de você a responsabilidade de ter que resolver as coisas, é ou não é? Por tudo isso, o autoperdão serve para você compreender que erros são instrumentos de aprendizagem e evolução. O ato de perdoar quem você acha que a ofendeu um dia ou que lhe causou algum estrago emocional é para melhorar a comunicação entre essa pessoa e você. O importante é o que está na mente de quem precisa perdoar, porque no processo de emagrecimento é necessário e fundamental liberar os efeitos indesejáveis do rancor. Sim, é necessário, essencial e obrigatório que esse processo de autolimpeza envolva o seu consciente e os seus sentimentos em uma atmosfera de responsabilidade por absolutamente tudo que lhe ocorreu e de perdão ao outro e principalmente a si mesma.

O perdão, no final das contas, nunca é para o outro, mas para nos desconectar energeticamente daquele tal cordão umbilical energético do qual falei logo no começo da nossa aula, que prende você àquela outra pessoa. Esse cordão, amiga, você precisa cortar imediatamente caso queira continuar nesse processo de reprogramação mental para, assim, transformar o seu corpo físico. Melhor ainda, você precisa mesmo querer conscientemente perdoar e sentir realmente que perdoou. Perdoar não é esquecer, mas não se sentir mal ao lembrar aquele fato ocorrido lá atrás!

Há necessidade de repetição do processo do perdão na sua mente, porque o tempo é que dá espaço para aceitação da nova verdade – essa é a reprogramação que você mesma promoverá na sua mente e que construirá um novo corpo em você. Pense em perdoar-se e perdoar os seus desafetos. É sem dúvida nenhuma uma viagem em direção ao seu desenvolvimento espiritual, ao equilíbrio emocional e ao emagrecimento do seu corpo. Vamos embarcar nessa viagem do processo de perdão e autoperdão? Vamos lá!

E então, amiga, fez a sua linha do tempo do marco zero até a sua idade atual? Cada página em branco será um ano da sua vida. Agora você vai colocar uma música relaxante, de preferência instrumental, para que a sua mente fique livre de interferências de palavras que não tenham a ver com o processo. De um lado da folha você tentará se lembrar do que aconteceu naquele ano que a machucou e o nome da pessoa que você considera ter deixado uma marca negativa. Agora, nessa mesma página, você vai anotar o mais importante: qual foi a sua contribuição para que aquele fato tenha ocorrido, qual a sua responsabilidade naquela situação, e vai também se perdoar.

Você precisa se lembrar o tempo todo de que você não é mais aquela mulher que não se responsabiliza por nada que lhe aconteceu e pelo que lhe acontece. Você não vai voltar aos fatos passados com a mentalidade de quando começou a ler este livro, porque você já evoluiu bastante e sabe exatamente que não existe vítima. Então, tendo essa consciência plena, vai voltar ao passado, mas com um novo olhar, com essa nova mente que está sendo reprogramada do 1º dia até este momento. Com essa consciência madura, presente no aqui e agora, você vai lá atrás, naquelas situações-chave que lhe causaram bastante raiva, bastante ódio e mágoa, e vai se colocar agora como responsável. Mas, veja bem, SEM PESO E SEM CULPA, apenas compreendendo que você nem tem por que carregar tanta raiva das pessoas como vem carregando até aqui.

Agora você vai se livrar de todo esse peso que se condensou em forma de gordura corporal, mentalizando cada uma das pessoas que você vai colocar na sua linha do tempo. Como você vai fazer isso? Eu vou pedir para que agora você se deite e vá à primeira anotação de mágoa e rancor. Mentalize aquela pessoa diante de você e imagine que estão ligadas por um cordão marrom. Então, diga a ela: "Eu te perdoo e eu me perdoo. Obrigada por ser meu mestre e me ajudar a aprender e evoluir com essa situação desagradável entre nós. Eu aprendi com tudo isso, mas até hoje não tinha essa consciência. Portanto, eu a perdoo e me perdoo por tudo".

Agora, mentalize uma tesoura dourada e corte, com muito amor e o coração limpo, esse cordão dizendo: "Eu te liberto e me liberto desse cordão de mágoas que até hoje nos unia. Agora, só voltaremos a nos unir por um invólucro de amor, de perdão e de entendimento. Se não for possível, eu lhe agradeço pela lição que eu precisava para crescer. Siga seu caminho em paz e eu seguirei o meu, agora sem peso, sem amarras, sem culpa".

Faça esse exercício todos os dias, cada dia representará um ano da sua vida. Faça e refaça quantas vezes você sentir necessidade para que o perdão ao outro e o autoperdão sejam programados em sua mente. Com isso, eu garanto que você vai alcançar todos os seus objetivos, inclusive o de transformar o seu corpo. Eu confio em mim e confio em você, e juntas vamos atingir a sua meta de emagrecer! E se você estiver no Clube do Emagrecimento Emocional, divida conosco sua linha do tempo de mágoas. Vamos ajudá-la a compreender, sob outra forma, o que aconteceu com você.

## 13º DIA

# COMBATENDO A COMPULSÃO ALIMENTAR

*Por Vanessa de Oliveira*

Acredite, eu fui meu próprio laboratório de elaboração deste programa transformador de 30 dias. Hoje eu quero lhe explicar o que é uma compulsão e fazê-la compreender que compulsão não se cura. Ela é uma característica da sua personalidade, sendo que todos nós somos compulsivos em algum grau. Porém, compulsão não é uma doença psicológica, a não ser que ela esteja lhe trazendo algum tipo de prejuízo.

No seu caso, você é uma pessoa com essa característica da compulsão em um grau considerável, e coloca essa característica no alimento. Você precisa entender que o alimento é um combustível para que seu corpo físico funcione bem; e não uma lata de lixo que você tenha que encher a fim de tapar os buracos emocionais, os traumas e a sua compulsão. Encare seu corpo físico como um carro que carrega a sua alma e que, como um carro normal, tem que ser abastecido.

Suponha que você leve seu carro ao posto de gasolina. Você enche o tanque até o limite para que seu carro funcione. Se colocar demais, transborda e causa um enorme problema. O que acontece se você colocar o combustível errado ou de má qualidade? Seu carro vai ter problemas de mecânica e pode até mesmo deixá-la na mão, não é mesmo? Sabendo disso, como mulher inteligente que é, por que então está tendo essa atitude com seu próprio corpo?

Todas as vezes que você colocar um alimento na boca, quero que relembre essa analogia que fiz com o carro e o combustível, porque em nada difere disso! Essa dica vai ajudá-la diariamente nesta caminhada de reprogramação e transformação do seu corpo.

Mas existe uma diferença entre o carro e o seu corpo físico, que é a sua mente compulsiva! Como eu disse no começo da nossa aula, a característica compulsão não tem cura, e não tem cura porque não é uma doença que precisa ser curada, mas ela pode ser substituída. Chegamos ao "X" da questão: talvez o seu maior erro na vida tenha sido pensar em cura para algo que não se cura, mas se "sublima", se substitui!

Se você fosse esperar cura, eu afirmo que você iria morrer desconfortável com seu corpo e com sua vida. A gente não vai curar a compulsão, nós vamos colocar essa sua compulsão no lugar certo: vamos transferi-la do alimento para o exercício ou outra área da sua vida. Todo ser humano é compulsivo por natureza, o que vai determinar se progrediremos ou se nos autodestruiremos e onde colocamos a nossa compulsão.

Eu sei que agora tudo parece muito simples. E não só parece como é!

Nós gostamos muito de complicar tudo nas nossas vidas. Em vez de simplificar os caminhos em busca das soluções dos nossos problemas, gostamos mesmo é de nos perder complicando tudo. Pode rir! Eu sei que agora, com toda essa transformação pela qual você vem passando, isso se torna engraçado, o que é ótimo, não é?

O que parecia complicado e impossível até este momento, hoje você já sabe que é muito mais simples e possível, e isso não tem preço porque eu estou aqui para facilitar o seu caminho de transformação de si mesma.

Vou lhe contar um segredo: nada do que aprendemos é realmente uma verdade absoluta. Sempre nos disseram que odiar é algo muito ruim, nocivo, e que não podemos sentir raiva ou sermos compulsivos, mas eu aprendi com a vida que todos esses sentimentos e características não são nocivos, mas, sim, mal usados por nós.

Por exemplo: se você está com muito ódio ou com uma super-raiva de alguém ou de alguma situação, o que acontece? Você acaba comendo para aliviar esses sentimentos, ou seja, leva o alimento à boca para ele agir como um calmante contra o estresse que esses sentimentos causam, e você engorda, é ou não é?

Mas, se você estiver com a mesma raiva ou ódio e pegar toda a força desses sentimentos potentes para malhar, percebe que você acaba utilizando sentimentos fortes para trazer benefícios para si?

Você pode usar o ódio para se autodestruir ou para dar a grande virada da sua vida. Não lutar contra esses sentimentos que nos falaram serem nocivos, mas utilizar esses mesmos sentimentos como combustível para fazer algo que lhe traga benefícios. Isso é o que você deve passar a fazer a partir de hoje!

Você não vai mais achar nada ruim na sua vida: você vai pegar toda a força das suas frustrações, raiva, ódio e decepções e vai substituir suas atitudes, fazendo delas a sua gasolina para se exercitar, por exemplo.

Você pegou essa característica da sua personalidade, que é a sua compulsão, e a colocou toda no alimento; por isso o resultado hoje no seu corpo e até mesmo na sua mente é desastroso, mas agora você vai usar a compulsão não mais como sua inimiga, mas sim como sua amiga. Enquanto você a vir como algo nocivo, que precisa ser curado ou que precisa desaparecer da sua vida, você não terá sucesso na sua meta de perder peso de forma definitiva.

Percebeu como o que eu estou lhe ensinando agora é algo que você deve começar a aplicar no seu dia a dia agora mesmo?

O que eu lhe digo é de extrema importância: SEU FOCO NÃO DEVE SER A CURA DA COMPULSÃO, MAS A SUBSTITUIÇÃO DOS HÁBITOS QUE ESTÃO TRAZENDO OS RESULTADOS QUE VOCÊ TEM TIDO ATÉ ENTÃO!

Vamos supor que você sinta uma enorme dificuldade em parar de comer grandes quantidades de alimentos ruins. Você pode comer poucas porções durante o dia de alimentos saudáveis, como uma salada, frutas, beber água, uma barrinha de cereal de baixa caloria, porções de vegetais crus, cozidos no vapor, uma proteína limpa, sementes etc. Assim você estará substituindo o hábito de comer alimentos não saudáveis por alimentos que lhe tragam saúde e nutrição sem ganho de gordura ruim! No Clube do Emagrecimento Emocional, a nossa nutricionista está oferecendo várias receitas e sugestões. E você vai pegar a sua compulsão de fazer repetidas coisas, como comer um chocolate atrás do outro, por fazer uma série de exercícios um atrás do outro.

Você não deixou de ser uma pessoa compulsiva, percebeu? Não existe sofrimento, restrição, nem deve ser um suplício porque não se trata de cura, mas de sublimação, isto é, a troca de um hábito ruim por um hábito bom. E como saber se sua relação com o alimento hoje é compulsiva?

Para isso, você precisa se autoanalisar e se auto-observar. Responda a estas perguntas: Você é do tipo que se coloca um limite ao consumir apenas o que coloca no prato ou não resiste e fica beliscando o que sobrou na mesa ou correndo para a geladeira para ver o que tem mais, ou ainda repete a refeição duas, três, até cinco vezes alegando que está muito bom e não deve se privar? Você consegue comer um chocolate ou fica abrindo um bombom atrás do outro até a caixa acabar? Aliás, será que você é compulsiva ou se acostumou desde criança a esse comportamento de comer um chocolate atrás do outro? Analise isso também, porque, se for uma questão de repetição, é mais fácil ainda mudar do que se for uma questão de compulsão. E quando você percebe que está comendo demais, consegue fechar a boca imediatamente ou passa a comer longe dos outros para que eles não comentem ou não a critiquem?

Responda a essas perguntas com muita sinceridade para a pessoa que de fato merece a verdade, que é você mesma, pois, da maneira como está lidando com a comida, ela indicará se você se tornou vítima de si mesma colocando sua compulsão no lugar errado. A maior parte das pessoas está sujeita a episódios esporádicos de descontrole alimentar. Pode ser na época da TPM ou em uma fase de estudos em que é gerada muita ansiedade e tensão, mas compreenda que esses episódios de ataque aos alimentos são indicativos de que algo não vai bem na sua forma de lidar com a compulsão e que é hora de substituir essa característica.

A forma como você está lidando com a compulsão e suas consequências pode indicar a necessidade de buscar ajuda psicológica, se estiver muito complicado de conseguir fazer essa substituição. Uma característica bem marcante de que algo não vai bem com a sua relação com o alimento é se você tem comido escondido das pessoas. Saiba que comer escondido é uma autoenganação; na realidade é uma tentativa de fugir do julgamento dos outros e até do próprio julgamento, sendo que a única pessoa que se prejudica com isso é você mesma.

Lembre-se de que a única pessoa para quem você deve explicações é você mesma! Se você está com esse hábito de comer escondido para fugir de críticas quanto à qualidade do que ingere e à velocidade com que o faz, comece a parar de se autoenganar e autossabotar. Coma escondido coisas que lhe façam bem, ou seja, comece substituindo o tipo de alimento que você anda atacando.

E não venha com essa história da carochinha que estava em um estado de sonambulismo apenas porque foi pega assaltando a geladeira na madrugada para depois dizer que não se lembra do que fez. Fica muito feio para você nessa idade, e, pior ainda, você está ludibriando a si mesma e a mais ninguém.

Pode acreditar em mim: suas mentiras são apenas para si, porque além de ninguém mais acreditar em você, elas são extremamente infantis e estão deixando-a cada dia com um número a mais na balança! E nada de se isolar por vergonha, porque está ainda atrás da cura que não existe em vez de simplesmente substituir esses assaltos notívagos!

E não pense que isso é para humilhá-la. Acredite: quem a ama, a ama assim como você está; talvez você se sinta humilhada pelo seu próprio julgamento. Lembre-se disso! Ninguém a julga além de você mesma, e a sua relação de honestidade com esse processo é entre você e você e mais ninguém!

Outro indício de que a sua compulsão alimentar pode estar lhe trazendo muitos problemas é se por acaso você se alimenta de um modo, digamos, meio desesperado, até mesmo sem respirar entre uma garfada e outra.

Se você colocar o alimento rapidamente na boca, saiba que você se assemelha a uma pessoa que usa droga e que está há algum tempo sem usar e pega na mão uma porção de alguma substância. Você já viu essa cena na TV, não viu? Os usuários de crack, por exemplo, olham aquela pedra como se fosse a salvação da angústia que eles sentem, e a relação é doentia ao consumi-la rapidamente. Não se engane. Você é igual àquelas pessoas hoje, porém, em vez de crack, você usa comida.

Quando você estiver comendo, pense sempre nessa comparação que fiz entre você consumindo um alimento e um usuário consumindo crack. É exatamente essa cena que quem está ao seu redor está presenciando. Você não deve se justificar para as pessoas, porém estou dizendo como você é vista de fora da sua percepção, que está anuviada no momento. Seu corpo libera hormônios e enzimas que são responsáveis pela sensação de prazer e saciedade, só que ele demora um tempo para levar essa informação ao seu cérebro, e esse tempo varia de 20 a 30 minutos. Se você comer mais rápido que o próprio processamento de informação do seu cérebro, você vai comer demais e, como consequência, engordar!

Agora tudo faz sentido, não faz? Outro hábito ruim é comer sem estar com fome!

A fome é um sinal de que seu corpo precisa de combustível para funcionar. Lembra-se da analogia que fiz no começo da aula entre seu corpo e um carro? Pois é! Quando o carro está com o tanque na reserva, ele sinaliza que você precisa ir até um posto de gasolina para colocar combustível para levá-la até onde você precisa ir, não é? Assim é seu corpo. Ele demanda a fome de acordo com as necessidades da sua rotina e das suas atividades! Se você passar o dia no sofá assistindo às séries do Netflix, ele não está gastando praticamente nenhuma energia; seu corpo está em estado de repouso; porém, se você fizer uma caminhada, vai sentir mais fome porque gastará mais energia, não é mesmo? Por que você acha que pedreiro come muito e que as pessoas brincam com a expressão "prato de pedreiro"? Porque é uma grande verdade. Como o trabalho deles é pesado fisicamente e demandam muito esforço e energia do corpo, eles naturalmente comem mais! Mas acho que não é o seu caso, não é?

Você não é pedreira e, portanto, não tem por que se empanturrar de comida. Precisa aprender a se nutrir de maneira racional, ou seja, proporcional às suas atividades físicas! Assim como você não vai abastecer seu carro até o combustível transbordar, você vai se conscientizar de que alimento também é combustível e tem um limite. Comer rápido demais, além de engordá-la mais e mais a cada dia, lhe trará ao final de cada refeição muito desconforto psicológico e físico. Você não está abastecendo direito!

Todas as vezes que você levar um alimento à boca, faça essa comparação mental entre seu corpo e um carro. Essa analogia a ajudará imensamente no seu processo de reprogramação mental e transformação do seu corpo!

Faça uma auto-observação a partir de hoje e perceba se você está sempre mastigando algo: se estiver, é sinal de que a compulsão está fora de controle. Estar sempre mastigando algo é um sinal de que você está muito errada. Se você sente necessidade de comer com mais frequência, que tal substituir por água com limão e gengibre? Isso vai hidratar seu corpo. Saiba que muitas vezes confundimos sede com fome, e a sensação pode até ser de fome, mas seu corpo não precisa de comida. Os buracos do seu cinto agradecem e vão diminuir a cada dia, fora que a sua pele ficará mais maravilhosa e iluminada do que nunca! Comer para se sentir emocionalmente bem, diante de situações que causam sentimentos negativos ou muito positivos, é comum na sua vida. Saiba que a fome dá o pontapé inicial para que você ponha a compulsão nos alimentos ruins. Esse hábito vai neutralizar o sofrimento, mas também vai lhe servir como forma de comemoração ou recompensa, não é mesmo?

Então, a partir de agora, você pode até se recompensar ou comemorar comendo, mas vai substituir por um suco nutritivo sem adoçar com açúcar, e vai, por exemplo, se dar um presente que não seja comida!

Você pode tomar um bom café, um bom chimarrão, mastigar um gengibre e ainda assim estará aliviando a tensão, porém com novíssimos hábitos alimentares que vão transformar sua silhueta e vão deixar em sua mente um total **de ZERO CULPA**! Você vai perceber que vai ficar tão orgulhosa e feliz consigo mesma que até seu sono será dos anjos como jamais foi!

### Exercício do desenvolvimento emocional

Agora vamos juntas fazer um exercício que vai ressignificar toda a sua vida, seu olhar sobre a comida, sobre seus pais e suas necessidades emocionais em relação a eles. Vamos, por meio deste exercício, ir além disso, porque você vai desenvolver as fases emocionais da sua vida e resolver cada uma delas.

Veja bem, todos os seus traumas e carências emocionais operam no seu inconsciente, como já falei pra você, e seu inconsciente não reconhece tempo. Inconsciente não faz raciocínio lógico, portanto, uma vez que você não completa uma das fases é como se você ainda estivesse presa nela, mesmo que você tenha 30, 40, 50 anos ou mais. Vamos resolver cada uma delas para a sua vida seguir em frente.

Antes de começar a nossa "projeção mental de libertação", eu gostaria de pincelar para você entender o objetivo desse exercício, baseado no que o psicanalista Sigmund Freud acreditava serem fases do desenvolvimento humano, e que talvez tenha lhe faltado completar alguma delas. E como a nossa mente não sabe a diferença entre fantasia e realidade, quando imaginamos determinada situação, de fato nos colocamos nela e resolvemos muitas coisas, pois a mente se sente satisfeita e paramos de nos comportar daquela forma que estava nos prejudicando.

Freud dizia que a fase oral, que é aquela que vai do nascimento até o primeiro ano de vida, era necessária e importante por significar e realizar a interação entre a criança e o mundo, e essa fase se realiza através da boca. Sabemos que a boca é vital para comer, e você obtém prazer da estimulação oral por meio de atividades gratificantes, como degustar e sugar o peito da mãe. Se essa necessidade não foi satisfeita, é possível que você tenha desenvolvido uma fixação oral que pode se manifestar até mais tarde na vida, cujos exemplos incluem chupar o dedo, fumar, roer unha ou comer demais, e por isso nunca consegue perder peso.

Fase anal, que foi do primeiro ano aos 3 anos de vida, foi a fase que Freud acreditava que o foco principal da libido estava no controle da bexiga e das evacuações. Sendo assim, o seu aprendizado do uso do banheiro foi uma questão primordial entre você e seus pais. Se por acaso você foi forçada ou sofreu muita pressão, isso pode ter resultado em uma necessidade excessiva de ordem ou limpeza, a famosa mania de limpeza, enquanto muito pouca pressão dos pais pode ter levado a um comportamento confuso ou destrutivo mais tarde, fazendo com que você coloque compulsão em lugares que não fazem bem.

Ainda segundo Freud, a seguir vem a fase fálica, que vai dos 3 aos 6 anos de idade, cujo foco se concentra na energia sobre os órgãos genitais. De acordo com o psicanalista, a experiência do menino é uma experiência de complexo de Édipo, e a da menina é o complexo de Electra. Ou seja, a menina se apaixona pelo pai inconscientemente, e o menino, pela mãe. Quando a criança não se sente correspondida, ela desenvolve alta carência e carrega essa carência para sua vida adulta, e claramente sabemos que isso ajuda a engordar, uma vez que você pode estar tapando suas faltas emocionais com comida.

Depois dessa fase vem a latente, que vai dos 6 aos 11, anos e é quando a criança começa a desenvolver habilidades sociais, valores e relacionamentos com colegas da escola e com adultos fora da família. Por fim, vem o estágio genital, que vai dos 11 aos 18 anos. Nesse ponto, dá-se o início da puberdade, que faz com que a libido se torne ativa novamente.

Durante essa fase, as pessoas desenvolvem um forte interesse pelo sexo oposto, ou até mesmo pelo mesmo sexo. Se o desenvolvimento é bem-sucedido nesse ponto, a mulher irá continuar a evoluir para uma pessoa bem equilibrada e que, portanto, possui autocontrole, tornando-se assim mais fácil parar de comer ou evitar aquilo que não faz bem. Se por acaso algumas dessas fases não foram realizadas em algum estágio da sua vida ou não se completaram, talvez hoje você esteja em uma sinuca de bico, agindo de forma inconsciente, não de propósito, e por isso você tenha atitudes desesperadas diante da comida, mesmo que depois se arrependa, o que traz bastante desconforto psíquico.

Sendo assim, o que vamos fazer agora é uma projeção mental para ajudá-la a completar essas fases do desenvolvimento humano que podem ter ficado incompletas, e isso realmente transformará a sua vida de agora em diante. Eu passei por esse exercício, percorri cada uma das minhas fases em minha mente e asseguro que me tornei uma mulher mais forte e mais controlada depois disso. E, se você desejar, poderá repetir o exercício. Eu fiz uma vez e foi suficiente; uma colega da pós-graduação precisou fazer quatro vezes. Faça até que você sinta que foi suficiente. A maioria das minhas alunas precisa de apenas uma ou duas vezes para sentir a repercussão em suas vidas.

Para fazer esse exercício, você precisará de uma fruta descascada ou bolacha, algum alimento do qual você goste e que seja fácil de comer durante a visualização. Você também precisará de um copo de água. Eles deverão estar bem perto de você para que possa pegá-los mesmo de olhos fechados.

Então, deite-se em um lugar confortável, desligue seu celular, certifique-se de que você não será interrompida, fique no escuro ou apenas com a luz de um abajur. Comece deitada na posição fetal. A música que você vai ouvir encontra-se no YouTube e chama-se "Remember (Who You Are)", de Omkara.

Você precisará de uma amiga para fazer esse exercício. Ela deve guiar você lendo o texto a seguir, a fim de conduzi-la na visualização. Caso você esteja no Clube do Emagrecimento Emocional, haverá um áudio para você disponível no módulo dos exercícios emocionais. Neste caso, basta ouvir o áudio.

**Guia de visualização**

*Agora que você está deitada, vamos começar? Deixe que minha voz conduza sua visualização mental e não conteste se o que eu digo não corresponde ao que você viveu, mesmo que sua realidade infantil tenha sido dura; o importante agora é imaginar tudo maravilhoso.*

*Então, agora, imagine-se como um feto na barriga de sua mãe, e mesmo que você não saiba quem foi a mulher que a gerou, lembre-se de que ela optou por deixá-la nascer e dar uma chance para que hoje você vivesse essa linda experiência terrena. Sim, todas nós tivemos uma mãe. Imagine que você está dentro do útero, é tão quentinho, tão acolhedor, é gostoso, está tudo escuro, mas você sabe que está tudo bem.*

*Independentemente de você conhecer ou não sua mãe, sinta-se neste momento amada, amada, protegida, quente, amada. Sinta a temperatura do útero... Ouça o coração da sua mãe batendo... Ouça a voz da sua mãe falando para as pessoas qual será o seu nome, imagine-a sorrindo, orgulhosa da barriga dela, sinta que ela passa a mão na própria barriga e que você sente o carinho dela. Agora, imagine seu pai passando a mão na barriga dela, sorrindo, desejando você, imaginando a linda menina que está por chegar e como ela é bonita e perfeita. Você já é muito inteligente, porque já entende todo o amor que está recebendo e o quanto é desejada! Imagine e sinta toda essa atmosfera de amor que seu pai e sua mãe estão lhe dando mesmo na sua vida intrauterina... Vai sentindo a mão do seu pai na barriga... você pode sentir até a textura dela, a temperatura e a felicidade dele. E agora você está pronta, você está nascendo... seus pais estão felizes a caminho da maternidade, sua mãe está forte e corajosa ao trazê-la ao mundo, e seu pai está sempre acompanhando, ele a apoia e profere palavras de coragem. Ele diz à sua mãe: "Força, que a linda menina vai nascer". Ele enche sua mãe de positividade e ela se sente amada e protegida. Ela sabe que você e ela estão ao lado de um homem bom, de caráter, que faz tudo por vocês. Agora sua mãe está trazendo você. Comece a movimentar seu corpo, se estirando um pouco e visualizando todo aquele cenário do parto... Você já está na companhia da sua mãe e dos médicos, e seu pai está muito emocionado ao vê-la. Veja o sorriso dele e a emoção de sua mãe. Sinta a temperatura ambiente, você chegou para iniciar a sua experiência na terra, uma bela jornada nessa escola chamada terra, neste lugar de evolução e aprendizado, onde você está sendo escolhida pelos seus pais e amparada a cada segundo da sua vida. Você foi feita num momento lindo de troca de energia entre eles e foi tão desejada... tão amada... Você é o resultado de um ato de amor e muita energia. Veja seu corpo tão frágil e pequeno e ao mesmo tempo tão poderoso; veja esse bebê lindo. Agora você está percebendo o quanto sua existência é poderosa, e você percebe que é uma cópia do universo, parte integrante dele... tão especial, tão rara e nunca por acaso... você é amada. Sinta toda essa energia da sala de parto. Agora seu pai a pegou pela primeira vez no colo e sorri para você chorando... ele entrega você para sua mãe e ela a coloca nos seios. Você agora pode sentir a temperatura quente da pele da sua mãe, que é igual à do útero... é um ambiente maravilhoso, mágico e tem tanto amor... eu sei que você pode sentir... e agora você é um lindo bebê, amada por todos da sua família, todos vêm visitá-la... veja quantos presentes você ganhou e quantas fotos seu pai faz de você. Ele fala para todos o quanto tem sorte por ter uma menina linda e perfeita como você e quanto você se parece com ele. Veja, está bem na sua frente... sorria, sinta o quanto sua mãe a ama enquanto amamenta... sinta o amor e o cuidado que ela tem ao colocá-la no seu seio, e nesse momento você começa a mamar. Sinta a sensação de calor do corpo dela, do leite que ela produz para alimentá-la em grande quantidade. Você está agora mamando e não sente fome. Neste momento, apanhe o chocolate, a bolacha ou a fruta que você escolheu para este exercício, coma de olhos fechados e sinta que sua mãe quer que você viva, você é tão desejada... perceba... vai sentindo todo o amor que tem à sua volta... e você vai crescendo, crescendo em um ambiente de amor, em uma casa clara e limpa, muito bem cuidada por todos para que você se desenvolva em um lugar sadio, bonito, zelado... seu pai é um homem bom, sorridente, sempre vai e volta do trabalho e lhe traz uma surpresa, você é a menininha dele e ele sente tanto amor e tanto orgulho da sua inteligência e da sua beleza... sinta esse amor, esse orgulho que seu pai tem de você...*

*Agora você está crescendo, já consegue ficar sentada, imagine seu pai a amparando a cada momento que você possa se desequilibrar...*

*Veja, você está dando os primeiros passinhos, e ele está lá pra incentivar.*

*Agora você já sabe comer sozinha. Neste momento, apanhe mais um pouco de chocolate, bolacha ou a fruta que você escolheu para este exercício, coma um pouco enquanto eu continuo a guiá-la. Sinta-se alimentada. Mastigue, mastigue...*

*Seus pais agora lhe deram um presente, é um peniquinho. Imagine o peniquinho da sua cor predileta, e agora você começou a usá-lo, e seus pais estão muito felizes. Você está sentada no peniquinho e seus pais estão felizes e sorrindo na sua frente.*

*Seu pai adora dar vestidinhos e sapatinhos para vê-la sempre vaidosa e linda para apresentar às pessoas, para os amigos dele... ele fala de você o tempo todo e está sempre pegando você no colo... você pode sentir a barba dele... o perfume de sabonete fresco dele... você é muito amada por ele... e você vai crescendo... agora você já tem 6 anos... que menina linda que você está se tornando e tão esperta, tão segura ao andar, brincar, você é uma líder porque sabe que tem a segurança da sua mãe e do seu pai e sabe que sempre tem o apoio e o amor deles... vai sentindo, e vai se lembrando das brincadeiras de rua... dos seus amiguinhos e o quanto você é amada por todos... começa a crescer, você está com 8 anos, e agora imagine-se com 12 anos, sinta-se adolescente, você virou uma jovem, vá esticando seu corpo suavemente... estirando cada membro... sentindo cada músculo, cada respiração, e vai se sentindo grata por todo amor que recebe do seu pai... da sua mãe... o quanto é sadia, perfeita, bonita, segura, corajosa... tanto amor resultou em uma linda adolescente, amada, estudiosa, responsável, com um corpo saudável... cada parte de você é grata e sabe o quanto foi desejada e amada, e você é consciente de quanta sorte tem... sabe que o universo conspira a seu favor... você reconhece que tudo que houve na sua história foi necessário para que você fosse uma mulher forte e inteligente, capaz de transformar tudo à sua volta como transformou a vida do seu pai e da sua mãe em um mundo melhor e mais feliz. Veja quantas transformações para melhor você fez a eles, às pessoas, e tantas coisas quando ainda era apenas um bebê... vai respirando e se abrace... pense em seu pai abraçando você e dizendo: "Filha, obrigado por me dar a oportunidade de ser um homem melhor... obrigado por ter a honra de ser seu pai... obrigado pela linda mulher na qual você se transformou, superando e confirmando as minhas expectativas... filha... eu tenho muito orgulho de você e você sempre está em meus pensamentos, não importa onde eu esteja... filha, eu te amo!".*

*Amiga, sinta esse abraço, esse amor à sua volta... sinta essa gratidão por toda a sua história... a história que a construiu, com todos esses mestres... vai se abraçando mais forte... ame-se como o universo a ama... como seus pais a amam... e se perceba... você é o próprio universo, e agora vai se desintegrando e se tornando parte de todos e de tudo... a criança que você foi está agora no colo da mulher na qual você se tornou... conforte-se... conforte-se... faça carinho em si mesma... só você pode se dar esse amor essencial... ame-se... sorria... sinta-se amada e feliz... você é tudo e todos... perceba que você é uma experiência individual e ao mesmo tempo você é todos... e agora comece a voltar... agradeça a sua vida... a sua inteligência.... vai se sentindo e voltando... venha, venha transformada... venha completa... não há nada no passado que tenha mais que resolver... ninguém lhe deve mais nada, nem você deve nada a ninguém... está tudo resolvido e compreendido... agora você tem essa consciência universal... volte, volte para essa experiência resolvida, perdoada, perdoando... amando... sendo grata a tudo... beba neste momento o copo de água, a água vai entrando em sua boca, vai se espalhando pelo seu corpo, e agora você é uma nova mulher, quem sempre quis ser... você decidiu isso... você percebeu que está no comando... e a partir de agora você, essa mulher amada e resolvida, pode ser a partir de agora tudo que desejar.*

E você já sabe, se quiser compartilhar comigo sua experiência, estarei no Clube do Emagrecimento Emocional para trocarmos uma ideia. Na sequência deste dia, estarei tratando com você sobre outro assunto bastante pertinente: a compulsão alimentar.

### Transferindo a compulsão de um lugar para outro

Para fazer a substituição de uma compulsão por outra você precisa treinar um novo vício. Entenda que somos compulsivos por natureza, porém não somos compulsivos apenas por uma coisa. Nossa compulsão vai pulando de área conforme os anos passam. Você nunca é compulsiva por uma única coisa desde que se conhece por gente. Neste momento sua compulsão está atrelada à comida, mas assim que você inicia o treino de jogar essa compulsão para outra área, rapidamente você engata em repetir e repetir e repetir o comportamento sem nem mesmo pensar. Então é importante que você comece o hábito saudável e se force a repeti-lo nas primeiras vezes; depois que o motor pega no tranco, daí vai!

A transferência de uma compulsão para outra inicialmente acontece com você se esforçando. O que você precisa fazer para ter um resultado satisfatório nessa transferência é obter mais satisfação do que quando ela estava no local anterior.

Veja, a recompensa tem de ser maior. Lembra quando eu lhe disse que somos movidos por culpa, punição ou recompensa? Então, é assim que pessoas moles e fracas se tornam determinadas, quando a recompensa as motiva. Antes, sua recompensa era a serotonina largada no seu corpo a cada mordida de chocolate. Agora sua recompensa precisa ser o corpo ficando mais saudável e entrando em equilíbrio, então a cada dia você vai ficar mais focada em fazer aquilo. Você precisa descobrir em que situações ocorre maior satisfação pessoal, onde você se realiza, o que é que você faz que a deixa feliz.

É ali que você vai empregar sua energia. Vamos pensar... de que atividade física você gosta? Vamos juntas buscar uma nova fonte de compulsão para você.

É correr? É pedalar? É dançar? É caminhar? Vamos, o que mais chama a sua atenção quando se trata de atividade física? Você não consegue pensar em nada neste momento? Então quero que pense em algo e responda: Quando você está na frente da televisão, curtindo seus canais, o que você gosta de assistir? Canais de surfe? Canais de sobrevivência na selva? Você gosta de assistir a cenas de fuga? Canais de esporte? Onde seus olhos param na TV é onde seu cérebro reconhece mais recompensas, mesmo que você não as esteja praticando, é como se ele vivenciasse aquilo, e a serotonina e a endorfina fossem liberadas, dando ao cérebro boas recompensas. Por exemplo, mesmo que você nunca tenha subido em uma prancha de surfe, se você parar para assistir voluntariamente e se pegar atenta e gostando das imagens, isso significa que, se você praticasse, certamente seguiria praticando, porque no fundo você gosta daquele esporte. Você gosta das competições de dança de famosos? Se sim, então ali está uma possibilidade para a sua nova compulsão. Procure um estilo de dança para começar a fazer e não se preocupe se você acredita que não leva jeito. É lindo se dispor a aprender. Você enfrenta o medo do primeiro dia de aula e depois descobre que o medo não é maior do que você. E, é claro, você sempre irá se matricular em uma aula de dança para iniciantes, onde todos estão acostumados com pessoas que nunca dançaram.

Faça como eu, que quando sinto receio de algo e percebo o medo chegando, digo a mim mesma: "Vou em frente, se eu não tiver coragem para fazer isso vou ter coragem para o que na vida?" E daí vou e realizo. Se você gosta de dança dos famosos, qual é o estilo que mais lhe agrada? Se você tivesse de assistir a vídeos no YouTube neste momento, qual é a sua dança favorita? Jazz, dança de salão, samba, dança do ventre, dança burlesca, pole dance, balé, gafieira, gauchesca?

E nada de se autoboicotar previamente afirmando que você não leva jeito. Podemos aprender tudo aquilo que treinarmos. E você não está aprendendo a dançar para se transformar em uma exímia dançarina. Se sim, ótimo, mas, se não, maravilha também, porque seu foco está em obter prazer, fazer exercício e captar recompensas.

E se você presta atenção em cenas de fuga, é possível que seu cérebro receba recompensas de corridas, então, se você experimentasse realocar sua compulsão por comida, é provável que você virasse uma maratonista.

Coloque essa compulsão no lugar que lhe trará benefício!

**ESCREVA AQUI ONDE VOCÊ PRETENDE REALOCAR SUA COMPULSÃO:**

_____

_____

_____

_____

_____

Entre agora no Clube do Emagrecimento Emocional e conte onde você colocará agora sua compulsão e o que você começará a fazer primeiramente para treinar. Qual é o novo comportamento de atividade física repetitiva que você planeja iniciar?

14º DIA

## REPROGRAMANDO O PALADAR

*Por Toalá Carolina*

Estamos falando em mudança de hábitos, então, hoje há um tema que acredito ser uma das nossas maiores chaves de mudança interior e exterior e que talvez você nem sequer tenha percebido: estou falando do seu paladar infantil. Sabe o que é paladar infantil? Trata-se de um distúrbio alimentar que foi programado em sua mente lá na infância. Mas a boa notícia é que podemos reprogramar o seu paladar para que você tenha uma relação melhor com os alimentos que hoje rejeita e nem sabe por quê! Ter aversão a alimentos verdes, naturais, crus ou amargos é sintoma de que você tem, sim, um paladar infantil, só aceitando se alimentar de coisas doces, coloridas artificialmente, temáticas e fáceis de fazer!

Se você já disse e ainda diz para quem lhe oferece qualquer verdura, salada e alimentos naturais "Eu não gosto, nunca comi, mas sei que não gosto", pimba! Além de mimada, você tem paladar infantil, sua mente é infantilizada para a ingestão de alimentos saudáveis e você não está aberta para o amadurecimento. Vamos começar a sua reprogramação mental deletando essa famigerada frase da sua vida. Essa será a sua primeira atividade da nossa aula de número 14: a partir de hoje, amiga, assim que lhe oferecerem um alimento que antes você recusaria de pronto com essa infeliz frase, você vai aceitar, agradecer e experimentar, mas com uma mente aberta para o novo, sem fazer careta de criança e nem birra. Afinal, agora você tem um compromisso consigo mesma de mudar, mudar definitivamente, e não vai mais se comportar como a menininha mimada e chata de antes, não é mesmo?

Será que realmente você está comprometida consigo mesma e fará de fato as mudanças necessárias? Bom, saiba que a transformação do seu corpo só ocorrerá quando a sua mente mudar, e isso depende única e exclusivamente de você mesma. A mente se reprograma com consciência e atitude, portanto, se você permanecer no mesmo lugar, nada mudará, obviamente. Eu sei que agora estou conversando com uma mulher que já não tem mais a mente engessada de quando ingressou neste programa de 30 dias, então, sei que posso falar com você de igual para igual e que agora já tem um pensamento completamente diferente de antes. Sinto orgulho de você, amiga, quero que saiba disso!

Você sabia que tempos atrás se pensava que apenas as crianças implicavam com determinados alimentos e prefeririam comidas como hambúrguer, *milk-shakes*, pizza, macarrão colorido, batata frita e chocolate? Nos últimos anos, pesquisadores perceberam, por meio de observações, que muitos adultos mantêm hábitos considerados infantilizados e que na hora em que se sentam à mesa fazem até birra quando se coloca uma travessa de salada na frente deles.

O distúrbio de paladar infantil hoje é considerado uma alteração psíquica tal qual a anorexia e a bulimia, de tão grave que é. Portanto, se você achou bonitinho ser uma adulta com paladar infantil, pode tirar o sorriso do rosto e começar a se preocupar com essa sua mania que está destruindo seu corpo, sua mente e sua vida como um todo! Saiba que o ato de evitar vegetais, frutas, alimentos desconhecidos, alimentos crus pode causar implicações sociais e até malefícios à saúde. E por que implicações de ordem social? Porque pode ser que você não saiba, mas você é a chata da turma. Claro que falam pelas costas, e muitas vezes você não é chamada para sair justamente porque é chata e fresca na hora de escolher um restaurante e sempre pede para o pobre garçom não pôr salsinha ou nada verde em seu prato, às vezes até inventando uma mentira, dizendo que é alérgica. Sabe aquela chata da mesa que pede para passar melhor o seu bife? Todos comentam pelas suas costas e pegam uma supermá impressão de você. Será que é esse tipo de mulher que você quer mesmo ser?

Acredite que esse é um fator importante até mesmo para seus relacionamentos pessoais, porque não tem homem que suporte uma mulher chata à mesa! Há homens que acreditam que a mulher com paladar infantil e atitudes infantis à mesa é ruim de cama; acredite, muitos homens que valem a pena pensam assim! Existem até mesmo casos extremos de mulheres que estão acima do peso ou já dentro de um quadro de obesidade – pode ser o seu caso – que consomem apenas comidas de determinada cor, como branca ou amarela, em um sinal de transtorno obsessivo compulsivo, o popular TOC. Acredito que você já tenha ouvido falar sobre esse transtorno. Quando se chega a esse ponto, amiga, é bom procurar ajuda de um psicólogo para tentar compreender a origem desse transtorno e tratá-lo. Afinal, pessoas assim podem prejudicar e muito a sua saúde física e mental, afetando todas as áreas funcionais da vida adulta.

O transtorno do paladar infantil faz com que você desenvolva uma aversão a alimentos verdes, de modo que você acaba eliminando das refeições diárias alimentos como alface, espinafre, rúcula, limão, entre outros, que são primordiais para você se manter saudável e dentro de um peso que a deixe confortável consigo mesma. Você não pode simplesmente recusá-los e desistir deles apenas porque não compreendeu até hoje que possui um paladar infantilizado. Sendo assim, morder um talo de agrião ou encontrar uma inocente cebolinha no seu prato pode gerar pavor em você. "A mulher chata" é como você é conhecida, o que dá no mesmo se formos descrever alguém que também tem paladar infantil.

Certa vez, numa famosa rede de *fast-food*, vi uma mulher bem acima do peso pedindo para a atendente do balcão retirar a alface e os picles dos seus três sanduíches. Sim, amiga, ela pediu não um, mas três hambúrgueres duplos, todos sem alface e picles, e alegou ser alérgica a tais ingredientes. A pessoa com paladar infantil não tem senso do ridículo, e por que digo ridículo? Porque uma mulher adulta que age como criança passa por ridícula, mas só ela não percebe. Na cabeça da mulher, ela passava credibilidade com a história da tal alergia a alface e picles, porém o seu tamanho indicava que ela vivia mentindo para as pessoas e, principalmente, para ela mesma.

Ouvindo essa história, quantas vezes será que você achou que estava ludibriando as pessoas à sua volta para não comer determinado alimento e as pessoas comentando sobre o seu comportamento nas suas costas? Eu afirmo que todas as vezes. A pior mentira é aquela que a gente acha que está contando para os outros, mas no final somos nós mesmas que vamos ser prejudicadas. Para reprogramar o seu paladar infantil, o primeiro passo é assumir que tem o distúrbio. Reconheça isso agora mesmo e faça mentalmente uma retrospectiva de tudo que sua mãe lhe dava para comer quando você fazia birra ou quando estava doente; seu cérebro associou afeto e prazer a alimentos adocicados, divertidos, coloridos artificialmente e fáceis de preparar.

Assim, dentro desse hábito de se recompensar, dessa repetição diária, sua mente busca sempre o afeto, amor, proteção, carinho e zelo nesse tipo de alimento. Os alimentos amargos, como as verduras mais escuras, os alimentos mais ácidos, como limão, laranja e similares, são, para o bebê, identificados a princípio como veneno. E por que, Toalá? Porque muitos venenos naturais são amargos e, de forma instintiva, o bebê recusa tudo que é amargo. Portanto, quando o bebê sai da fase da lactação e começa a receber papinhas, frutas e sucos, aos poucos é necessário que esses alimentos mais amargos sejam discretamente inseridos, mesmo se rejeitados a princípio. É preciso insistir para que o cérebro do bebê entenda que o sabor amargo não é algo que fará mal a ele, e com o tempo ele vai associando esses alimentos também a afeto, cuidado e zelo, sem rejeição.

O que acontece é que a nossa mãe, ao perceber que nós recusávamos esses alimentos, simplesmente desistiu, passando a substituí-los por alimentos mais doces, mais temperados e mais fáceis de comer. O resultado foi um paladar mimado, infantilizado. Faz sentido agora? É claro que nossas mães fizeram isso por puro instinto maternal e por neurose de repetição – as mães delas também fizeram com elas, e assim por diante. Lembra que levamos os hábitos familiares para a frente sem ao menos percebermos? E é claro que esses comportamentos não são para o nosso mal; as mães fazem por ignorância e repetição, acreditando que estão alimentando seus filhos e não programando um paladar infantil – o que a trouxe até a obesidade e o sobrepeso, no final das contas.

A pergunta que eu quero lhe fazer agora é se você está mesmo comprometida em mudar os seus hábitos, assumindo suas responsabilidades. Se a resposta for "sim", você também está aberta a experimentar novos alimentos? Comece então fazendo uma lista de todos os alimentos pelos quais você sente aversão ou não come por algum motivo. Sua tarefa para reprogramar seu paladar infantil e se reeducar será ir à feira, ao supermercado, ao sacolão e comprar esses alimentos sem fazer careta ou com a mente ainda antenada no preconceito que você tem sobre tais ingredientes. Vai, sim, começar a comer sem adicionar açúcar, sal ou temperos para mascarar o gosto deles. Por exemplo, se você tem aversão a brócolis, deve consumi-lo ao natural para sentir o gosto do seu mais novo amigo. Os brócolis não são seus inimigos, nem são ruins. Ruim é sua cabeça, e você fará as pazes com todos os alimentos da lista. Veja bem, nada de trapaças, nosso programa é sério e realmente funciona se você estiver 100% comprometida, sem tentar mentir para si mesma novamente! A única fiscal de você é você mesma, e quem perde ou ganha com as suas decisões é somente você.

Olhe para todos esses alimentos nas prateleiras com novos e bons olhos, e abra sua mente para esse maravilhoso mundo novo da saúde e do bem-estar, sem culpa e sem números a mais na balança. Você não será mais a mulher chata e gordinha. Será a mulher aberta ao novo, sociável, inteligente e com o corpo que você sempre quis! Perceba que só existem benefícios nesta jornada! Embarque nela de cabeça. Trata-se de uma imersão de felicidade por meio das suas decisões a cada mordida! A diferença entre ser uma mulher que está dentro de um corpo confortável para ela mesma e legal, aberta, e a mulher acima do peso e chata, infantil, é que a chata ao comer prejudica seu corpo e toda sua vida social, isso porque ela passa a evitar também determinadas situações apenas para não ter contato com o alimento indesejado que causa repulsa, enquanto a outra está feliz com a própria aparência e tudo que tem na mesa ela come com gratidão e aceitação, isto é, come com maturidade.

Eu sei que você já mentiu para não ir a jantares ou disse sofrer de certa doença para rejeitar um prato. Apenas pare com esse comportamento que está destruindo sua vida e seu corpo, por pura resistência em mudar. A sua saúde também está sendo muito afetada. Já mediu o seu nível de colesterol este mês? Se você não tem o bom hábito de beber água sem inserir nada colorido ou gaseificado, se você não come frutas, verduras, grãos, se tudo que você ingere é marrom, bege, amarelo, tenho péssimas notícias para você. Essas cores são encontradas em abundância nas redes de *fast-food*, onde você deve fazer a festa. É ou não é, amiga?

Resta saber se você é como aquela mulher que até em *fast-food* pede para retirar tudo que tem cor de alimento vivo. Sua barriga e seu corpo como um todo são um cemitério de bichos mortos e alimentos ricos em gorduras saturadas, gorduras trans, queijos processados como cheddar, carnes velhas com tanto conservante que até uma múmia perde! Fora o festival de carboidratos que se transformam automaticamente em açúcar no seu sangue! Alô, diabetes! Alô, gordura abdominal, alô, azia e mau humor! Alô, mau hálito e sudorese, alô vontade de morrer!

Eu tinha uma paciente que estava no auge dos seus 25 anos, com mais de 180 quilos, que dizia: "Toalá, eu gosto apenas de coisas crocantes, como batata frita. De purê de batata, não, porque é massudo, e também adoro sorvete de baunilha. Mas sem nenhuma coisa dentro, como morangos". Amiga, pegou a incoerência do discurso dela? Se ela não gostava de purê de batatas porque era, segundo ela, muito "massudo", por que então gostava de sorvete com a mesma consistência? Claro, porque ela tem paladar infantil, e o sorvete tem açúcar!

Agora está na moda dizer que é intolerante a glúten e lactose, o que na maioria dos casos é uma supermentira. Além do paladar infantil, as pessoas querem chamar atenção para si mesmas como alguém problemático que precisa de mais atenção com a alimentação. Esse comportamento denota que, além de ser mimada, a mulher sofre de carência. Quando estamos doentes na infância, quem prepara alimentos especiais para nós? Matou a charada? Mamãe e vovó! Sendo assim, sabemos que, se você se identifica com tais comportamentos, está carente de afeto e buscando amor e atenção usando os alimentos como fonte de desculpas e justificativas.

Posso dizer que a mulher chata que tem paladar infantil seria como um maestro, que tem audição mais apurada. A mulher infantilizada que busca o afeto materno nos alimentos fáceis possui um paladar mais aguçado e se incomoda pra valer com sabores e texturas imperceptíveis para a maioria das demais pessoas. Daí a preferência por comidas de *fast-food*, que são rápidas, cheias de temas e cores que lembram brincadeiras da infância, sanduíches de carne processada, batata frita pingando óleo e refrigerante borbulhante. Assim, o *fast-food* estaria para a mulher com paladar infantil como a música clássica para o maestro.

Obviamente, a partir de hoje, se você for a um *fast-food*, pode pedir as opções saudáveis, como saladas e água. Muitos deles vendem até maçã, isso se você estiver em um grupo de pessoas que optem por ir a uma lanchonete e você não vai se privar da companhia deles porque está num processo de reprogramação de si mesma. Não evite, porém aprenda a lidar com as suas emoções e com toda essa nova consciência e peça o que você deve comer se quiser mesmo mudar. Sem desculpas. O segredo da mudança de hábito está justamente em não se esconder, não viver de mentiras e desculpas, não evitar lugares, mas enfrentar a si mesma e os lugares com sabedoria e discernimento. Assim, a cada dia será uma pequena vitória que aos poucos reconstruirá em você uma nova mente e um novo corpo!

E vamos para o nosso exercício do dia: hoje mesmo você vai promover uma verdadeira limpeza na sua geladeira. Separe uma sacola e, sem dó, sem pena e sem ficar contabilizando dinheiro, vai pegar tudo que é lixo em forma de comida e doar a quem precisa dessas calorias que você não quer mais. Vai, amiga, retire da sua casa sem pensar e limpe os armários, a geladeira, as gavetas das porcarias. Mas não tenha mais nenhum alimento que seu antigo paladar infantil apreciava dentro da sua casa, nem na sua bolsa, muito menos no seu local de trabalho. Essa é a sua missão, e eu quero que você a cumpra agora mesmo. Vamos ver até onde você quer mesmo transformar a sua mente e o seu corpo! Eu confio em mim, eu confio em você, uma confia na outra, e juntas vamos atingir a sua meta!

15º DIA

# TERAPIA DA ÁGUA NO CORPO

*Por Vanessa de Oliveira*

Amiga, prepare uma jarra de água bem fresquinha porque hoje o papo é sobre água. Isso mesmo, água! Aquela água que você acha que não é importante e não faz falta nenhuma para você. Isso é o que você erroneamente acha. Se você está viva hoje, dê graças à água! Sabia que você é basicamente constituída de água? Para você ter uma ideia do papel da água na sua vida, cerca de 75% do peso do seu músculo é composto por água; o seu sangue contém 95% de água; a gordura do seu corpo contém algo em torno de 14%; e o seu tecido ósseo, 22%. Sendo assim, o seu corpo tem cerca de 65% de água!

E agora que você sabe de tudo isso, ainda acha que não é importante beber água diariamente? Não venha se defender dizendo que toma refrigerante, chá e café e que todos eles têm água.

Eu não quero ouvir nunca mais esse tipo de justificativa! Nada, absolutamente nada substitui o consumo de água pura no seu organismo! Sua pele, seu humor, sua aparência física como um todo e o seu estado mental dependem 100% da água. Se você não tem o hábito de beber água, acredite: sua vida é um desastre completo do começo ao fim, e isso explica muito seu mau humor, seu sobrepeso ou sua obesidade. Se você não bebe muita água, o corpo tende a segurar o pouco que tem, fazendo a retenção. Isso explica por que sua pele e língua ficam rachadas; suas rugas precoces, seu mau hálito, sua prisão de ventre. Enfim, tudo, absolutamente tudo na sua vida melhora ou piora dependendo de quanta água pura você põe no seu corpo diariamente.

Uma pessoa que bebe água sabendo da importância dela em toda a vida é uma pessoa consciente, e uma pessoa consciente não chega ao ponto em que você chegou. Essa é a realidade. E quem come sem consciência, sem pensar no que está colocando para dentro do próprio corpo, jamais vai se preocupar com algo como água.

O desprezo pela água é o mesmo desprezo da pessoa pela própria vida. Pode soar duro, mas é a realidade, e aqui só trabalhamos com a realidade. Somente a realidade vai fazê-la mudar e trazer uma nova consciência, o que vai gerar uma nova programação mental e transformação no seu corpo.

Todas as mulheres acima do peso ou dentro de um quadro de obesidade, sem exceção, soltavam a famigerada frase: "Ah, eu odeio água, não consigo tomar água, me dá até enjoo". Não seja essa pessoa. Se for, vai deixar de ser aqui!

Faça simbolicamente o enterro da mulher mimada e ignorante que acha lindo dizer uma bobagem dessas. Acredite: esse péssimo modo de ver a vida e a água foi um fato primordial para deixá-la no estado em que você se encontra hoje. Em um atendimento no clube de uma aluna que estava pensando até em cometer suicídio porque não conseguia emagrecer, ao ser questionada quanto à água, ela disse que bebia "muito líquido", e o preferido era o refrigerante à base de cola. Ela chegou ao ponto de acordar de madrugada para fazer o marido comprar esse refrigerante porque ela estava com sede, e chegou às raias do vício, fazendo o consumo de litros e litros para poder provocar vômito e beber mais e mais refrigerante. O quão triste era a vida daquela mulher, você mal pode imaginar. No auge dos 32 anos, ela era o retrato da frustração e da infelicidade.

Beber água? Jamais! Afinal, ela sentia enjoo, e o facilitador dela, que era o marido, fazia todas as vontades dessa mulher regredida à infância, comprando fardos de refrigerante de cola. Como alguém ousava dizer que ela estava gorda por falta de líquido? Estamos na metade do nosso livro e, portanto, na metade do caminho da sua reprogramação e transformação do seu corpo. Ou seja, você tem hoje uma nova percepção de si mesma e das coisas como um todo. O discurso dessa mulher lhe parece coerente ou não? Se não, por que você age da mesma forma que ela em relação à água?

Ser ignorante é perdoável, porque o ignorante não é burro, ele apenas ignora a informação. Enquanto o burro tem a informação e mesmo assim continua agindo da mesma forma, obtendo os mesmos resultados. Como você se considera: uma mulher burra ou uma mulher ignorante para continuar achando que a água não é simplesmente fundamental para tudo em sua vida? Se for burra, sinto lhe dizer que nada mudará na sua vida e muito menos no seu corpo: você está apenas à beira do colapso físico. O mental já era, não é? Isso nem precisamos comentar! Mas se você não consumia água por ignorância mesmo, o que pode muito bem acontecer, depois desta aula você não poderá alegar isso! Beber água é uma questão de consciência e hábito. Isso mesmo, consciência e hábito.

Sabendo o que a falta da água provoca na sua mente e no seu organismo, você passa a ter consciência da importância e criará um hábito. Um hábito que, venhamos e convenhamos, mudará sua vida como um milagre!

Faça o desafio dos 21 dias com água. Tire uma foto de rosto sem maquiagem e filtro, uma foto honesta de si mesma e passe a beber 3 litros de água por dia. Daqui a 21 dias, tire uma nova foto e compare. Você vai se surpreender, eu garanto!

A água fará em você uma verdadeira revolução mental e estética, fora que vai auxiliá-la no seu processo de emagrecimento! Você sabia que muitas vezes você pensa que está com fome, mas na verdade é sede? Quantas vezes você comeu sendo enganada pela sede, ingerindo calorias desnecessárias que a levaram a um processo que engorda? Sim, essa informação é chocante! Bastava beber água que você estaria saciada e confortável com sua forma física e com menos problemas de saúde. Você pode começar com um litro por dia na primeira semana, passando para dois litros na segunda e finalmente três litros por dia na terceira, e não veja isso apenas como um desafio, mas como uma reprogramação mental para que você leve esse bom hábito por toda a sua vida. Acrescentar limão e gengibre na sua garrafinha de água vai ajudá-la muito na sua saúde, e não é só para enganar o paladar, não. Estudos comprovam que alcalinizar a água com limão vai regularizar o PH do seu corpo pela alcalinização do sangue. Existem alguns estudos que indicam que água com limão, ou seja, água alcalinizada, ajuda na prevenção de alguns tipos de câncer. De todos os alimentos alcalinos, o limão é um dos mais fortes para essa finalidade. Então, vou ensinar o que eu mesma faço todos os dias e que se tornou um hábito saudável na minha vida e me faz muito bem! Compre uma garrafinha, uma de que você goste, com um tema legal. Nós, mulheres, temos essa coisa de temas e cores em tudo na nossa vida, e eu sei que isso faz toda a diferença e até nos estimula positivamente, não é mesmo? Então, vá ao shopping, supermercado ou àquela lojinha da esquina e escolha uma garrafinha que fará parte do seu dia a dia. Se não tem um bom filtro na sua casa, instale-o, para você poder ter acesso a uma água limpa de impurezas, filtrada e fresquinha! Tenha em casa limões e gengibre natural. Corte meio limão em fatias e algumas lasquinhas de gengibre e ponha dentro da sua garrafa, completando com água. Se quiser deixar da noite para o dia essa alquimia maravilhosa, fica ainda melhor! Passe a beber o tempo todo essa água, mesmo sem sentir sede e sem fazer careta. Essa água deve estar perto de você até quando trabalha no computador ou quando está assistindo TV, dirigindo ou na esteira!

Tenha a água a partir de hoje como sua melhor amiga e anjo auxiliar para uma transformação mental e física! A maioria de nós não foi educada para beber água e, portanto, não tem o costume, mas você tem de se habituar a novos comportamentos.

Você foi gerada na água do ventre da sua mãe; é constituída de água e precisa fazer essa renovação no seu organismo o tempo todo. Como se você fosse um aquário com muita vida dentro e que precisa ser filtrada o tempo todo, e quem é que sobrevive com pouca água e com água podre?

E como começar? Simples: dando o primeiro passo, o primeiro gole, o primeiro litro, e tendo em mente que seu futuro depende apenas de você mesma. Se às vezes você estiver fora de casa e do trabalho, vou lhe dar dicas do que eu mesma faço para estar sempre bem hidratada em qualquer ocasião!

A partir de hoje, troque todos os refrigerantes, chás e sucos artificiais – aquele de caixinha que se diz natural e de natural não tem absolutamente nada. Troque tudo isso por água! Se for consumir chá e café, sempre sem açúcar. Lembre-se de que você está se livrando de uma vez por todas do maldito paladar infantil e não está mais buscando afeto no vilão açúcar.

Outra dica é sempre sentir gratidão ao ingerir água, para que a energia da água entre no seu corpo como cura, trazendo todos os benefícios que você pode desfrutar! Seja grata à sua saúde mesmo depois de você ter abusado tanto do seu organismo. Agradeça por ter água disponível e um corpo perfeito que ainda funciona: recupere-o, hidrate-o e agradeça; perdoe-se por ter se negligenciado tanto. A vida está lhe dando uma nova oportunidade. Ainda dá para voltar desse caminho sombrio que você estava percorrendo. E então, vamos finalizar brindando com um copo de água? Quero que você me mande sua foto do antes e do depois!

16º DIA

# TRANSFORMANDO A ANSIEDADE EM ALGO QUE LHE TRAGA BENEFÍCIOS

*Por Toalá Carolina*

Vamos falar hoje sobre ansiedade, essa característica que todos nós possuímos, porém, quando não sabemos equilibrar, ela pode se transformar em muitos números na balança. Você deve ter estranhado quando me referi à ansiedade como uma característica e não um defeito, não é mesmo? Não estranhe, pois você deve se lembrar de que estamos em um processo de reprogramação mental e já sabemos que nem tudo que aprendemos no passado e tínhamos como verdade é de fato verdadeiro, não é mesmo?

Ressignificar algumas crenças que nos limitam, ou seja, dar um novo significado a uma crença limitante, é a chave do nosso sucesso! Quando se fala em ansiedade, logo pensamos que se trata de um defeito. Mas nem sempre a ansiedade é uma vilã. Precisamos aprender o que é a ansiedade e o papel dela nas nossas vidas. Tudo, absolutamente tudo pode ser transformado, ressignificado e usado em nosso próprio benefício! Até mesmo uma característica da nossa personalidade que julgamos ser ruim. Não existe nada ruim que não possa ser transformado e utilizado para nos fazer bem.

A ansiedade é quando a nossa mente está focada no futuro, um futuro curto ou distante, mas que tira nosso foco do momento presente. Como o futuro ainda não existe, a ansiedade costuma trazer junto sentimentos de sufocamento, angústia, sofrimento pelo que nem sequer aconteceu, ou seja, é um sentimento que nos traz muito desconforto. Claro, a mente está lá, mas só podemos vivenciar o momento presente e fazer algo apenas no aqui e agora. O fato de fantasiarmos com coisas que queremos, desejamos ou tememos nos coloca em um estresse mental! É claro que uma mente ansiosa é uma mente supercriativa, mas essa criatividade está voltada apenas para o lado negativo de todas as coisas e situações, daí a angústia!

Sabe aquele frio na barriga que você sente na fila de uma montanha-russa? Você já observou que os sentimentos na fila são mais desconfortáveis do que a própria queda em si do brinquedo radical? Claro, é a tal ansiedade que nos faz ter aquele frio na barriga que nem sempre é gostoso de sentir, fora os demais sintomas, como sudorese, dor de barriga, vertigem, visão turva, sensação de desmaio e muito mais.

Mulheres que estão acima do peso ou dentro de um quadro de obesidade costumam lidar com a ansiedade de uma forma que traz muitos malefícios, que é comendo tudo que veem pela frente, e sabe por que o cérebro usa esse recurso de comer para aliviar os sintomas da ansiedade? É daí que vem todo o segredo da coisa. Se a sua mente está sempre no futuro, sem estar no presente, trazendo todos os tipos de sofrimento psíquico, o que a mente usa como atalho para lembrar que está aqui e agora? O alimento! Pois, quando comemos, sentimos cheiro, gosto, temos que mastigar; isso a traz de volta daquela fantasia do futuro, tirando você da angústia que você mesma criou!

Não existe cura para a ansiedade, não existe ansiolítico que cure ansiedade, nem bruxaria! O que existe é a consciência de que você é uma mulher ansiosa e sempre será, mas que, entretanto, pode aprender a dominar e transformar a ansiedade para ser usada em seu benefício. Eu nunca conheci alguém que sofresse de ansiedade, e que em consulta com psiquiatra tenha conseguido um remédio capaz de eliminar o problema. O que o remédio faz é desligar a ansiedade enquanto se faz uso dele, porém ela está ali cochilando e voltará a qualquer momento. Temos que parar de querer tomar uma pílula mágica para não precisar lidar com o que devemos lidar. Não queira inventar doenças psicológicas para tomar remédios que não resolvem nada, apenas alimentam a indústria farmacêutica.

Não estou dizendo que os psiquiatras não têm sua importância e eficácia. Eles têm, sim, e muita. Porém, em alguns casos não há nenhuma necessidade de ter um remédio para chamar de seu quando o trabalho e que deveria ser feito por meio de uma conscientização que pode ser obtida com terapia ou análise. Devemos parar de nos encher de lixo químico para fugir da nossa responsabilidade. Está na hora de crescer, amadurecer e parar de mimimi.

Então, sabendo que a ansiedade é uma característica e não tem cura, e também que você é uma mulher ansiosa, o que devemos fazer? Primeiro, esqueça querer eliminá-la. Você precisa entender que a ansiedade sempre fará parte da sua vida. Então, eu vou ajudá-la a administrar a sua ansiedade para que você não a coloque mais na comida. Sendo assim, você precisa se tornar uma expert em identificar quando está em estado ansioso, e isso é autoconhecimento. Tendo conhecimento de si mesma e percebendo de maneira detalhada, você deixa de ser dominada pela sua mente e passa então a dominá-la. Sendo comandante dos seus desejos, anseios e medos, você tem total controle da situação, escolhendo sempre o melhor caminho para lidar com toda essa complexidade que é a tua psique. Sendo senhora de si mesma e 100% responsável por absolutamente tudo que lhe acontece e por todas as decisões que toma, você está se tornando uma mulher muito melhor e que faz escolhas saudáveis para si mesma, tendo como consequência o emagrecimento. Quando a sua mente não estiver no momento presente e sua cabeça estiver criando momentos futuros, então você já sabe que está em um momento de ansiedade. O que você vai fazer, então?

O primeiro passo já foi dado – você identificou que está ansiosa. E você aprendeu que comida tranquiliza. Lembre-se, amiga, você não está com fome, você apenas está usando um recurso que sua mente criou para permanecer no momento presente, e você foi reforçando esse hábito seguindo esse instinto, e a partir daí você se programou. Como estamos em um processo de reprogramação mental para a transformação do seu corpo, agora você passará a repetir justamente o contrário do que fazia antes. A começar sentando em algum lugar calmo, olhando tudo à sua volta com muita calma, observando cada detalhe de um quadro que estiver próximo a você, por exemplo. Vai tomar a sua água que já está perto de você, em casa, no trabalho ou na rua, e vai colocar a sua mente e toda sua atenção no momento presente, lembrando que é ansiosa, que não adianta estar com a cabeça no futuro e que precisa focar no momento presente.

E por que o estresse e a ansiedade fazem você comer mais e mais, sem ter essa consciência imediata? Bem, entre as razões que eu já expliquei, que são razões emocionais, existem outras de ordem química. O estresse e a ansiedade provocam queda nos níveis de serotonina, que é um neurotransmissor químico que nos faz sentir bem e felizes. Quando comemos principalmente carboidratos, eles se transformam em açúcar na nossa corrente sanguínea, levando para o cérebro de maneira quase imediata uma sensação de prazer entorpecente. Infelizmente, comer quando está estressada ou se sentindo ansiosa é uma solução rápida, que tende a trazer culpa e infelicidade logo depois, ainda mais quando você ganha peso. E sabemos que o remorso que bate depois de devorar um pote de sorvete é terrível! A gente passa a se odiar, não é mesmo? Só que muitas vezes quem está nesse sobrepeso ou obesidade não tem consciência de que o estresse e a ansiedade são as causas da comilança frenética.

Amiga, esse é um círculo vicioso do qual é muito difícil sair, mas não impossível. Você precisa compreender que não existe meta impossível, apenas prazo impossível. Se você está ansiosa e come demais para se acalmar, essa situação irá produzir mais ansiedade, e tudo porque você ficará ainda mais insatisfeita com a própria autossabotagem. E uma vez que a sua ansiedade é maior, você tem um novo problema para lidar: perder o peso que você ganhou. E esse dilema não chegou ao fim até o dia de hoje. O seu estresse e a sua ansiedade podem colocá-la em estado de alerta diante do perigo, mas você não pode estar ligada nisso o tempo todo; o segredo está em identificar esses sentimentos para poder lidar com eles de uma maneira inteligente e racional.

Resultado: o seu corpo responde a qualquer estresse físico ou psicológico exatamente da mesma maneira. Assim, cada vez que você tem um dia estressante ou alguma frustração, o seu cérebro age como se ele estivesse em perigo físico e instrui as células a produzir hormônios poderosos. Nesse momento você recebe uma descarga de adrenalina, que usa a energia armazenada para que você possa lutar ou fugir. Ao mesmo tempo, você tem um aumento no cortisol, que nada mais é que a cortisona encontrada nos medicamentos antialérgicos e que nos fazem inchar. Ele diz que seu corpo precisa colocar alimentos supercalóricos no seu corpo para repor a energia utilizada, mesmo que você não tenha usado muitas calorias nesse momento de pânico – você não fugiu correndo ou subiu em uma árvore para escapar de qualquer perigo. Sendo assim, para "recuperar" a suposta energia perdida, seu cérebro começa a lançar sinais de que você está com fome, muita fome. E o seu corpo continua a bombear o cortisol, mais e mais, se o estresse continua.

Perceba como é uma bola de neve o que acontece aí dentro do seu cérebro. O que ocorre depois é que a fome é emocional, pois você nunca tem uma vontade incontrolável de comer cenoura, por exemplo! O seu corpo vai implorar por todos os poros que você consuma imediatamente doces e salgados, e daqueles bem gordurosos mesmo, porque são justamente eles que estimulam o cérebro a liberar substâncias químicas de prazer (serotonina novamente) e fazem reduzir o estresse. Esse efeito relaxante torna-se viciante, tal como uma droga entorpecente ou analgésica, por isso sempre que você está ansiosa ou estressada, até mesmo na TPM, você tenta ter ao seu alcance alimentos que engordam. Sabendo de todo esse processo, você deve estar se perguntando: "E qual é a solução?".

Bom, amiga, a sua pergunta é mais que natural e eu vou lhe dar a solução! O estresse e a ansiedade devem ser identificados em primeiro lugar e substituídos por pensamentos bons e positivos do momento presente. Ou seja, trazer a mente que está lá no futuro ou lá na preocupação para o aqui e agora, com o objetivo de evitar o ganho de mais gordura corporal e colocar um ponto final definitivo no sofrimento que a ansiedade provoca. A saída mais inteligente nesse caso é achar algum tipo de passatempo produtivo, como uma caminhada ao ar livre ou exercício regular em ambiente arejado e calmo, ou uma atividade que foque sua mente em outra vibração, como ler um bom livro, assistir a um filme, mirar naquele projeto que está atrasado, malhar, trabalhar e se divertir sozinha ou com as amigas. O importante mesmo é tirar o foco da ansiedade e do estresse para que você não acabe descontando tudo na comida novamente!

Compreenda que a alimentação não é o vilão da gordura extra, mas sim a superalimentação, e ela é decorrente da sua ansiedade mal administrada. Exercícios de controle da respiração, como a ioga, são de grande ajuda para você lidar com essa montanha de sentimentos que está ativa, mas que você tem uma certa dificuldade para lidar. Parece uma tremenda bobagem, mas a respiração é a sua grande aliada para transmutar a ansiedade! Você precisa também ocupar o tempo ao máximo com atividades que a deixem desperta e ativa de uma maneira criativa. Então, se você é uma mulher que trabalha em casa, passe a ter atividades que lhe tragam prazer e rentabilidade; se você trabalha fora, pode incorporar à sua rotina algo que realmente lhe traga prazer, que seja como uma missão. Talvez você não esteja feliz e realizada como profissional, ou pode estar em um relacionamento insatisfatório ou abusivo, ou com algumas questões emocionais não resolvidas. Tudo isso pode acarretar estresse e ansiedade constantes no seu dia a dia, portanto não deixe para amanhã o que você pode resolver hoje.

Vou lhe dar um exemplo: sabe quando discutimos com uma amiga querida por discordar de uma opinião? Pode acontecer, é claro, amizade também é um relacionamento, não é mesmo? Essas brigas tolas, sem propósito nenhum, em que uma fica querendo ter mais razão que a outra e tudo acaba em confusão, quem nunca? Esse estresse traz junto uma carga de ansiedade, porque fica aquele engodo na garganta, e o orgulho não deixa pensar de maneira racional. E o que você faz? Corre para a geladeira e se entope de bobagens, comendo e remoendo aquele sentimento corrosivo e pensando que não vai atrás da sua amiga porque, afinal, você está certa, e ela, errada. Isso acontece com marido, namorado, crush, filhos, chefe e síndico do prédio. Se todas nós vivemos em uma sociedade e lidamos com muitas pessoas no nosso dia a dia, situações como essa acontecem o tempo todo, é ou não é? A forma como você resolve ou não resolve essas coisas vem junto com uma carga de ansiedade gigantesca, juntamente com o estresse, e tudo é descontado nas guloseimas que estão deixando você adoecida e com o peso lá em cima.

A solução para todos esses casos e todos os que possam ocorrer no seu cotidiano é resolver tudo na hora, com o máximo de racionalidade, maturidade e justiça. Não deixe nada, absolutamente nada para resolver à noite, amanhã ou algum dia. Assim, você vai eliminar a ansiedade, transformando-a em uma construção de caráter e valores que até então você não aplicava em sua vida. Se der resultado, deu, se não der, pense que você fez a sua parte com muita consciência e responsabilidade. Se ainda assim, com todas essas soluções, você sentir dificuldade em lidar com a ansiedade e o estresse, busque ajuda profissional de um psicanalista ou psicólogo, mas não vá atrás de remédios. Uma ajuda sempre é bem-vinda, não é mesmo? E não devemos ter preconceito quanto a pedir ajuda quando necessário. Lembre-se: ansiedade é natural, mas não saber lidar com ela é altamente prejudicial.

E no exercício de hoje eu vou lhe propor uma meditação. Eu sei que você é uma mulher agitada, com mil coisas na cabeça e que tem pressa de mudar. Isso é ansiedade, excesso de futuro, como falamos na nossa aula de hoje. Sabemos também que ela não lhe traz nenhum benefício e foi uma das principais causas de você ter ganhado tanto peso. Hoje vou ensiná-la a baixar essa ansiedade a níveis confortáveis para que você se reprograme, mude e viva melhor e em paz.

Deite-se em um lugar com uma luz baixa. Escolha um mantra no YouTube chamado Remember, de Omkara. Esse mantra vai convidá-la a se lembrar quem você é lá na sua essência, sem essa ansiedade que você veio construindo ao longo da sua vida adulta. Esteja com uma roupa confortável, de banho tomado, se sentindo bem consigo mesma. Coloque o mantra baixinho e ouça a letra mesmo que você não compreenda o que ela diz. Sua mente é mais poderosa do que você imagina, e ela vai captar a mensagem do mantra, reprogramando a sua mente, convertendo essa ansiedade em serenidade, com uma mente focada no momento presente, que é o único momento que você possui. Ontem já passou, amanhã não temos, mas temos o agora.

Você está aqui, na Terra, reencarnada para se superar, se desafiar, e vai conseguir, pois agora você é uma mulher focada, determinada, forte, grata e do bem. Pense na mulher saudável que mora aí dentro, olhe para ela e encaixe essa imagem dentro de si, incorpore-a. Pense que por meio das suas atitudes diárias você irá gradualmente se transformar nessa mulher maravilhosa de corpo e mente.

17º DIA

# REPROGRAMANDO A MENTE PARA ACEITAR SOMENTE O SAUDÁVEL

*Por Vanessa de Oliveira*

Muitas vezes você pode pensar que já sabe tudo isso, mas de nada adianta saber sem colocar em prática, certo? O conhecimento está aí, acessível para todas nós. Você sabe o que pode e o que não pode comer. Então, você não é uma mulher que come errado por falta de esclarecimento. O que de fato faz a diferença é o comprometimento com a mudança que você deseja para a sua vida. Onde está o seu foco está o seu resultado, e eu vou repetir essa frase muitas vezes para que você a assimile e a tenha como um lema em sua vida.

Se você passar horas a fio no Netflix e comendo pipoca, terá como resultados alguns números a mais na balança e algum conhecimento sobre filme, mas não adianta ficar apenas se distraindo e deixando o que importa de lado, não é?

Se o que você quer é emagrecer, e de forma definitiva, sem o indesejável efeito sanfona, é necessário que passe a ter atitudes todos os dias no sentido de promover essa mudança. E essas escolhas são as que você fará a todo minuto. Não se engane. Cada copo de água que você tomar contém a sua decisão de se reprogramar. Então, esse novo relacionamento com você mesma é um relacionamento intenso e profundo com o mais novo amor da sua vida: você mesma!

Até a compra deste livro e o fatídico dia em que você tomou a decisão de mudar de uma maneira inteligente e racional, você se programou e se recompensou no sentido de se superalimentar com comidas nada saudáveis. E fazia isso porque não se responsabilizava pelo que ingeria. Tudo foi feito com muita irresponsabilidade, muita fuga, muita infantilidade nas atitudes mimadas e no paladar infantil. Comer sem pensar é um dos fatores que fizeram você chegar ao ponto em que chegou e que a trouxe até aqui. Agora você vai passar a pensar em cada um dos alimentos que levar à boca, e não se trata de uma dieta temporária, trata-se de uma mudança de pensamento e de hábito. Tenha em mente que é de hoje para sempre e por todos os dias, a cada refeição.

Eu penso aqui comigo se você conhece os alimentos e tem consciência do que come. Será que você pensa sobre cada ingrediente que ingere? As pessoas que estão felizes e confortáveis com o peso e o aspecto do corpo estão, em primeiro lugar, conscientes de si mesmas e fazendo escolhas saudáveis a cada minuto da vida. Sim, elas renunciam aos antigos hábitos, renunciam à comida artificial e pensam sobre os alimentos.

Você imagina que inicialmente a vida delas foi fácil e que elas não sentiam vontade de fazer aquele assalto no congelador atrás de um bom sorvete? Claro que elas sentiam vontade como você, porém a diferença é que elas passaram a pensar, passaram a se controlar e se reeducaram para que hoje sentissem naturalmente repulsa por tudo que é extremamente doce, extremamente gorduroso e altamente industrial. Elas reeducaram o paladar.

Elas sentiam inicialmente essa vontade, tinham o ímpeto de comer algo que já estavam acostumadas e que não traria nenhum benefício, mas identificaram o porquê dessa vontade; passaram a pensar sobre o alimento e por fim optaram por fazer substituições.

Portanto, para começar a reprogramação da sua mente e aprender a fazer escolhas saudáveis é necessário que você tenha consciência. Assim como uma criança aprende a ler por meio do alfabeto, você terá que reaprender a comer e, todos os dias, aprender sobre os alimentos, comprometendo-se a ler, pesquisar sobre cada ingrediente e passar a contar as calorias. Terá também que experimentar todos os alimentos que você não aceitava no seu cardápio, como legumes, verduras, frutas e temperos naturais, como se você agora fosse uma nova pessoa, pois de fato você já é. Uma nova mente é um novo ser mantendo sua história e essência.

Quando expandimos, não retornamos ao que éramos antes, e é de fato impossível depois deste livro você continuar a mesma mulher que fazia tantas escolhas equivocadas para si mesma. Você tem por hábito ler os rótulos dos alimentos industrializados que consome? E se lê, sabe o que eles significam? Hoje em dia não é necessário ser uma especialista em nutrição para saber o que eles fazem no seu corpo e o quanto de calorias eles possuem. É claro que uma ajuda profissional se faz necessária, como a consulta com uma nutricionista, mas você pode pesquisar na internet, em sites confiáveis, o que eles fazem ao seu corpo. Você é responsável por adquirir conhecimento sobre aquilo que diz respeito à sua vida. Isso faz parte da sua tarefa de se reeducar – é você conspirando a seu favor. A nutricionista não vai andar colada com você 24 horas por dia fazendo as suas escolhas, não é?

Ela vai atendê-la, vai ajudá-la, e você vai ter que se virar com as instruções que ela passar. Você precisa parar de querer que as pessoas façam escolhas por você e de achar que alguém fará por você o papel que lhe cabe. É o mesmo quando frequentamos aulas em cursos e faculdades: nossos professores nos passam o conteúdo que precisam passar e o resto é com a gente. Então, você precisa de uma ajuda, e isso é válido, necessário, mas terá que caminhar com suas próprias pernas e se tornar uma especialista em cuidados diários de si mesma.

Olha só que legal: você está se tornando uma especialista em você mesma, já parou para pensar? Antes, você mal se conhecia, mas agora, além de se conhecer, você se cuida como a pessoa mais especial do mundo, e é claro que isso faz diferença até na sua pele. Imagine então em você por inteiro!

Portanto, a partir de hoje você vai até aumentar seu plano de dados da internet do celular, porque vai virar uma pesquisadora! Todos os alimentos industrializados que você comprar, você vai analisar minuciosamente o que contêm, e fará isso lendo o rótulo que indica o quanto o alimento tem de caloria, sódio, açúcares, conservantes, corantes, aromatizantes. Quanto mais complexo o produto, mais mal ele fará ao seu organismo; quanto mais simples, melhor. Tenha como regra: DESCASQUE MAIS, DESEMBALE MENOS. Acredite, essa regra transformará o seu relacionamento com a alimentação. Delete da sua vida a palavra dieta. Você não está em uma dieta, mas em uma nova consciência sobre si mesma, em uma reeducação mental e alimentar. Ela é para sempre.

Se alguém lhe perguntar, diga que não faz dieta, mas escolhas. E um exercício ótimo para que você gere em si mesma uma consciência, e que não deixa até mesmo de ser uma terapia de choque, é você se tornar uma observadora de como as pessoas que estão acima do peso ou obesas se alimentam. Não precisa ser uma docente em nutrição para fazer uma observação analítica. Basta ir a uma praça de alimentação e observar as escolhas que as pessoas magras fazem e, também, as escolhas das pessoas que estão acima do peso. É muito interessante observar que os dois grupos seguem uma espécie de padrão. As magras tomam água, sucos naturais, colocam saladas e grãos nos pratos, comem devagar, como se elas refletissem a cada garfada o que estão ingerindo. Já as pessoas acima do peso ou obesas comem em *fast-food*, tomam refrigerante com refil, enchem o prato de carnes gordurosas e frituras; os pratos têm uma coloração marrom, bege e amarela. Já os pratos das pessoas magras têm cores variadas. Claro, são alimentos vivos, frescos e saudáveis. Os alimentos ricos em gorduras saturadas e quase em estado de putrefação têm cor de cadáver mesmo, o prato praticamente se funde em um marrom esquisito.

**Você é o que você come, e isso é uma regra**

Observe as pessoas que enchem a barriga de carne de porco – elas se parecem um pouco com eles fisicamente. Uma vez eu estava em um restaurante *self service* e tinha um homem bem obeso se servindo de leitão. Ele era a cara do leitão, e a partir desse dia me deu um estalo. Passei a observar o que as pessoas comiam e no que elas se transformavam. As pessoas se parecem mesmo com o que elas ingerem no dia a dia, e você fará essa constatação. Se você quer mesmo emagrecer e ter uma aparência sadia e reluzente, terá que ingerir alimentos que nutrem e abastecem o seu organismo, e não comer sem saber o que está comendo.

A reprogramação não se dará do dia para a noite, mas ela se estabelecerá por meio das escolhas que você fizer a partir de hoje, e nada mais de amanhã na sua vida! Então, comece se desapegando do que está na sua geladeira e que não lhe traz nenhum benefício nutricional. Pegue um saco de lixo e comece a descartar sem dó nem piedade tudo que engorda. Vai jogando no saco, sem apego, porque eles iam para o seu estômago e a fariam engordar; iam adoecê-la e acabar no esgoto. Se você tiver muito dó do dinheiro gasto com eles, então doe para pessoas carentes que podem estar precisando ingerir calorias extras. E não pense no dinheiro perdido, mas na saúde ganha. Descarte sorvetes, "danones" açucarados, queijos amarelos, frituras, molhos prontos cheios de amido e açúcar, congelados processados, carnes gordurosas, salgadinhos, chocolates, biscoitos e bolachas recheadas, temperos artificiais... Faça uma limpeza na geladeira e nos armários sem truque nem negociação com a sua mente.

Esse processo é uma limpeza mental também; um processo de se soltar desse vício de coisas ruins que lhe faz muito mal. Esses armários e essa geladeira terão que ficar praticamente limpos, porque, assim como seu corpo, eles também passarão por uma limpeza interna e um processo de inclusão de coisas boas. Quando for ao supermercado, esqueça a seção de doces, salgadinhos, congelados, refrigerantes e tudo que tenha farinha branca. Passe a escolher produtos simples, integrais, naturais. Você vai ser a mulher amiga do dono da quitanda e do sacolão, também será uma frequentadora da feira! E não compre o que você não pode comer, de jeito nenhum, porque aquilo que é levado para sua casa em algum momento servirá de alimento, e você não vai dar essa mancada. Não existe essa de "ah, vou levar esse salgadinho aqui porque, quando eu abrir, vou comer só um pouquinho", isso é balela. Compre comida de verdade. E você vai sentir o cheiro dos alimentos naturais e frescos, e alegrará seus olhos com tantos presentes que a natureza criou para você. Passará a ser grata à terra, à chuva, ao sol, às pessoas que trabalham no campo para levar tudo isso até a sua mesa, e vai ser uma mulher consciente de cada grão que entrar na sua boca.

Muitas vezes, mulheres que estão acima do peso ou dentro de um quadro de obesidade são aquelas que não cozinham para elas, que não têm paciência de preparar uma refeição elaborada e querem tudo rápido. No máximo, um macarrão com queijo, e isso se não for instantâneo. Olha aí o paladar infantil, a preguiça e a ansiedade nesse comportamento de não cozinhar. E nada de dizer: "Ah, eu não sei e não gosto de cozinhar". Bom, não sabia e não gostava! Porque agora vai gostar e fazer, sim, se você estiver de fato comprometida com essa mudança em sua vida. Não sabe, aprende, e aprendendo passa-se a gostar!

Cozinhar a própria refeição é um ato de conhecimento e alquimia; é o momento em que você se relaciona com cada ingrediente e pensa sobre o que aquele alimento faz. Tenha um tablet ou celular sempre ao lado e pesquise tudo que puder sobre o que está colocando na panela. Com o tempo, você se tornará uma fera na arte de se nutrir. No Clube do Emagrecimento tem receitas deliciosas e superpráticas que nossa nutricionista está ensinando a fazer, coisas tão fáceis de preparar que você não vai mais achar que é difícil.

E se você cozinha para a família, das duas, uma: ou você ajuda todos na casa a se reprogramarem e entrarem nessa *vibe* boa de vida saudável ou faz o seu alimento separadamente. Vamos lembrar que nossas escolhas pertencem apenas a nós mesmas e não devemos impô-las a mais ninguém, e ninguém tem a obrigação de nos acompanhar. Somos livres e deixamos as pessoas livres também. Elas mudam quando decidem, e não por imposição. Você nunca mudou por imposição. Então, já sabe que isso não funciona para você e para ninguém. Não se torne a bruxa má, a chata da casa! Se o problema é falta de tempo, isso não é um problema. Como toda reprogramação, a disciplina faz parte desse processo.

Então, se você tem um dia livre, passará a tirar algumas horas para fazer sua alimentação da semana preparando marmitinhas bem nutritivas e saudáveis para comer nos dias seguintes. Uma agenda bem organizada ajudará nesse sentido. Separe um tempo para comprar e um tempo para preparar. Uma dica bem legal que vai incentivá-la a dividir essa nova fase da vida é abrir uma conta nas redes sociais apenas para fotos e minivídeos da sua nova rotina. Ganhando *likes* e seguidores, você ficará feliz com as pessoas que está inspirando e formará uma rede saudável do bem com aqueles que estão na mesma mentalidade e objetivo de reprogramação da mente e transformação do corpo. Lembre-se do que já lhe disse: águia anda com águia. Então, cerque-se de pessoas que possuem o mesmo objetivo para que você não se desvirtue.

Nas redes sociais, siga e tenha preferência de ser seguida apenas por mulheres e homens que estejam no mesmo processo de transformação, que tenham perfil com foco nessa finalidade. Invista tempo e dinheiro em todo tipo de instrução nutricional que você puder adquirir, pois conhecimento não ocupa lugar, e quanto mais você souber sobre esse assunto, melhor a sua vida vai ficar! O mais importante: não se sabote, não se recompense com alimentos que fazem parte do seu passado e que construíram seu antigo corpo. Não tem "só hoje" ou "eu mereço". Em lugar do "só hoje", recuse as tentações porque você merece mesmo é ter saúde e ser feliz com o corpo que almeja ter.

Suas recompensas, que antes eram feitas com porcarias e comida açucarada, agora serão com esse corpo em transformação, podendo ser uma roupa nova, um perfume, um sapato maravilhoso, um dia no cabeleireiro, nem que seja apenas para trocar a cor do esmalte! Suas recompensas devem lhe fazer bem e não mal. Fique bonita todos os dias, acorde arrumada, tenha prazer em vestir suas roupas favoritas, tenha aquela sensação revigorante de dever cumprido com você mesma e acredite: essa é a melhor sensação do mundo! Estar feliz por esses motivos é autêntica felicidade! Você não vai passar fome, ao contrário. Você apenas está comendo bem, de maneira inteligente.

Você pode fazer boas escolhas quando sair com seus amigos, em todos os lugares. Até naqueles mais sombrios *fast-foods* há opções saudáveis, porque o Ministério da Saúde obriga que todos esses restaurantes de rede ofereçam ao consumidor uma ou duas opções saudáveis. Por exemplo, naquela maior rede que conhecemos e a mais popular no mundo todo, existem saladas, maçã, água, frango grelhado. Em redes mais refinadas há muito mais opções, e até mesmo carta de vinhos. Entre centenas de porcarias do cardápio está lá a parte de saladas, grelhados, sopas e bebidas saudáveis. Então, não é desculpa dizer que saiu da linha porque estava com amigos do trabalho ou em um jantar social.

Não tem essa: é tudo uma questão de escolha. Simples assim! E se tirarem sarro de você com piadinhas, ria junto, não se ofenda e não leve para o lado pessoal, sendo uma mulher reativa. Mostre que está feliz com as suas escolhas e com a sua vida transformada e brinque com eles a respeito, convide-os para participar de uma nova forma de se alimentar.

E mesmo interagindo de maneira inteligente, sem ser uma mulher reativa, seja firme e mostre determinação em permanecer com a escolha saudável que acabou de fazer. Com o tempo, todos ao seu redor irão compreender, e mais que isso: verão que realmente você está reprogramada e transformada em sua forma física. E quer saber? Essas pessoas que não acreditaram na sua força e determinação vão começar a lhe pedir dicas de como se transformar também! No final de tudo, você ainda será uma fonte de inspiração para muitas pessoas que estavam na mesma situação que você quando chegou aqui! Então, tenha sabedoria, paciência, serenidade e esteja bem conectada com seus propósitos, sabendo que a única pessoa para quem você deve alguma explicação e justificativa é você mesma. A cada minuto da sua vida renuncie ao que lhe faz mal e escolha o que lhe faz bem. Com o tempo, essa rotina fará parte do seu ser para nunca mais você pensar como antes, nem comer como antes ou ter o mesmo corpo de antes! E nós sabemos que você vai gostar...

18º DIA

# FAZENDO POR SI MESMA E NÃO PARA TER APROVAÇÃO DO OUTRO

*Por Toalá Carolina*

Você ainda sente aquela necessidade de ser aprovada pelas pessoas à sua volta? Vou lhe dizer que se você se sente motivada a fazer transformações em si mesma apenas para que os outros a aprovem, é hora de dar meia-volta, porque o caminho está errado! Você ainda está priorizando os outros em vez de si mesma, e sabe o que vai acontecer se continuar com esse comportamento? Simplesmente tudo que você está tendo de progresso irá por água abaixo! E sabe por quê? Porque os outros estão ligando bem menos para você do que sua fantasia imagina. Sim, sinto informar, mas você projeta nos outros o que você mesma faz, sabia disso? Essa sua mania de perseguição, achando que todos a invejam ou que querem que você se dê mal é uma ideia infantil e completamente sem sentido. Se você soubesse de verdade o quão pouco essas pessoas pensam mesmo em você e na sua vida, você perceberia o precioso tempo que perdeu preocupada com isso e que esse tempo poderia ter sido investido em coisas para si mesma. É preciso esquecer essa mania de querer provar algo para alguém, porque a única pessoa a quem você precisa provar algo é você mesma.

    É uma tremenda ilusão pensar que as pessoas vão aceitá-la ou gostar mais de você se estiver magra. Nem amigos, nem a sua família, muito menos os homens irão considerá-la mais ou menos, respeitá-la e admirá-la mais ou menos por causa da sua aparência física! Quem a ama, a admira e a respeita faz isso por sua essência, pelo seu caráter, por quem você é. Ledo engano é pensar de forma diferente. Estar gorda ou magra não faz de você alguém melhor ou pior! Os seus valores estão no modo como você vive e trata as pessoas ao seu redor, portanto não se prenda a essa ideia de que você precisa emagrecer para tudo mudar para melhor em sua vida, incluindo as suas relações, sejam elas familiares, profissionais, sociais ou pessoais.

Sendo assim, a única pessoa para quem você deve essa transformação é você mesma. Pode ser que ainda não tenha muito sentido para você fazer as coisas única e exclusivamente para si mesma, mas isso é porque você ainda não se dá a devida importância e insiste em se diminuir em relação aos outros. Mostrar os resultados de uma conquista pessoal, seja ela qual for, pode ser muito revigorante, estimulante e satisfatório, e, claro, como quem ganha um troféu depois de muita dedicação e esforço, queremos dividir a nossa alegria com quem amamos. Isso é natural e saudável!

Mas note a gigante diferença entre dividir a felicidade das nossas conquistas com fazer algo apenas para mostrar para as pessoas que pode! Compreende que esse comportamento pode estar aparecendo em suas ações por causa de uma autoestima baixa e a supervalorização do outro? Mostrar que emagreceu para um ex-marido ou namorado que a traiu e a trocou por uma mulher mais nova e mais magra, ou competir com aquela amiga que não é tão amiga assim, afinal, onde existe competição não existe amizade verdadeira. Até mesmo mostrar para alguém que tirou um sarro de você e que, no final das contas, você está fazendo tudo isso apenas para mostrar que pode, sim, mudar por eles, mas não por si mesma!

Situações como essas podem até ser um motivo a mais para inspirá-la, dar forças para mudar para melhor, mas jamais, de maneira alguma, devem ser o motivo principal da sua transformação. O que acontece é que pessoas vêm e vão, e você é quem fica com você sempre. Sendo assim, se você fizer toda essa mudança na sua mente e no seu corpo para quem quer que seja fora você mesma, o que vai acontecer é que, quando as pessoas saírem das suas vistas ou da sua vida, sua motivação vai junto! Daí, o que acaba acontecendo? Você voltará aos hábitos antigos e, consequentemente, à forma física de antigamente! Mas se você fizer toda a mudança necessária para que obtenha o corpo físico que almeja, e esse motivo principal é o seu bem-estar e a sua felicidade, aí eu garanto que finalmente irá conseguir se manter confortável consigo mesma e com o seu corpo para sempre!

Compreenda que de nada adianta olhar para fora quando o seu mundo inteiro está aí dentro de você. Sua maior inimiga tem sido você mesma, afinal, essas pessoas todas para quem você dá tamanha importância e espaço psíquico na sua vida não fazem absolutamente nada para que você esteja acima do peso ou obesa. Ou você vai me dizer que elas a obrigam a comer porcarias, a ser preguiçosa e mimada? Será que todas as vezes que você iniciou uma dieta alguma amiga veio com um doce na mão para que você caísse em tentação? Vamos supor, em uma remota possibilidade, que sim. Quem é responsável pelo que come? A sua amiga ou você? Se a resposta for você, ela apenas lhe ofereceu e você deveria ter elegantemente dito "não, obrigada". As pessoas só fazem com a gente o que a gente permite que elas façam. Essas desculpas e justificativas não colam mais há muito tempo e não trazem também nenhum resultado que valha a pena. Sendo assim, você precisa se colocar como a estrela principal da sua vida, ser agora a sua melhor amiga, a sua companheira, a pessoa que você precisa superar e mostrar que pode, alcançando os resultados das suas metas. Os outros, como diz a música, "Os outros são os outros e só".

Deixe que eles sigam com a vida deles, e você viva a sua vida plenamente sem priorizá-los. À medida que você vai progredindo, atingindo as suas metas, naturalmente todos à sua volta irão notar as mudanças, mas perceba que esse fenômeno acontece de uma forma gradual, serena e sem forçar a barra. As redes sociais são uma boa fonte de observação do comportamento humano, e eu tenho certeza absoluta de que você já postou uma foto no dia em que estava se sentindo bem, com alguma frase para cutucar as pessoas, do tipo: "Essa é para quem pode!" ou "Quem disse que eu não chegaria lá?". Amiga, note o quão infantil é uma atitude como essa. Postando ou sendo espectadora de uma postagem desse nível você apenas indica que está extremamente insegura com você mesma e o que era para ser uma postagem de autoestima é, na realidade, um verdadeiro desastre. Indica que, além de insegura, você vive para mostrar algo para alguém que não gosta de você, e você muito menos.

Responda sinceramente: você se sente feliz vivendo dessa forma? Sua vida aí dentro da sua mente é então uma realidade paralela onde tem muita gente que não gosta de você, que torce contra as suas conquistas, que passa 24 horas falando do que você faz? Se você realmente acredita em tamanha sandice, você ainda alimenta essas pessoas dessa forma? Se elas se dedicam tanto a querer que você não emagreça, por que você se dedica na mesma proporção a responder? A motivação para se fazer um bem não pode nascer de um sentimento ruim, não pode ser motivado por uma vingança, não pode fazer parte de uma competição que só existe nessa sua cabecinha criativa! Quem está de verdade se fazendo muito mal é você mesma, porque, acredite, essas pessoas mal pensam em você. E não, quando você emagrecer, você não vai ser invejada. Se sua meta é emagrecer para "causar" e mostrar para quem quer que seja, seu sucesso terá prazo de validade, e esse prazo é extremamente curto.

As ações estão corretas, mas o motivo é errado. O motivo tem que ser nobre, e as ações irão lhe trazer os números a menos na balança, mas se a motivação não tiver nobreza, você retrocederá na sua conquista. Tal qual um cavalo que para andar para a frente precisa ter tampões do lado, você precisa ter um acessório parecido para começar a treinar o seu foco, e ele está na frente do seu espelho. Enquanto o comprometimento não for 100% autêntico, genuíno e cheio de personalidade, ele será um comprometimento falho mais uma vez.

Atendi faz algum tempo uma mulher que era amante de um homem havia muitos anos e estava sempre acima do peso. Fazia dietas, lipoaspirações, usava remédios e diuréticos para emagrecer e, quando conseguia um resultado mínimo, voltava a ganhar o dobro do peso perdido. Ela estava sempre sofrendo muito em relação ao peso e vivia machucada de agulhadas de substância para emagrecer – era uma verdadeira escrava da perseguição do corpo ideal e nunca a vi feliz. Com o tempo no meu atendimento, descobri que ela competia com a mulher do seu amante. Como esse homem não deixava a esposa de forma alguma para assumir um compromisso com ela, logo desenvolveu uma verdadeira obsessão pela mulher dele.

Ora, a mulher dele de nada sabia, portanto vamos combinar que a competição era totalmente fantasiosa e unilateral. Na cabeça dessa minha cliente, ela tinha que estar mais magra que a mulher dele, tudo porque ela se sentia rejeitada e diminuída pelo fato de ele não se separar. A motivação para perder peso era outra pessoa que sequer sabia da existência dela, e também o modo como ela se relacionava com o próprio processo de emagrecimento não era nada bacana. Cirurgias, pílulas, jejuns, substâncias, até simpatia e macumba ela fez. Não preciso dizer que ela nunca emagreceu, não é mesmo? Afinal, nada do que ela fez, mesmo não fazendo as melhores escolhas, foi de fato para ela mesma, e a mulher daquele homem continua sem saber da existência dela.

Será que ouvindo essa história da vida real você se identifica de alguma maneira? Pode não ser um caso parecido com o dessa minha cliente, mas quantas pessoas você colocou em um pedestal e inventou uma competição para emagrecer em que a única participante era você? O homem que a traiu e a trocou nem lembra da sua existência, e você acha mesmo que ele está se importando se você está acima do peso ou mais magra? Não, no máximo vai olhar de maneira indiferente e não fará nenhuma diferença na vida dele. Quando a traiu e a trocou, ele não fez isso por causa do seu peso. Pode ser por um problema de caráter dele ou qualquer outro motivo. Quem ama, ama incondicionalmente, estando a mulher gorda ou magra, doente ou sadia, rica ou pobre.

Uma mulher que está acima do peso ou obesa está assim por causa da forma como ela se relaciona com ela mesma, basicamente tem a ver com comportamento. Portanto, se você se sente de algum modo rejeitada, não é pelos números da balança. Gordofobia existe, sim, mas nem tudo é gordofobia. E nem tudo é tireoide ou "ossos largos". Essas são as desculpas clássicas para quem gosta de se apoiar em uma vitimização. Existem problemas hormonais, sim, mas esses são controlados e estacionados com os devidos cuidados médicos, e o resto são escolhas mesmo, e a sua escolha é o que faz você parecer com o que você parece no dia de hoje.

Eu sei que a princípio essa pode parecer uma ideia básica e até meio boba. Mas lembre-se de que a teoria está acessível para todas nós, ainda mais com a internet! O que difere uma pessoa que tem sucesso no que almeja de uma que não tem sucesso é colocar o que parece óbvio em prática! Mas ela tem implicações muito sérias na sua vida, principalmente na sua autoconfiança. E eu sei que muitas pessoas vão dizer: "Mas, Toalá, eu não faço nada para provar alguma coisa para os outros!". Olha só, amiga, neste exato momento você está tentando me provar algo sobre você dizendo para si mesma que não, não faz nada disso que estou dizendo, e que tudo que fez até hoje para emagrecer não foi para provar nada para ninguém. Também pode parecer complicado mudar esse antigo hábito de viver querendo a aprovação dos outros, não é mesmo?

Mas a verdade é essa. Você está há tanto tempo se negligenciando e não se levando a sério que acha que a vida é mesmo assim. Que perigo!

Você não precisa provar nada para as outras mulheres e muito menos para os homens. Você não precisa provar para os outros como você é legal e determinada e que quando quer fazer algo para si vai até o fim. Você não precisa fazer nada disso, amiga! Eu acredito que a origem desse seu problema seja o fato de a nossa cultura ser muito focada em mostrar sucesso em tudo, a qualquer custo, e outras ideias superficiais. A nossa cultura dá muita importância à aparência física, e a pressão é grande, eu sei. Toda mulher praticamente tem a "obrigação" de ser interessante, malhada, independente, certinha e muito mais. Quando uma mulher nasce, aprende a se comportar de acordo com um conjunto de crenças e regras impostas pelos próprios pais, pela escola, por religiões, ou seja, pela sociedade como um todo. Ela também aprende no que acreditar e no que não acreditar, o que é aceitável ou não, o que é bom ou ruim, o que é certo ou errado, o que é belo ou feio etc. Todos esses elementos juntos formam um ideal de "perfeição" que a mulher passa a buscar, e isso é chamado de condicionamento social.

Certa vez recebi uma pergunta por e-mail de uma cliente de *coaching* que estava gestante e queria saber se seria ruim fazer cesárea e já sair lipada da mesma cirurgia. Não sou médica, mas não sou tão desinformada sobre tais procedimentos. Essa *coach* estava com tanto medo de perder o corpo que tinha antes da gestação que entrou em uma piração total. E outra coisa que é bem prejudicial é que a mulher, quando criança, aprende a ganhar a atenção de outras pessoas por meio da graciosidade, da beleza. Quando a mulher se comporta de acordo com o que a sociedade espera, ela recebe uma pequena recompensa, que é atenção e elogios. Com a internet, parece que a coisa tomou uma proporção ainda maior. O app Instagram exibe fotos em sua TimeLine de mulheres perfeitas, com corpos esculturais, estilos únicos em paisagens paradisíacas. A quantidade de horas que passamos vendo essas fotos faz com que nossa mente nos julgue inadequadas. Mas trata-se de uma fantasia virtual, não caia nessa competição que nem sequer existe. Nos bastidores existem vários recursos para tornar a imagem perfeita. Tudo é criação artística.

Aquilo de fato não existe e, sendo assim, você está perseguindo um ideal totalmente inexistente!

Essa atenção que você recebeu na infância fazia com que tivesse a sensação de ser aceita da maneira que era. Já na adolescência começa a mudar, e nela entra a competição com as demais meninas na escola. Não é um período fácil, e se você não teve uma orientação específica para saber como lidar com todos esses comportamentos, acabou trazendo isso para sua vida adulta. A consequência disso é que cada vez mais você passa a seguir e fazer o que os outros esperam que você faça para ganhar atenção e afeto. Ao longo dos anos, você acabou desenvolvendo uma necessidade, um vício por essa atenção. Esse vício vai se fortalecendo com o passar do tempo e chegamos até aqui. O pior é que muitas vezes você começa a fingir algo que não é só para agradar alguém, só para ser aceita e conseguir a recompensa. O medo de sofrer uma rejeição se transforma no medo de não ser boa o suficiente para os outros.

É como se você usasse uma "máscara social" para impedir que outras pessoas vejam quem você é de verdade, seus defeitos e tudo mais. Essa sua necessidade de provar alguma coisa para alguém vem exatamente daí. Quando você mostra algo de positivo sobre você a outra pessoa, como emagrecer, que é o seu caso, você se sente aceita, e isso causa uma sensação de bem-estar. E o interessante sobre essa ideia de provar algo é que você faz muito sentido no mundo. Essa ideia é ótima quando você está tentando ganhar um aumento ou vender algo. Ou de repente inventar algo ou um produto novo. Nesses casos, realmente esse conceito é muito útil. Mas no seu caso o buraco é mais embaixo porque você vem dentro de uma competição pessoal que nunca a levou a nada, não é? Quando se trata de emoções e relacionamentos, mesmo aqueles de uma noite só (que seu marido ou namorado não me ouça), esse conceito acaba sendo uma armadilha. Ele se transforma em um tipo de "autossabotagem" que gera muita insegurança, ansiedade e acaba colocando você pra baixo. Amiga, você precisa viver de forma livre para desenvolver todo o seu potencial e fazer tudo para si mesma em primeiríssimo lugar. Você precisar parar de viver sua vida tentando satisfazer e suprir as expectativas das outras pessoas por medo de não ser aceita ou de não ser boa o suficiente.

Pare já com isso, liberte-se! Uma das razões pelas quais você está aqui comigo neste livro altamente transformador é porque você quer ser uma mulher reprogramada e quer emagrecer, esse é o seu objetivo final. Então, não sinta vergonha de quem você é, muito menos do seu corpo como está hoje! Abrace a mulher que você é e tenha orgulho dela. Não se sinta menos mulher se por acaso essa transformação demorar um pouco mais do que você esperava. Tenha paciência com você mesma e se trate com mais carinho. Não se force a mais nada simplesmente para mostrar para as pessoas. Se a outra mulher emagreceu mais que você, parabenize-a e pense que você será a próxima. Não entre em mais uma competição! Não adote competições. Você está numa jornada para se tornar a melhor versão de você mesma e, assim, emagrecer de maneira definitiva. E por isso você deve sentir orgulho de si mesma. Esqueça as expectativas e prioridades dos outros e comece a priorizar você mesma.

No nosso exercício do dia você vai escrever em algum caderno. O que você vai fazer nele é simples, mas ao mesmo tempo é algo poderoso que fará com que a sua mente reconheça para você mesma o quanto vive em função do que os outros pensam de você. Então, anote aí no seu caderno tudo que você tem feito apenas para agradar as pessoas da sua família, seus amigos e o homem que está com você. Anote quais são as expectativas que eles têm em relação a você e que você se sente pressionada a cumprir apenas porque tem medo que eles a rejeitem e a desaprovem. Solte tudo no caderno, coloque toda a sua emoção nas letras e não pense no tempo que vai levar.

Pronto? Não se esqueceu de nada? Bom, agora você vai ler e colocar do lado o que no lugar dessas expectativas alheias você gostaria mesmo de fazer. Quais são suas reais vontades? O que faria se soubesse que não seria reprovada por essas pessoas e muito menos rejeitada? Sua missão é fazer a sua vontade sem medo. Uma mulher poderosa não tem medo de ser rejeitada, é segura, e se alguém a desaprovar, bem, isso é um problema que pertence à pessoa. Você agora é essa mulher segura que não tem medo da rejeição e da desaprovação. Você agora tem plena confiança em si mesma e sabe que é 100% responsável pelas escolhas que faz, pois somente você mesma arca com as consequências delas. Sejam boas ou ruins. Mas como agora você é uma mulher reprogramada, vai fazer as escolhas certas para si mesma, não importando a opinião de quem quer que seja. Eu confio em mim, eu confio em você, você confia em você e confia em mim. Nós duas confiamos uma na outra, e assim vamos atingir juntas a sua meta!

19º DIA

# COMO PERDER O PESO EXTRA ADQUIRIDO NA GRAVIDEZ

*Por Toalá Carolina*

Hoje vou falar sobre as mamães que estão aqui comigo. Sei que a maioria já teve filho ou está gestante, e quem não teve filho ainda, nem está grávida, um dia pode querer estar e, sendo assim, esta aula é para todas as mulheres. Sabemos que a gestação é um período delicado e cheio de mudanças na vida de uma mulher. Para umas, é um momento mágico, para outras, nem tão mágico assim. E acredite: todos os sentimentos experimentados e vivenciados nesse período são naturais, e mesmo os que parecem ser negativos na verdade não são.

É claro que o novo assusta, a mudança mete medo, e ver o nosso corpo mudar todos os dias não é nada fácil. Tem dias que bate o desespero, o arrependimento, a vontade de sair correndo, não é mesmo? Tudo isso é muito normal. Não se culpe por ter vivenciado todos esses sentimentos. Com a evolução da gravidez e os hormônios em total ebulição, é claro que inchamos, ganhamos peso porque comemos por dois, fora o peso do próprio bebê. Depois do parto, tem todo o período de se conhecerem e se adaptarem um ao outro, a fase de se descobrir como mãe, como cuidadora de outro ser humano tão frágil, e as noites acordada comendo o que der para comer, de preferência o que for mais rápido e mais prático.

Não se tem tempo sequer para o banho, o que dirá ficar preparando refeições saudáveis e planejadas. A nossa cabeça está em outro universo e em uma fase de total readaptação da vida. Vamos dizer que nós devemos ter essa pausa e é para um bem maior. Com toda essa loucura de mudança drástica de rotina, acabamos por engordar ainda mais, mesmo amamentando. Quem disse que ser mãe é padecer no paraíso não sabe o que é se tornar mãe, não é verdade? Claro que é um momento indescritível e sublime, mas dos bastidores ninguém nos conta, daí acabamos por descobrir esse pouco de inferno em meio ao tão falado paraíso. Sim, compensa. Temos a nossa realização. Isso é inquestionável. Mas, quando passa essa fase da gestação e a fase dos maiores cuidados com o recém-nascido, pouco a pouco voltamos a nossa mente para nós. Isso porque o bebê, naturalmente, vai ganhando mais autonomia, e ficamos com menos medo de lidar com aquele ser tão pequeno e frágil que precisa de cuidados 24 horas, e de olhos bem abertos.

Dormir é uma necessidade para o cérebro se reorganizar, e quando não dormimos bem, produzimos cortisona, que é responsável por ganharmos ainda mais peso. O sono é fundamental para regular toda nossa atividade cerebral e, digamos, ele coloca a casa em ordem. No final da gestação e após o parto, nós mal dormimos, aliás, mal fazemos qualquer coisa por completo, nem ir ao banheiro. O que acontece é que tudo, absolutamente tudo vira uma tremenda bagunça em nossa psique, e é claro, o nosso corpo sente o drama e reflete o caos. Quando nós olhamos no espelho, bate o choque. Quem é essa pessoa refletida? Os peitos vazando leite; os bicos escuros, a barriga flácida, celulite, e daí somente nós sabemos o que é a depressão pós-parto. Como qualquer processo que nos faz aumentar os números na balança, seja por excesso de comida, seja por hormônios, o peso adquirido após a gravidez tem volta. Apenas não se desespere. Tenha paciência com você mesma e entenda que nenhuma transformação ocorrerá do dia para a noite. O processo de volta é gradual! Nesse período de lactação, você não pode fazer as loucuras das dietas restritivas e muito menos terá tempo para malhar. Precisamos, acima de tudo, compreender que nesse caso específico você vai precisar voltar aos poucos à rotina anterior. Os hormônios da mulher que acabou de parir só se regularizam após 12 meses. Então, você precisa estar consciente de que o seu ritmo será um pouco mais lento do que o das mulheres que não estão nessa fase.

Durante a amamentação você precisará estar sempre mais hidratada que o normal, portanto não deixe de ter sua garrafa de água sempre abastecida e ao alcance das mãos. Sempre tenha no quarto do bebê uma garrafa de água à sua disposição. O seu cérebro precisa de mais água que nunca, e ficar desidratada pode contribuir e muito para a sensação de depressão. Água de coco, que contém potássio, é uma boa fonte de alimento para seu cérebro funcionar direitinho. Você precisa relaxar e começar a pensar no emagrecimento pouco a pouco. Ficar desesperada para ter o corpo de antes em um piscar de olhos é uma ideia fantasiosa que, se você alimentar e inserir a ansiedade nesse processo, apenas a deixará frustrada. A carga de estresse nesse período sobe consideravelmente. Então, lembre-se de que você está atravessando uma fase que passará, tudo vai melhorar e ficar bem. Tenha isso em mente!

Sabia que é totalmente possível usar o pensamento positivo para se sentir bem nesse período tão diferente? Pequenas afirmações positivas durante a sua nova rotina lhe farão muito bem. Nada de ficar pelos cantos reclamando e dizendo como sua vida mudou para pior e como seu corpo está diferente. Está apenas diferente, e ele pode ficar ainda melhor do que era antes. Percebe a diferença entre um pensamento negativo e um pensamento positivo? Não pode é deixar a tristeza ficar rondando os seus pensamentos. Você pode ser uma mãe maravilhosa em todos os sentidos, inclusive com um corpo que a deixe feliz e confortável! E como perder esse peso adquirido na gestação?

Eu tenho uma série de programações que vão fazer uma super diferença se você as aplicar em sua rotina, não importa quando você teve filho. Lembre-se: nunca seremos as mesmas de antes. Podemos ser melhores, mas as mesmas, jamais. Já trabalhe com essa realidade e sempre pensando no melhor para você. Assim, você se prepara para fazer e receber os melhores resultados que sua mente e seu corpo podem alcançar. Esteja sempre preparada para o melhor, sem reclamar e sem se lamentar! Comece a usar suas redes sociais como o Instagram para seguir as mulheres que são mães e estão super em forma. Existem muitas blogueiras, várias anônimas, que entraram em forma de uma maneira leve e sem problematizar a gestação. Acompanhá-las é uma maneira positiva de se incentivar a entrar em forma e encher sua mente de imagens legais, além de pegar umas dicas com elas. Eu mesma adoro acompanhá-las e aprender uma dica aqui, outra ali! Você pode estar pensando que para elas é mais fácil porque, afinal, elas parecem ricas e bem assessoradas, mas acredite: muito desse achismo é sua fantasia. São mulheres normais, como eu e você, que apenas ganharam alguma notoriedade por passar boas mensagens para as pessoas. Muitas delas nem têm tanto dinheiro assim e chegaram aonde chegaram porque começaram de forma bem simples e sem recursos, mas tinham boa vontade e atitude.

As pessoas são diferentes, e há mulheres que têm um padrão de ganho de peso saudável durante a gestação e outras que passam um pouco ou bastante desse padrão. Sendo assim, esse número só pode ser determinado com o auxílio do seu médico, que acompanhou toda a gestação e a evolução de peso desde o início da gravidez até o parto. Geralmente esse limite de ganho de peso seria de cerca de 12 quilos durante os nove meses. Pode até ser que uma gestante que apresenta ganho de peso adequado chegue a eliminar 70% dos quilos extras já no primeiro mês! Tudo depende se você amamentou e como você passou a se alimentar nesse processo. Quanto mais quilos você ganhou, mais lento e demorado será o processo de volta à boa forma. É até uma questão de lógica matemática, você há de concordar comigo. Além disso, o aumento de peso que está acima do que é considerado natural ocasiona flacidez na pele, que tanto a faz ficar triste e frustrada, e que traz a tendência para a formação de estrias. É compreensível, pois são dois problemas meio chatinhos de serem corrigidos no futuro, mas, com os recursos que temos agora, são totalmente reversíveis. Portanto, pode começar a comemorar!

Além de você ter que estar 100% consciente de todo o processo psíquico e físico que está vivendo para começar o seu trajeto no caminho de volta, um dos fatos mais relevantes da sua nova realidade como mãe é a alimentação. Essa será a sua arma poderosa para diminuir os números naquela amada calça jeans. Quando estamos grávidas, sentimos tanto medo de nos perder de nós que nos empenhamos muito em comer tudo corretamente e bem direitinho. O medo de nos tornarmos uma mulher estranha para nós faz com que nos primeiros meses de gestação sejamos bem ortodoxas com o que colocamos no nosso corpo, além do que, pensamos também na saúde do nosso bebê, não é mesmo? Porém, depois que temos os nossos filhos, toda aquela motivação inicial para ser saudável desaparece como em um passe de mágica. Você sabe do que eu estou falando, não é? Algumas mulheres ficam com o apetite muito maior e acabam comendo qualquer coisa que veem pela frente, e eu mesma passei por isso. O ideal é ter uma alimentação balanceada, porém sem grandes restrições, para não interferir no processo de amamentação. É possível cuidar bem do seu bebê e de você mesma ao mesmo tempo, certo? Não há nenhuma necessidade de se anular apenas porque é mãe agora. Veja bem e pense comigo: nós todas temos duas partes na nossa mente, uma se chama obstáculo e a outra se chama solução. Não podemos adotar tantos problemas e obstáculos na nossa cabeça a ponto de nos fazer tão mal apenas com nossos pensamentos negativos. Se aparecer uma questão aí dentro de você, imediatamente pense na solução para essa questão, nada de se apegar ao sofrimento!

Lembra que no começo da nossa aula eu falei da importância da sua hidratação até mesmo para o funcionamento regular do seu cérebro? Então, saiba que a sede também aumenta e muito quando você está amamentando o seu bebê. Porém, é preciso ter cuidado, já que diversos tipos de líquido engordam e você já deve ter eliminado refrigerantes e outras bebidas industrializadas. E eu espero que sim. A amamentação tem muita importância na sua perda de peso e não é de forma alguma uma lenda urbana que dar o peito emagrece: é fato. Além de você estabelecer intimidade com o seu bebê e dar muita saúde e amor para ele, você também se beneficia para ter seu corpo de volta. A lactação contribui positivamente para esse objetivo porque tem uma demanda energética muito alta, ou seja, você perde muitas calorias ao amamentar. Porém, para dar o peito você não pode estar desnutrida. Precisa comer bem e sem exageros. E, ao contrário do que é dito por aí, você não precisa se superalimentar voltando aos antigos hábitos nocivos de ingerir muitas calorias, isso é uma tremenda bobagem e vai apenas engordá-la. Não caia nessa furada!

O ideal é buscar a ajuda de um profissional, nutricionista de preferência, para elaborar uma rotina de alimentação adequada com a sua realidade e disponibilidade antes de cometer esse erro que pode prejudicá-la, e muito. E você pode estar se perguntando: "Mas Toalá, e a questão genética, tem alguma influência nesse processo de volta ao corpo de antes da gestação?". Tem sim, tem tudo a ver e não posso negar! A genética está por trás de muitos casos de emagrecimento rápido. Eu não estou aqui para vender milagre nem mentir para você.

O que ocorre é que a mulher que não tem um metabolismo que favoreça a perda de peso pode ficar em desvantagem apenas na questão de prazo, ou seja, de tempo. Todas nós, cedo ou tarde, podemos chegar ao corpo que almejamos, mas o que não podemos fazer é ficar nos comparando, não é mesmo? A gente ouve nos programas vespertinos e nos sites de fofoca muitas críticas direcionadas a mulheres famosas que aparecem muito magras poucos meses depois do parto, como é o caso da cantora Claudia Leitte e da *top model* Gisele Bündchen. Faça o favor de não ficar se lamentando por não ter a barriga chapada como elas em três meses. Você precisa se lembrar de que muitas delas têm a genética a seu favor! Aquela mulher de 1,80 metro, que sempre foi magra, com certeza vai voltar ao seu corpo normal em um tempo mais curto mesmo! Se quiser fontes de inspiração, modele-se em mulheres com biotipos semelhantes ao seu! Nada de pirar na batatinha! Apenas o seu médico pode estipular a data adequada para o início do exercício físico. Nada de se jogar na academia sem nenhuma orientação: não seja louca nem irresponsável! O tempo tem que estar ao seu lado e não contra você. Não queira ser ansiosa porque já sabemos que ansiedade não a leva para lugar algum que valha a pena. Para muitas mulheres não é indicado começar a se exercitar nos primeiros 50 dias depois do parto. Tenha seu médico como seu aliado e, sempre que possível, consulte-o. Voltar aos exercícios assim que liberada pelo médico, além de ajudá-la a não cair na temida depressão pós-parto, ainda vai fazer com que sua autoestima volte com tudo, e não há necessidade de exercícios *hardcore*. Pegue leve com você mesma depois de tantas mudanças na sua vida.

Que tal uma caminhada na pracinha logo que iniciar os passeios com o seu bebê, alongamentos sutis, drenagens linfáticas, ginástica localizada e até acupuntura? Medicina chinesa tem muito a contribuir com esse retorno a si mesma. Lembre-se: todas essas soluções e dicas que dei não a farão voltar à forma em um piscar de olhos. Nesse caso em especial, pode levar um tempo a mais, porém, se você seguir todas essas dicas, somando ao conteúdo do livro, você estará maravilhosa em menos tempo do que supõe a sua inimiga ansiedade. Se você acabou de descobrir que está grávida, em primeiro lugar, parabéns!

Então, agora você deve se lembrar de jamais tentar perder peso durante a gravidez sem ordens médicas, caso você seja diabética, por exemplo. Não comece nenhum regime, nenhum jejum, nenhuma dieta maluca de internet após descobrir que está com um bebê aí dentro de você. Ficar grávida é tal qual passear de montanha-russa: vai dar medo, vai dar frio na barriga, sim! E, claro, vai ganhar peso, o que é bastante natural. As mulheres que já se encontram em um quadro de obesidade devem ganhar entre 5 e 9 quilos, apontam os estudos! Já as mulheres com sobrepeso devem ganhar entre 7 e 11 quilos. As mulheres com peso normal devem ganhar entre 11 e 16 quilos, e as mulheres abaixo do peso devem ganhar entre 13 e 18 quilos.

Nem pensem em fazer dieta durante a gestação, por mais que o instinto seja começar a se privar, por puro medo de ganhar peso. Se você fizer isso, estará privando seu bebê de calorias, vitaminas e minerais necessários para que ele se desenvolva de forma saudável! Talvez, por causa dos enjoos que podem ocorrer nos três primeiros meses, você até perca alguns quilinhos. Não se anime por isso e não estimule o vômito para essa finalidade. Depois que passar essa fase mais delicada da gestação, você ganhará peso naturalmente. Você pode ou não sentir enjoos e, por causa deles, ter crises de vômito recorrentes. Há mulheres que sentem náuseas e um desconforto estomacal conhecido como "enjoo matinal". Essa é uma fase chatinha da gestação, mas sempre tenha a positividade a postos! A náusea é mais forte durante o primeiro trimestre, e pode ser difícil comer normalmente ou manter alimentos no organismo durante esse período, mas lembre-se de que vai passar. Sendo assim, pequenas perdas de peso são comuns, especialmente se você estiver com sobrepeso ou em um quadro de obesidade já estabelecido, e o bebê ainda pode se aproveitar da reserva de calorias em seu tecido gorduroso.

Veja tudo pelo lado mais positivo possível, sem entrar em paranoia. Lembre-se: tudo isso vai passar e é importante que você tenha lembranças boas e agradáveis da sua gravidez, para que não seja um período que lhe traga algum tipo de trauma. Cerque-se de pessoas positivas, para cima, bem-humoradas e que possam contribuir positivamente para essa fase incrível da sua vida e evite aquelas que ficam martelando sua cabeça com informações sem nenhum embasamento científico e cheias de achismos. "Pitaco" será o que você mais vai ouvir nessa fase, e acredite: muitas mulheres que passaram por gestações traumáticas e não cuidaram da mente e do corpo geraram uma enorme mágoa e frustração. Elas não hesitarão em vampirizá-la para que não se sintam as únicas sofredoras da maternidade. Será bastante comum que algumas mulheres venham até você e desatem a falar como verdadeiras matracas sobre o quão difícil é perder peso depois da maternidade.

Lembre-se: somos pessoas diferentes, com vivências e pensamentos diferentes. Ninguém é igual a ninguém e nenhuma experiência é de fato igual à outra. Se você tiver paciência para ouvir tais desabafos, ouça, mas seja neutra. Saiba que o que está sendo relatado é de uma experiência exclusiva, única e intransferível. O que as pessoas lhe falarem negativamente, não transfira para a sua vida como num passe de mágica. Não absorva nada que não lhe sirva, que não tenha a ver com você e que não contribua em absolutamente nada para sua vida. Mais do que nunca você precisa se proteger e proteger o seu bebê. Uma boa dica para situações como essa é dizer que sente muito pela experiência dolorida. Diga que tudo pode ser pensado diferente de agora em diante e que é assim que você pensa. Diga que não tem pressa em emagrecer e que está curtindo positivamente essa fase. Com palavras de otimismo e delicadeza, além de não perder a amizade, você ainda reforça na sua mente que tudo dará certo e que, com organização e planejamento, além de perder o peso extra adquirido na gestação, você ficará mais experiente e com uma mente mais sábia e um corpo ainda melhor que antes! Conte comigo para estar nesse caminho ao seu lado.

20º DIA

# COMO LIDAR COM PRESSÃO, COBRANÇAS E COMENTÁRIOS NO PROCESSO DE EMAGRECIMENTO

*Por Toalá Carolina*

Você já percorreu um terço do caminho e tenho absoluta certeza de que está reprogramada e com novos hábitos. Você sabia que é possível reprogramar uma mente em 20 dias? E quem afirma isso não sou eu, e sim estudos científicos. Por isso é tão significativo o dia de hoje para você. E como estão os comentários a respeito de toda a mudança pela qual você está passando? Transformações grandes geram grandes repercussões, e você está preparada para lidar com a pressão social, as cobranças e os comentários que as pessoas fazem de você no seu processo de reprogramação mental e transformação do corpo? Somos seres sociais, e por mais que a gente tente não se sentir atingida pelos comentários e opiniões das pessoas, acabamos sendo. Para algumas mulheres a pressão social tem mais impacto do que para outras. O que difere o primeiro grupo do segundo é a questão da autoestima. Para mulheres com a autoestima elevada e estável, ou seja, que têm um ótimo conceito sobre elas mesmas e que de fato acreditam que são realmente boas, os comentários e a pressão das pessoas não passam de meras opiniões. Para mulheres mais seguras de si, não causam sequer cócegas.

Acredito que você faça parte do grupo de mulheres com a autoestima baixa, do contrário você não teria deixado a sua mente ficar tão desorganizada a ponto de ter engordado tanto e de se sentir assim, desconfortável consigo mesma. Mulheres com histórico de obesidade ou sobrepeso que têm dificuldade para seguir uma dieta ou fazer boas escolhas para si mesmas são inseguras com a própria personalidade, a maioria dentro de um comportamento vitimista e infantilizado, em que não se responsabilizam sequer pelo que comem, quanto mais por outras decisões de uma vida adulta. Sendo assim, a maioria das decisões que teria que caber a você foi transferida para as pessoas à sua volta. Concluo disso que a opinião das pessoas que a cercam tem uma influência importante na sua vida e daí por diante. Se você está habituada a ter pessoas fazendo tudo por você e até decidindo por você, significa que tudo que elas dizem tem muita importância na sua vida, e isso não é bom. E por que não é bom?

Porque você é uma mulher adulta, capaz, inteligente, talentosa e está dando muito poder para as pessoas, sejam elas quem forem. Das mais próximas às mais distantes, como as relações virtuais, você se abala, se afeta e não está firme com seus próprios pensamentos, o que reflete em seus atos. Vou dar um exemplo para ficar mais fácil para você entender o que eu estou falando e aonde quero chegar. Dificilmente você, com essa insegurança toda que tem aí dentro e com essa baixa autoestima que vem trazendo há anos, coloca uma roupa e sai segura e feliz pelas ruas. Não mesmo, eu sei. Além de demorar horas escolhendo o *look* mais apertado, que a deixa mais magra, você pede a opinião do marido, do namorado, da filha, da amiga, até posta no Facebook para que as pessoas aprovem ou não o seu visual. Hoje você é incapaz de simplesmente escolher uma roupa e se sentir bem com ela. Tudo porque você transferiu para as pessoas o poder que deveria estar em suas mãos. O poder de decisão é seu, e você no momento não está sabendo usar.

O que acontece então é que, tal qual um boneco marionete, você fica sendo puxada para lá e para cá como tonta, pois, é claro, cada pessoa vai ter uma opinião diferente e, mesmo recebendo essas opiniões, você não está segura para decidir qual seguir. Amiga, você tem personalidade, mas está adormecida e precisamos despertá-la! Se você chegou a esse ponto em que não consegue decidir absolutamente nada sozinha, isso indica que o que as pessoas falam sobre você tem um peso enorme, não é mesmo? Pessoas são diferentes umas das outras.

Todas as pessoas que a cercam têm suas próprias vivências e visão de mundo. Logo, cada um vê a vida e as pessoas conforme sua maneira de ser. Então, muito se ouve sobre *bullying* e comentários como "nossa, como você engordou", ou até mesmo "e a dieta, está firme?". Esses comentários e perguntas podem ter boas intenções ou não, e, vamos ser realistas, muitas pessoas são perversas e, quando frustradas com as próprias vidas, costumam descontar de maneira inconsciente ou consciente em cima de quem estiver na frente.

Quem nunca percebeu alguém cochichando sobre nossa aparência? E então, como você reagiu? Mal, bem mal, tenho certeza, porque se você não teve uma reação mais forte, ficou mal depois, descontando tudo onde? Na comida, é claro! Afinal, era onde você costumava buscar alívio imediato para suas dores emocionais. Veja, você confia tão pouco em você mesma, se sente tão inadequada e por isso entrega tanto poder a qualquer pessoa que não você mesma, que se desestrutura por comentários tolos que não fazem a menor diferença na sua vida, se você parar para observar de maneira mais racional. E é isso que está faltando aí dentro de você. Mais racionalidade e menos passividade, amiga. Por ser tão passional na vida é que você chegou ao ponto em que chegou, admita. Quando nós não sabemos administrar as nossas emoções, nos tornamos mulheres reativas, que são aquelas que batem primeiro e perguntam depois, sabe como é? Eu sei que você sabe, não adianta se fazer de inocente, não! Ser reativa é simplesmente ouvir um comentário ou ler uma opinião na internet sobre você, sobre sua aparência, e sair ofendendo a torto e a direito. Quantas inimizades você já fez este ano? E se somarmos todos os anos, quantas amizades legais você perdeu por não ter controle das suas emoções e por não saber administrar sua estima quando se percebeu em uma situação em que alguém falava algo não tão positivo sobre você? Muitas, eu sei. E se eu lhe perguntar sobre empregos, já perdeu algum por não se bancar e não segurar a sua onda? Amiga, você está em um processo de reprogramação mental para transformar o seu corpo de maneira definitiva, porque aqui não falamos de dietas ou de milagres, mas sim de uma mudança profunda na maneira como você se comporta. Percebe a diferença? O segredo do emagrecimento está na força da sua mente e no poder concentrado em si mesma.

Ninguém tem mais importância que você mesma, e você deve se amar de uma maneira como nunca se amou antes. Não podemos dar às pessoas o que não temos sequer para nós mesmas, então nem me venha com a conversa de que você ama as pessoas e as valoriza, porque até hoje você não deu nem amor nem respeito para si mesma. Você precisa reaprender a amar e tem que começar pela pessoa mais importante da sua vida, que é você mesma. Sendo você mesma a pessoa que mais importa, logo vai ficar mais segura de si a cada dia, mais de bem consigo mesma e vai aprender a se bancar. O que seria "se bancar"? É saber ouvir os comentários negativos, as opiniões dispensáveis e os conselhos inúteis, e apenas ignorá-los com elegância e educação. E quando eu digo ignorar é ignorar mesmo, não deixar que eles a afetem, não ficar mal e não mudar as suas atitudes que estão sendo transformadas porque a pessoa disse isso ou aquilo. Palavras como "nossa, se você está em um programa de emagrecimento, por que perdeu tão pouco peso?". Ou "fulana já perdeu o dobro de peso que você no mesmo período usando outro método".

Amiga, aqui nós respeitamos todas as mulheres e as escolhas delas, porém temos que focar na escolha que fizemos. Se você escolhe este livro para mudar a sua vida e o seu corpo, é nele que você tem que focar. Não seja como um cavalo que precisa de cabresto para olhar para a frente e não para os lados; você tem o equipamento necessário para manter-se de olho no seu objetivo, que é a sua inteligência e o seu poder de escolha. Se a amiga está fazendo algo diferente para reduzir suas medidas e está tendo sucesso, ótimo. Torça por ela, mas foque no seu próprio processo. Se ela perdeu peso em um prazo menor, ótimo também, significa que todas nós podemos perder peso e não é nada impossível. Apenas fique feliz por ela e também por você estar na sua própria jornada. Sendo assim, comentários comparativos devem apenas ser respondidos com um "que ótimo, fico feliz, sucesso". E de volta ao foco! Nada de perguntar o que ela está fazendo e quanto ela perdeu, abandonando a estrada no meio mais uma vez. Foco é simplesmente fundamental para a reprogramação da sua mente e a transformação do seu corpo. Essas pressões diretas e indiretas não devem mais ter o menor espaço na sua vida. Assim como o guarda-chuva a mantém seca no meio da tempestade, assim deve estar a sua mente em relação aos comentários negativos. Bateu, escorreu e foi pelo meio-fio. Simplesmente a partir de hoje não a afetará mais. Aceite, sim, comentários positivos, elogios, mensagens de apoio, mas atente ao fato de que quem a ama e a respeita, ou no mínimo a considera, não vai aconselhá-la ou dizer que seu progresso está em marcha lenta. Essas pessoas são vampiras, e elas podem estar até mesmo dentro da sua casa. Isso não quer dizer que elas não a amam, mas talvez estejam condicionadas a ter um mal comportamento diante de você. Sabe então como se blindar disso? Muito simples: não dê mais abertura para esse tipo de comentário ou de pressão.

Assim que a pessoa se aproximar fazendo uma comparação ou aconselhando você a fazer algo diferente que acelere seu processo de emagrecimento, apenas agradeça e diga que está sem tempo, que precisa se exercitar, ou seja criativa, retire-se do ambiente de maneira gentil dizendo que tem algo a fazer por si mesma. Corte elegantemente quando alguém disser que você não está conseguindo e não fique se justificando ou debatendo sobre o assunto. Porque se justificar e debater é dar poder às pessoas, e o poder pertence agora somente a você mesma. O silêncio é uma arma poderosa para se blindar e para ter momentos íntimos de reflexão profunda com você mesma. Aprenda a se divertir com os comentários jocosos das pessoas em vez de se desgastar emocionalmente, gerando assim um estresse desnecessário.

Quando alguém faz um comentário negativo a nosso respeito e esse comentário dói lá no fundo, eu quero lhe contar por que ele dói. Porque intimamente, aí dentro, você concorda com aquilo que foi falado. Simples assim. O que eu digo a você é que o motivo disso é a baixa autoestima que não está sendo trabalhada. Então, o que está faltando é amor, mais amor por si mesma. Sempre que você se sentir desanimada, para baixo, quando parecer que faltam forças para prosseguir, é hora de se amar. Então, faça coisas por si mesma, como marcar a manicure mesmo que seja para trocar o esmalte ou lavar o cabelo e receber uma massagem na cabeça, uma limpeza de pele. Vá a uma cafeteria para ler, tomar um chá aromático, um café especial, dê-se uma blusa nova, mas faça algo para você. Acredite: pequenas atitudes como essas podem renová-la e fazer você se sentir forte para mais um dia. O que você não pode é se entregar, se enfiar debaixo do cobertor e sentir pena de si mesma.

Eu sei que tem dias em que a gente acorda um pouco mais desanimada, mas um bom banho dá aquela acordada nos sentidos. Não dispense um bom banho quando sentir que acordou meio murcha. Para se bancar e não se abalar com os comentários e as pressões sociais, até mesmo as comparações que surgirem ao longo dia, você precisa estar atenta aos próprios sentimentos o tempo todo, passando assim a ser uma vigilante de si mesma, se observando com cuidado e carinho, com a mesma atenção dispensada aos outros a vida toda e nunca para si mesma, sabe? É como ter um novo relacionamento no qual você vai se apaixonar. Se somos tão capazes de amar e nos apaixonarmos por outras pessoas, isso significa que temos amor e paixão dentro de nós. Sendo assim, você nunca se questionou por que não se ama e não se apaixona por si mesma? Quem se ama e está de bem consigo mesma não se afeta com facilidade. Para isso você deve ter aí em suas mãos uma qualidade que se você não tem é bom desenvolver: a elegância. Ser elegante é muitas vezes apenas sorrir e sair do ambiente. Seja elegante, e se até hoje você não foi, inspire-se em mulheres elegantes da história, como a esposa do presidente Obama, a princesa Diana, entre outras. De novo, amiga, seja elegante!

Aprenda a não discutir, não brigar, não se meter em competição com outra mulher, simplesmente saber ouvir e deixar sair pelo outro ouvido! Já ouviu falar em "ouvido de mercador"? Bem, você já deve ter ido a mercadões municipais ou feiras livres, e deve também ter observado que os comerciantes lidam com todo tipo de pessoas e situações. Já imaginou a quantidade de fofocas e comentários que eles ouvem? O número de pessoas é enorme, e cada uma tem algo a dizer e uma opinião a dar. Agora, pense comigo se por acaso esses comerciantes fossem absorver todo esse conteúdo diariamente. Ficariam loucos, não é? Por isso eles desenvolveram esse modo de levar a vida, ouvindo só o que interessa, que é a venda, e abstraindo o que não faz diferença nenhuma na vida deles. Entra por um ouvido e sai pelo outro, sorri, não entra em atritos e faz a venda sem perder um único cliente. É ou não um método fantástico de blindagem? Fora que eles não ficam invejando os produtos das barracas da frente e dos lados, eles focam no negócio deles fazendo o melhor possível para obter sucesso. O que parece ser um ditado velho e em desuso na verdade é algo que nos ensina a viver bem! Sejamos todas como esses mercadores, amiga, mulheres de bem com a vida, elegantes e que sorriem diante de pressões e comentários a respeito do nosso modo de viver e das nossas escolhas.

É importante que você não entre em desespero e pânico quando uma amiga ou conhecido fizer um comentário negativo para você, pessoalmente ou virtualmente. Você só precisa respirar e não ter uma atitude reativa em dez segundos. Lembrando que, se você perder a linha, é muito provável que não consiga lidar bem com a situação que já está instalada. Se o comentário a afetar de uma maneira negativa, ficará muito fácil perder o controle das suas emoções e responder de maneira grosseira como você faria antes. Mas, lembrando que a elegância é uma das suas qualidades, é a que você vai prezar se acaso for responder. Você não quer para si a fama de barraqueira e descontrolada, não é? Não responda se não for algo gentil, apenas sorria para a pessoa e agradeça a colaboração; se for na internet, dê um *like*. E se você está se perguntando por que agradecer um comentário negativo dela a seu respeito, eu lhe respondo: porque você é uma mulher educada e segura de si.

Às vezes as pessoas fazem comentários achando que estão nos ajudando e não têm consciência e bom senso. Pode ser que seja até um comentário inocente para a pessoa, então nem perca seu tempo sendo ríspida. Agradeça e faça do dia dela um dia melhor. Talvez ela esteja precisando, e assim você mostra que está bem e segura de si mesma. Se a pessoa não tem educação, noção, elegância e bom senso, você tem, e cada um dá o que tem. Isso vai impedir que a pessoa reincida nesse comportamento e talvez até o modifique, sendo positiva e gentil com você na próxima vez. Você também pode responder a um comentário amargo e negativo com positividade e palavras de ânimo. Quem sente dor emocional quer fazer com que o outro sinta dor também, e uma maneira inteligente de lidar com essa carga é dar uma palavra positiva e ser solidária com essa pessoa. Assim, além de se reprogramar no seu próprio comportamento, que antes seria reativo, você inspira a pessoa a mudar. É bonito e reconfortante ser inspiração do que é bom e faz bem para as pessoas que estão à nossa volta. Além de mudar a si mesma, você ajuda a outra pessoa a mudar. O que acha? Em vez de falarem de como você é grossa e agressiva, as pessoas vão elogiá-la dizendo que você mudou em todos os sentidos, dando um novo sentido à sua vida. Inspirar pessoas não é demais?

E jamais responda de maneira indireta. Falar de maneira indireta, ou seja, jogar indiretas só denota que, além de covarde, você é insegura. Ao receber uma crítica negativa ou uma comparação que a deixou desconfortável, seja direta, porém não grossa, dizendo que não gostaria de ouvir mais tais comentários. Diga que está focada, de bem consigo mesma e aberta a apoio e elogios, mas que também opta pelo silêncio dela caso não tenha nada de positivo para lhe dizer. Fale sempre olhando nos olhos, com uma voz serena, tranquila, transmitindo segurança e paz. As pessoas respeitam quem se respeita, e pode ter certeza de que essa situação não se repetirá. E lembre-se: cada pessoa é única e cada processo tem o seu próprio tempo. Sendo assim, mantenha o foco aqui no nosso livro e só olhe para os lados para atravessar a rua!

Agora vamos ao nosso exercício do dia. Hoje você tem a missão de entrar em contato com cinco pessoas do seu círculo, tanto de amizade quanto profissional, ou mesmo um ex-namorado ou o atual. Vai perguntar para cada um deles quais foram as suas atitudes que os assustaram, aquelas atitudes reativas, sem racionalização, quando você chorou, gritou, foi injusta, jogou indiretas no Facebook! Sabe aquelas atitudes que você tem e que depois sente um remorso, uma ressaca moral a ponto de dormir mal? Peça relatos para essas pessoas desses momentos que eles tenham presenciado e ouça cada um sem defesa, sem negação, sem falar nada. Apenas os ouça e se conscientize de quanto você tem sido reativa e negativa. Depois disso, pense em quais atitudes você poderia ter tido, atitudes racionais, equilibradas, que você poderia ter escolhido e que a fariam sentir-se uma mulher esclarecida, madura, inteligente emocionalmente, com orgulho de si e a fariam dormir em paz. Bom, amiga, ficamos por aqui. Cumpra a sua missão do dia e veja a diferença que isso fará em sua vida. Um beijo e até a próxima aula.

21º DIA

# OBJETIVO, META E FOCO

*Por Vanessa de Oliveira*

Quero reforçar com você a questão do seu objetivo, da sua meta e do seu foco. É muito importante lembrar por que estamos aqui. Se estamos mesmo seguindo em linha reta, que é nossa meta, e se estamos mantendo o foco. O objetivo deste livro, antes de emagrecer, é reprogramar a sua mente.

Vamos lembrar que nosso corpo nada mais é que o reflexo do que acontece dentro da nossa mente. O seu corpo físico nada mais é que o mapeamento da sua psique. Ou seja, é o mapa do seu processo mental! Para seu corpo se reorganizar, para que esteja saudável e confortável, você precisa estar antes de tudo organizada mentalmente. Relembrando que o maior erro cometido antes por você na luta por perder peso era achar que o foco do emagrecimento era apenas o seu organismo. Não. Tudo se inicia na sua cabeça mesmo. Como ela foi negligenciada, o corpo apenas acompanhou. Basta ter essa consciência de que o processo de transformação do seu corpo começa pela reprogramação da mente, não é?

Quando a faxina começa pelo lado de dentro da casa, o jardim passa a ser uma extensão dos cuidados do proprietário. Antes, o que você estava fazendo era justamente o inverso. Estava se matando para manter o jardim bonito, mas a casa estava uma tremenda bagunça. Isso pode? Não, não pode. Talvez, analisando de uma maneira mais profunda agora, perceba que você estava evitando pensar sobre si mesma. Pensar dá bastante trabalho e nos obriga a mexer e remexer em algumas coisas que interiormente queremos deixar quieto. Antes de chegar aqui, você tinha um comportamento inadequado, não queria de forma alguma se responsabilizar pelas próprias escolhas e queria que os outros tivessem atitudes que diziam respeito apenas a você. Ou seja, você queria que alguém fizesse o trabalho por você, que alguém a carregasse no colo ou fosse sua muleta.

O que fizemos com você desde a primeira aula foi despertá-la para o fato de que precisaria se responsabilizar pela própria vida sendo adulta. Repassei com a sua linha do tempo de vida e, digamos, ajudei-a a fazer a faxina que era evitada na sua casa. Se você em algum momento achou que fui dura, tenho certeza de que sua concepção sobre isso já mudou e agora já sabe que foi necessário. Passar a mão na cabeça não faz com que a pessoa compreenda com exatidão onde está errando. Outras precisam de uma terapia de choque porque o despertar estava moroso. Em outras palavras, estava difícil de cair na real. Tudo valeu a pena até aqui, eu sei que valeu. O seu objetivo quando viu a propaganda do livro era: "Oba, um livro para emagrecer em 30 dias". Ou seja, mais um para emagrecer na sua lista. Mas daí, ingressando nas aulas, você percebeu que era muito mais que emagrecer. Emagrecer é consequência da mudança total da sua vida. O objetivo era apenas perder peso e fizemos uma reprogramação mental em você, e os números da balança são mera consequência dessa mudança interna.

Agora vamos falar sobre metas e números!

Quando nos conhecemos profundamente, com as nossas qualidades e fraquezas, aprendemos a nos equilibrar emocionalmente, não é? Sabendo como funcionamos e antecipando nossas reações e emoções, a gente consegue racionalizar melhor as nossas escolhas. E você já sabe que emagrecer é uma questão de saber escolher desde o que se vai fazer até a quantidade de alimento que vai colocar no seu organismo. Somos o que comemos, sim, mas, mais que isso, somos o que pensamos. O pensamento é o ensaio da ação, como diria o pai da psicanálise, Sigmund Freud. Logo, antes de agirmos, devemos pensar direito. Se o pensamento estiver bagunçado, a atitude será errada. Então, o que você tem aprendido aqui é pensar com qualidade. Isso se reflete nas escolhas do que você ingere e faz diferença na balança. Se você estabeleceu uma meta, um número fechado, por exemplo, 20 quilos, lhe digo que deve rever a questão de números. E por quê?

A meta é perder peso de uma maneira diferente de antes, de uma maneira definitiva, porque você agora está tratando a causa e não apenas a consequência. Em dietas mirabolantes e milagrosas você gerava uma expectativa fantasiosa e irreal dentro de um prazo mais irreal ainda. Claro que não dava certo, e se dava era por pouco tempo. O efeito sanfona é mais que seu conhecido, mas você não o terá novamente, esse é o diferencial. Aqui neste livro tratamos a causa, e a consequência é a sua aparência. Aquilo que se vê não é a prioridade. A consequência que é emagrecer virá, sim, mas com muita qualidade. Sua meta então deve mudar; não deve mais se basear em números pelo simples motivo de não focar na consequência, e também para não gerar ansiedade e comparação, que no final das contas são os grandes responsáveis pelo fracasso do objetivo emagrecer.

Você corre, sua, deixa de comer e quando olha para o lado lá está uma magrela comendo um bolo de chocolate. E você olha para si, sabe que se esforçou e não está nada parecida com ela.

Não queremos mais nos comparar e sentir ansiedade para atingir um simples número na balança, não é? Somos ambiciosas, queremos bem mais que emagrecer, queremos poder e saber que ele está dentro da gente. A meta que antes era um numeral passa então a ser o nascimento de uma nova mulher, e estamos aprendendo aula a aula a nos tornar essa nova mulher. E sermos a versão melhorada de nós mesmas é o segredo do sucesso para qualquer objetivo que temos em nossas vidas. Esqueça os números, curta o processo, faça boas escolhas e você perderá mais quilos do que colocou como meta. Eu lhe garanto esses resultados! Sabe por que eu garanto esses resultados se você realmente estiver comprometida e tiver foco? Porque quando eu e a Toalá desenvolvemos esse programa revolucionário, testamos em nós, em nossas amigas, em alunas. Eu estava acima do peso, e nada do que eu fazia me deixava com medidas mais confortáveis.

Eu trabalho com a minha imagem, e além de tudo eu priorizo meu bem-estar e minha saúde. Milhares de mulheres se inspiram em mim, mas antes de tudo eu não estava feliz e confortável comigo. Claro que assim como você eu tentei de tudo, sem sucesso. Foi quando eu parei para realmente pensar sobre emagrecimento e estudar a respeito do sobrepeso e da obesidade. Eu queria conhecer a fundo os processos mentais que levavam mulheres a não conseguir emagrecer por mais que realmente quisessem, e me dediquei bastante ao conhecimento. Li, assisti, fui a cursos no Brasil e no exterior, fui a palestras. Pesquisei e fiz uma verdadeira imersão no assunto. Passei para a fase de execução do desenvolvimento do livro e fui aplicando tudo que desenvolvi em mim. Resultado? Uma mente reprogramada e um corpo mais enxuto e mais saudável!

Quando percebi que realmente funcionava, resolvi difundir o que eu desenvolvi. Portanto, se você tiver foco no seu objetivo e perseguir a sua meta, você terá sucesso como eu tive e continuo tendo. Hoje, para mim, é uma delícia comer de maneira saudável, não é nada sacrificante e muito menos sofrido, afinal, eu estou reprogramada e feliz com as minhas escolhas! No começo é um pouco diferente porque se trata de substituição de hábitos que cultivamos por anos e anos, mas não que seja difícil. Difícil mesmo é estar infeliz, sem a saúde merecida e querendo usar um vestido que não nos cabe!

E muito tem a ver com a questão da gratidão em nossas vidas. Agradecer que tem opção de comer; agradecer que tem saúde ainda, apesar de todo mal que causou a você por ingerir alimentos errados; agradecer o fato do organismo ainda colaborar depois de tão maltratado; agradecer a oportunidade de estar viva para mudar tudo e até mesmo de ter condições de comprar este livro. Sem gratidão não é possível nada disso. Entre objetivo, meta e foco, tenha a gratidão como sua maior aliada, como seu anjo protetor. Uma mente ingrata nada reconhece e, assim, não existe o despertar da consciência. Nenhum livro do mundo fará você perder peso se não existe esse sentimento tão nobre e potente dentro de você. Pense na gratidão como seu combustível vital. Coloque-a em absolutamente tudo que fizer e não terá como dar errado.

Uma mulher feliz é uma mulher transformada e também transformadora. E não desista mais uma vez. Sempre que estamos motivadas a começar algo e terminar o que nos propusemos a fazer, isso nos dá uma sensação maravilhosa! Mas quando desistimos, dá aquele sentimento de fracasso. Eu sei que essa frustração a acompanha há muito tempo, mas você pode mudar esse hábito a qualquer momento. Basta ter foco e comprometimento com você: ser uma mulher focada e responsável sobre as coisas que decide fazer! Um conselho de ouro:

quando for escolher algo que você se propõe a fazer, escolha coisas que você realmente queira fazer. Tenha paixão pelo que faz, tenha essa coisa como missão, e ela tem que fazer sentido para você. Senão, é como aquele livro chato que começamos a ler e abandonamos nas primeiras páginas. Missões são como livros: se não tem a ver com você e se não fizer sentido, se não tiver um propósito, a chance de você abandonar esse projeto no começo ou meio é maior que 80%. O que você faz hoje tem um significado no seu futuro, por isso você precisa saber qual é o seu objetivo!

Faz sentido para você o que eu estou falando? As suas ações de hoje têm total impacto no seu futuro, por isso é importante que você se mantenha no foco. E não mais foco no problema nem no "coitadismo" do passado. O passado é imutável, mas podemos usá-lo como bússola para caminhar em direção ao futuro. Então, seu foco tem que ser na solução, no positivo, na resolução dos problemas. Eu sei que você foi muito recompensada com todo o seu "vitimismo", mas é assim mesmo que você quer viver? Sendo a coitadinha, a perdedora, a dependente? Não! Essa não combina mais com a mulher na qual você está se tornando. O seu resultado tem a ver com o seu objetivo. Se o que você quer é emagrecer, precisa ter ações condizentes com o seu objetivo. E você só alcançará seu objetivo se tiver foco. Você é resultado das suas escolhas. É plantar e cuidar para que a semente germine.

Emagrecer é um ato contínuo. Você vai chegar aonde quer e, quando olhar para trás, vai perceber que o caminho que você percorreu é mais gratificante do que o resultado em si! Então, tenha prazer no seu caminho, tenha prazer em assumir responsabilidades sem culpa, porque você está treinando para se tornar hábil na solução dos seus próprios problemas.

Antes você se sentia tão perdida e desanimada porque não estava apta para lidar consigo mesma. Primeiro, porque não se conhecia, e, segundo, porque não tinha desenvolvido as habilidades necessárias para resolver a questão do seu emagrecimento. Agora, além de estar treinando, você se conhece pra caramba! Ou seja, você tem todas as armas na mão para vencer essa guerra! *Stop the mimimi*, amiga! Foco no seu objetivo, comprometimento na sua meta, e faça escolhas a cada minuto em prol do que você decidiu fazer por você!

Quando você se compromete a fazer algo, seja o que for, tem que ter consciência de que, para chegar ao sucesso nesse processo, isto é, para chegar à meta, existe o começo, o meio e o fim. Agora, uma pergunta: você se julga merecedora de estar magra? Será mesmo? Quem sabe aí no fundo você tenha boicotado tanto seus objetivos de perder peso que ache que não mereça ficar bem com você. Essa é uma questão em que você precisa pensar bastante antes de responder. Porque eu penso que, se você realmente achasse que merece estar magra e confortável consigo mesma, já teria tido determinação e foco, e teria conseguido! Simplesmente porque quem se julga merecedora da felicidade corre com muita garra atrás dela. O seu autoboicote indica que você ainda não acha que merece essa qualidade de vida. A solução para isso é se perdoar; perdoar as pessoas; ser uma mulher que sente gratidão por absolutamente tudo; vibrar sua mente em um estado constante de positivismo. Alimente seu dia a dia com coisas que a façam feliz, porque, assim, você produzirá a química responsável pelo bem-estar – a serotonina e a endorfina – que irá ajudá-la no seu processo de emagrecimento. Caso você não alimente sua mente com coisas positivas e que lhe tragam realização e prazer, fique sabendo que a mente, que está sempre em estado de estresse, produzirá o cortisol, a substância química que não a deixará emagrecer.

Estamos falando de ciência, e não de crendice. Dessa forma posso lhe afirmar que se você não tiver foco em mudar sua mente para mudar seu corpo, será um caminho sem sucesso. Talvez você tenha que tentar muitas vezes para mudar seu comportamento na questão de ter mais determinação e foco no seu objetivo. Eu entendo que não é em um passe de mágica que tudo muda, mas também há de se tentar todas as vezes que falhar e não desistir para, assim, ter sempre progressos na direção do alvo a ser atingido!

Uma dica valiosa que dou é se sentar e escrever suas metas e tê-las sempre em um local de fácil visibilidade, onde você possa vê-las muitas vezes no dia, ou também em vários lugares, assim você sempre será lembrada do motivo de estar renunciando a um alimento. Na correria do dia a dia, na rotina de filhos, marido, casa, trabalho, academia e vida social, é comum as pessoas se esquecerem dos seus objetivos e caírem na reincidência do comportamento anterior. Como somos inteligentes e solucionadoras, vamos antecipando já tudo o que pode acontecer de errado para que nada, absolutamente nada atrapalhe a nossa meta! Sendo assim, hoje você tem a tarefa de pensar sobre o que conversamos e anotar suas metas e objetivos e espalhar por lugares que a lembrem de que, para transformar seu corpo, você precisa transformar a sua mente!

Apenas desejar, fantasiar e querer estar magra não a fará se mover do ponto em que está. Você faz e fez isso todos os dias, e o que de fato mudou? Nada! Então, desejo de estar magra é uma viagem que não a leva a lugar nenhum. As metas escritas são essenciais porque fazem com que você saia desse estado em que se colocou – um estado letárgico – e vá à luta para alcançá-las. Querer e não colocar no papel, não colocar em prática, não passa de delírio mesmo. Quero lhe propor um exercício: fique sozinha em algum lugar onde possa ter privacidade, sem interferência de nada que desvie sua atenção.

Escreva todos os seus objetivos de vida em relação ao emagrecimento. E conforme você vai listando, eu quero que vá se imaginando. Se você deseja atingir o peso que considera ideal para caber naquele vestido que você ama, que está guardado no seu guarda-roupa, visualize-se dentro dele.

Agora, dê uma pausa na lista, feche os olhos e visualize seus pés. O que você está calçando? Um salto agulha, plataforma? Qual é o sapato de sua preferência? Vá subindo e olhando cada centímetro do seu corpo, agora totalmente transformado, do jeito que você quer... Olhe como você conseguiu e é realmente merecedora dessa conquista! Agora olhe seu quadril... Ele está perfeito! Visualize e vá subindo... Onde foi parar toda aquela gordura abdominal? Foi para o espaço, e quem conseguiu esse resultado foi você. Veja como você é determinada e capaz! Sinta orgulho de si mesma! E agora, que vestido ou roupa você está usando? Pense nos detalhes e veja que tudo está perfeito como você um dia sonhou! Olhe seus braços, tronco, pescoço, e o principal: visualize seu rosto! Veja como você está realmente feliz! Você está sentindo agora uma felicidade como nunca sentiu! Na sua mente, você já conseguiu! Chegou ao seu objetivo e agora sua mente está completamente reprogramada. A época triste foi embora juntamente com toda aquela gordura que a estava matando e que você decide agora não mais comer! Visualize-se, você está maquiada, com uma pele radiante e sorri!

Agora sorria de verdade! Permita-se, sinta essa felicidade que está aí ao alcance das suas mãos. Basta ter atitudes diárias e você vai chegar lá! Abra os olhos. Como se sente? Feliz, não é mesmo? Nessa vibração positiva, com seu corpo totalmente tomado pela serotonina e pela endorfina, escreva o que quer exatamente com este livro e a sua meta. Embaixo dos seus objetivos, você vai escrever por que eles são tão importantes para você. Responda com toda a sua força e determinação! E, se você desejar, no Clube do Emagrecimento Emocional há um espaço destinado a esse exercício. Vamos lhe dar um *feedback* em relação à sua lista de metas.

22º DIA

# EU SOU O QUE EU COMO

*Por Toalá Carolina*

A aparência física que você está buscando é como construir um muro de tijolos. Suas escolhas nada mais são que os tijolos que você vai colocar um por um para levantar a parede. E os tijolos são os alimentos que você está escolhendo a cada vez que come. VOCÊ É O QUE VOCÊ COME! Parece exagero? Mas não é, e eu vou explicar o porquê de uma maneira detalhada e até mesmo científica para que você compreenda de uma vez por todas que a sua alimentação vai decidir entre a sua vida ou a sua morte! Eu disse que o assunto é sério porque o período de viver na brincadeira acabou, amiga.

Sua qualidade de vida, sua saúde e como você vai morrer dependem de tudo que você vai passar a ingerir a partir de hoje. Já passaram tanto a mão na sua cabeça, já agiram como facilitadores do seu sobrepeso ou da sua obesidade e você já foi tão recompensada por agir como uma mulher com zero responsabilidade que, ou você muda, ou você morre. Não, não é bonito estar obesa. Obesidade é doença, e ela não tem que ser aceita por você. O sobrepeso em si traz muitos malefícios à sua saúde e, claro, é um caminho rápido para a obesidade. Não me venha com argumentos limitantes, como "magras também adoecem e até têm colesterol alto", ou "mulheres magras são desnutridas e ser magra não é sinônimo de estar saudável e fora do grupo de risco".

Bom, amiga, não nos interessam as magras aqui. Nosso livro é voltado para mulheres acima do peso e obesas, então é com esse grupo que temos que nos preocupar. Foco é a palavra de ordem e só se preocupe com a magreza quando você estiver magra. Mesmo porque essas frases são repetidas por mulheres que estão com sobrepeso ou obesas e não têm força e determinação para sair dos estados em que elas mesmas se colocaram, então ficam repetindo essas crenças limitantes apenas para justificar a si mesmas. Esqueça tudo o que você ouvir sobre as mulheres que estão e se mantêm magras, porque na realidade estar equilibrada não traz nenhum malefício à saúde. São falácias, tolices sem nenhum embasamento científico. Já para as mulheres que estão com sobrepeso e obesas, existem inúmeros estudos e estatísticas de que elas morrem mais rápido e têm uma vida bastante infeliz. Já as magras, bom, torne-se uma mulher com peso saudável e, aí sim, poderá falar em causa própria. Você terá a aparência do que colocar dentro de si, isto é, você se torna exatamente aquilo que come.

Já toquei superficialmente nesse ponto em outra aula, para que você começasse a pensar sobre o assunto e acredito que, como uma mulher inteligente e observadora, você passou a reparar que sim, essa é uma verdade. Sente-se em uma praça de alimentação e faça um exercício de observação e reflexão sobre o que as pessoas que estão com sobrepeso ou obesas escolhem para comer. Olhe para as filas do *fast-food* e conte quantas pessoas magras estão nelas. Poucas, e provavelmente adolescentes. Depois, passe a observar as pessoas que optam por restaurantes de saladas, sucos naturais e outras opções mais saudáveis. Quantas pessoas acima do peso ou obesas estão nesses restaurantes? A minoria! Observe também as cores dos pratos das pessoas acima do peso. Eles variam entre tons de bege-claro, bege-escuro, marrom e amarelo, o que significa que é um prato rico em gorduras, frituras, proteínas e nada de fibras ou alimentos frescos e vivos. Dificilmente você observará cores nos pratos que indicam a presença de fibras e alimentos saudáveis.

Agora observe os pratos das pessoas magras. Eles são coloridos, têm em geral de três a sete cores vivas na combinação. Isso significa que a pessoa está ingerindo alimentos frescos, vivos, funcionais. Os pratos dos dois grupos combinam com a pele, com o cabelo, com as unhas, com as olheiras ou a falta delas, combinam com os dentes, com a flacidez e a gordura abdominal. Não é segredo: as pessoas são o que elas ingerem, você é o que você ingere e terá a exata aparência dos alimentos que consome. Não é preciso ser um especialista ou um gênio da observação científica para notar essas diferenças!

Lembra que comparei a nutrição do seu corpo com o combustível do automóvel? Se você abastecer seu carro com gasolina ruim, naturalmente ele responderá mal, não terá como funcionar com excelência. Assim é o seu corpo: quanto mais "combustível ruim", pior será a performance do seu corpo. Quem tem mais de 35 anos vai se lembrar do desenho animado *Popeye*. Popeye é um personagem de desenho infantil dos anos 1980 muito popular e que influenciou a alimentação das crianças naquela época, em que estavam construindo na mente delas os hábitos alimentares. Popeye era um senhor idoso, marinheiro que, para ficar forte e agir como um herói, livrando-se de enrascadas e livrando os amigos de problemas, comia espinafre. Mesmo idoso, ele estava em forma, era bem-disposto e exalava jovialidade. Ele tinha um amigo, o Dudu Hambúrguer. Dudu era jovem, porém obeso, e estava sempre com preguiça. Como o próprio nome diz, Dudu era apaixonado por hambúrguer e só tinha esse assunto – ele era realmente obcecado pelo sanduíche a ponto de esconder alguns embaixo do próprio chapéu para comer quando lhe dava vontade. Dudu nunca se sentia feliz, vivia de mau humor e reclamando, sendo sempre vítima das situações. Como crianças talvez não tenhamos observado que o desenho passava a mensagem da importância da alimentação e como isso influenciava em todos os aspectos da vida. Mas agora, como adultas e voltando a nossa mente lá para o passado, lembrar de algumas cenas faz todo o sentido!

O passado nos serve como uma bússola para nos orientar. Então, se você não assistiu porque é mais nova, tem muitos episódios disponíveis no YouTube que você pode até mostrar aos seus filhos. A boa forma está intimamente ligada ao equilíbrio entre mente e corpo. Esses dois devem estar perfeitamente alinhados para que você vivencie um estilo de vida pleno e cheio de bem-estar. A alimentação pode ser seu veneno ou seu remédio. Estando você hoje acima do peso ou dentro de um quadro importante de obesidade, tenho certeza de que na sua casa e na sua bolsa há uma verdadeira filial da farmácia. É ou não é, amiga? Para tudo você tem um remedinho!

No trabalho, você deve ser conhecida por ser a farmacinha do escritório, e acha isso bem legal. Amiga, vou lhe dizer que isso não é nada legal. Isso significa que você está se envenenando pela alimentação e tentando a cura para os reflexos dessa alimentação com drogas lícitas.

Até mesmo se automedicando. O que tem de legal nisso, me diz? Isso a faz ser mais sociável ou mais aceita porque sempre tem uma pílula para dor de cabeça ou de estômago para o colega, e isso é cura? Não, o fato de você ser uma farmacinha ambulante diz que você não está saudável nem da mente, nem do corpo.

Nosso estado natural é ter saúde. Acredite. E, sim, é possível ter saúde apenas cuidando do que ingerimos. O mau hálito de uma pessoa que não bebe água é nauseante, e diz como está a coisa toda por dentro. Os dentes vão de mal a pior, a língua rachada mostra falta de vitaminas essenciais, a falta de salivação indica baixa hidratação. O mau hálito significa que por dentro você é um esgoto parado. Um corpo bem nutrido é limpo por dentro, exala um odor natural e agradável por fora. Intestino e estômago são devidamente limpos pela ingestão de fibras, que fazem a faxina todos os dias de maneira correta.

A água lava o sangue, as células, o corpo. O hálito é limpo, agradável. As pessoas que estão acima do peso ou obesas suam muito e exalam um mau cheiro que lembra o enxofre, e não há desodorante corporal que controle uma sudorese dessas. Já quem está em dia com a alimentação transpira, obviamente, mas sem odor. Mesmo que seja hormonal, a alimentação regula também essa função. Portanto, a máxima "você é o que você come" é uma tremenda verdade, e não um ditado qualquer, assim como muitos são falácias se não comprovados factualmente. Sim, este é e deve ser seu lema de vida daqui por diante! Todas as vezes que você estiver na frente de qualquer alimento, pense: eu sou o que eu como e vou adquirir a aparência desse alimento.

No início desse processo é importante repetir frases poderosas para que a sua mente se reprograme e assimile como uma verdade, depois você absorverá todas as informações e tudo isso será natural em você. Assim como quando crianças aprendemos o alfabeto e temos que treinar e treinar para juntar as letras e formar as palavras, e depois que aprendemos passamos a fazer isso de maneira automática e natural, o mesmo ocorre com os seus novos hábitos alimentares. E se você comia da maneira como comia, é porque também se programou dessa forma. O que estamos fazendo então é um meio para conscientizá-la para que você reprograme o modo como se relaciona com os alimentos e, assim, transforme seu corpo e sua saúde. Percebeu que, depois disso, mente e corpo estão perfeitamente alinhados? É a esse processo que você está se submetendo e que vai ser de agora em diante seu novo estilo de vida.

Quero lhe fazer uma pergunta: quantos anos você quer viver mais? Mais 30 anos, 40? Quer ter netos, quer envelhecer? Se a resposta tiver algo a ver com essas alternativas de longevidade, mude agora! Comece hoje o que você quer ser amanhã. Todas as vezes que se sentir tentada a comer algo que costumava ingerir no passado, pense: isso vai impedir que eu conheça meus netos, preciso tomar a decisão certa agora. Um bom *link* entre mente e corpo para que a mudança seja eficaz é fazer a observação do alimento e pensar se é um alimento "limpo" ou "sujo", porque, claro, é uma questão realmente de obviedade. Um alimento cheio de gordura saturada vai sujar seu organismo, mas um alimento com boa gordura, como nozes, castanha-do-pará, entre outros, será um bom óleo para seu corpo. Frutas lavadas, verduras higienizadas, proteína fresca, de preferência branca, sequinha, vai alimentar seus músculos.

Você precisa aprender a pensar sobre o alimento que vai colocar no seu corpo, e talvez sua preguiça antes fosse apenas de pensar mesmo. Imagine só, pensar a cada vez que vai comer algo, sendo que comemos em média cinco vezes ao dia. É muito pensamento, não é mesmo? Porém, amiga, essa máquina que está dentro do seu crânio que deve trabalhar a seu favor por 24 horas até a sua morte tem essa capacidade, e até mais. Basta você usá-la. Não, não cansa, e pensar também queima calorias, caso queira pensar assim. Raciocinar, pensar, organizar um pensamento dá um pouco de trabalho no começo, mas trará muitos benefícios. "Toalá, você está me chamando de burra?" Calma, amiga, burro é aquele que tem a informação e não usa. Você fez isso? Na realidade estou dizendo que até hoje você não pensava sobre o que comia e se tornou parte da aparência do que ingeria. Se consciente ou inconscientemente, sei que não é mais hora de "vitimismo" nem de drama, mas de tomar uma atitude responsável e madura para atingir o seu objetivo, que é perder peso.

Tenho certeza de que você passa mais de cinco horas no Facebook, páginas de fofocas, no WhatsApp, Instagram e demais apps. Isso não é ruim caso você use essas redes para se beneficiar, mas pense no tempo que você dedica a isso. Será que não tem mesmo disposição para refletir sobre tudo que ingere? Desculpas e mais desculpas da rainha do drama e do mimimi! Amiga, qual musa *fitness*, qual vencedora, qual mulher de sucesso que passa a vida dando desculpas a si mesma e aos outros? Nenhuma. E por que então você acha que esse estilo de vida a colocará em algum lugar que valha realmente a pena? Uma apresentadora londrina chamada Gillian McKeith, mulher de meia-idade, mãe de duas meninas gêmeas, tem no Reino Unido um programa educativo chamado "You are what you meat" – Traduzindo para o nosso idioma, "Você é o que você come" – no qual ela seleciona duas pessoas obesas com péssimos hábitos alimentares por episódio e estuda meticulosamente como essas pessoas chegaram a essa situação por meio de alimentos errados. Depois de entrevistar os dois convidados que ficam hospedados em sua casa no centro de Londres, ela faz com que eles passem por uma lavagem intestinal terapêutica para que todos os resíduos de anos e anos de porcarias acumuladas nas paredes do intestino sejam removidos.

Não se trata de uma lavagem intestinal simples, por isso não tente fazer em casa, amiga. Depois disso, ela faz os dois convidados passarem por um processo de choque psicológico, levando cada um a mergulhar em uma piscina com o alimento preferido. Uns são convidados a nadar em um tanque de manteiga, outros, de sorvete. Uns têm que ter contato corporal com banha animal ou bacon, corpos de animais que ingerem ou toneladas de sanduíches. Isso faz com que eles pensem de uma maneira como jamais haviam pensado antes. O que eles estão vendo ali é a exata quantidade do que consomem no período de um ano. Quando finalmente eles têm essa luz na mente, passam a repensar sobre o que fizeram com os próprios corpos. Assim, Gillian começa a introduzir uma nova alimentação, limpa, livre de gorduras saturadas, ensinando-os a comer de maneira adequada. Resultado? Todos emagrecem sem remédios, sem cirurgias e de uma maneira gradual e saudável, sem radicalismos.

Esse programa é traduzido para muitos idiomas, e ela publicou dois livros sobre o assunto, tendo se tornado uma influenciadora, não só no Reino Unido como no mundo todo, da perda de peso de maneira natural. Ela prova de maneira científica, factual e positiva que somos o que comemos e nos tornamos o que comemos. E o mais importante é que o processo de reversão é possível após um programa de conscientização e reprogramação. Dedique seu tempo a estudar as propriedades dos alimentos, o valor nutricional, seja chata, sim, com o que vai comer e se posicione diante do seu grupo social. Só você paga o preço por suas escolhas e, se quiser ser a mulher com a aparência que sonha, coma alimentos que tenham a ver com essa aparência. Simples, não é mesmo?

23º DIA

# DIGA NÃO ÀS DIETAS MALUCAS DE SHAKES

*Por Toalá Carolina*

Atire a primeira pedra quem não se rendeu à deliciosa e tentadora dieta dos *shakes*! Ali está a apresentadora magérrima, de pele impecável, em um belo tubinho preto. Uau! Ela faz propaganda de uma semana de *shakes* para ficar como ela. Não custa tentar, não é mesmo? Hummmm... custa, sim! Além de caro para o seu bolso, é caro para a sua saúde! A oferta no mercado é extensa. São tantas marcas, sabores, cores, belas imagens de mulheres perfeitas em seus biquínis brancos de lacinho! Nós somos seres visuais e fantasiosos, acreditamos nas imagens que vemos, e o lado racional não funciona lá essas coisas quando se trata de desejo.

Se eu desejo ser magra, vou prestar atenção em todas as imagens externas que têm a ver com a imagem que mora dentro do meu desejo, da minha mente, do meu consciente e inconsciente. Olha o poder da imagem! É praticamente imediato olhar, fantasiar e pagar o preço. É óbvio que as empresas da indústria do emagrecimento sabem de tudo isso. Elas trabalham com estudos sociais, filosóficos e psicológicos e sabem exatamente onde está o nosso ponto fraco. Na fantasia. Quando você compra uma dieta que parece tão gostosa e simples, que fará um milagre em poucos dias, você não pensa nem no que está ingerindo. Se o gosto é agradável, geralmente doce, se tem uma cor legal, rosa, amarelinho, azul, e se está escrito ali que tem vitaminas e a fará emagrecer, você, infantil e inconsequente, toma. E toma como se tivesse feito a escolha mais inteligente do mundo, acreditando que conseguirá o que as pessoas fazem em anos e aos poucos por meio da reeducação alimentar e dos exercícios. Como se você fosse mais inteligente e esperta que todo mundo no planeta! E isso só acontecerá com você. Em poucas semanas todos verão como você está magra e em forma dentro daquele biquíni branco da capa do *shake*, não é? Daí você toma um dia, nossa que delícia, que fácil é emagrecer! Toma dois dias, três, quatro... Começa já a enjoar do gostinho.

E o que você, tão esperta, mais que todo o planeta, faz? Troca o sabor, é claro! Hummm... delícia, né? Agora a vez é do sabor de chocolate! Quem não quer ser magrinha tomando *milk-shake* de chocolate, não é mesmo? Também já enjoou em poucos dias. E o corpo, como está? Já está capa de revista? NÃO?

Acho que você foi enganada duas vezes: pela empresa do milagre e por você mesma, novamente! Trocar a marca do *shake* ajuda? Sim, ajuda a ficar mais pobre e mais tola, mais gorda também! Perdeu tempo, perdeu dinheiro e perdeu saúde. Você leu o rótulo? Sabe o que significa cada substância que está naquela caixa tão bonita? Claro que não, afinal você só faz o que lhe convém. E se está vendendo é porque alguém pensou por você, então pode – é assim a pobre linha de pensamento. E quem paga o preço pela sua saúde?

Entenda uma coisa: quando abrimos mão de ter nossos próprios pensamentos e alguém faz isso por você, geralmente é alguém que quer lucrar em cima de você. Essas indústrias sabem que quem está acima do peso ou obeso e não consegue emagrecer tem uma linha de pensamento irresponsável e infantilizada. Ou por algum momento você achou que eles a consideram uma pessoa inteligente... E quem permite que eles tenham essa consideração sobre você? Você!

O seu comportamento alimentar está caracterizado no seu corpo, nas suas dobras evidentes, na sua respiração ofegante, na sua falta de disposição e no seu mau humor. Acha mesmo que dá para disfarçar? As pessoas que estão acima do peso, sobretudo as mulheres, estão com números a mais na balança porque a mente delas está bagunçada e, como já sabemos, o corpo é o mapeamento da mente e o reflexo dela. Então, estamos falando sobre carência; sobre comportamento infantil; sobre a busca por pertencer a um grupo; sobre ter uma vida social comum e estar magra.

Essas empresas sabem de tudo isso a seu respeito e a respeito de quem busca esses produtos. Sendo assim, elas farão um marketing agressivo, pontual e pesado para atingir mentes carentes, fantasiosas, mentes que estão com preguiça de pensar por elas mesmas, e farão isso por elas. Muitas mulheres que estão com problema de peso têm conflitos familiares, com os pais, principalmente, algumas com a figura materna. Onde a empresa vai pegar?

Vamos ver se você adivinha! No sabor infantil. Sabor infantil para paladares infantis, faz sentido? Faz sentido para você substituir o sorvete de morango que a engorda por um *shake* de morango que promete emagrecimento? Você não abre mão da textura prazerosa do sorvete nem do gostinho da infância do morango e do doce, e ainda perde peso. Parece genial, mas é um pesadelo. Você está novamente se deixando levar porque nunca quer se responsabilizar por nada, muito menos pelo que ingere. Essa carência parental faz com que você substitua o amor dos seus pais, o cuidado da alimentação infantil pela empresa de *shake*. Umas trabalham de maneira mais agressiva, não somente com a imagem, o sabor e a facilidade, mas com um sentimento tão poderoso quanto o prazer de comer, que é o pertencer.

Tenho a mais absoluta certeza de que você já foi a uma daquelas reuniões fanáticas, cheias de música alta a ponto de estourar os tímpanos, aquela alegria contagiante, aquelas pessoas magras e felizes, e sobretudo ricas, vendendo *shakes*. Você acreditou em todo aquele "*shake* e circo". Ah, tenho certeza que sim. Apenas uma mente bem treinada e muito consolidada não cairia.

Drinques de *shakes* com a promessa de ser saudáveis, coloridos, divertidos e com seu nome escrito no copo. Eu sei que você pensou: "Sou querida neste lugar, alguém se importa comigo, com meu peso, e vão me ajudar a emagrecer. Finalmente achei meus amigos, companheiros de luta, e tudo isso sem sofrer, em meio a festas, reuniões, pessoas sempre felizes e com muito dindim no bolso, porque são pessoas tão legais que vendem esses produtos, têm espaços de saúde e que difundem um mundo *shine*, mágico, fantástico!".

Algumas desembolsaram no mínimo 10 mil reais para fazer parte desse belo mundo mágico do emagrecimento, e outras, sem poder desembolsar, passaram somente a consumir os tais produtos. Será que quando estava tomando uma bomba dessas você pensou por que existe ainda obesidade no mundo? Por que os hospitais que atendem milhares de enfartados por dia e mil e outras patologias decorrentes do sobrepeso e da obesidade não recomendam esse *shake* divino? Pensou? Não, claro, e se por acaso pensou, qual a resposta? Bom, se existe a cura para a obesidade e o sobrepeso, por que ela está tão concentrada nesse mundinho alienado? É como ter a cura para o câncer ser vendida em reuniões e ainda deixando rico quem vende. Veja que interessante esses espaços de saúde, assim denominados, espalhados pelo país. Estão por todos os lugares, geralmente instalados nas casas das pessoas. Assim, quem faz o programa de *shakes* faz amizades, constrói uma rede social, todos falam a mesma língua porque têm o mesmo objetivo.

Toda essa sensação de ser aceita, de pertencer a um grupo, de falarem a mesma língua é extremamente fundamental para sua psique, justamente porque pega fundo na sua carência. Além de acreditar que vai emagrecer consumindo um produto já comprovado cientificamente que faz mal, e muito mal, você acha que está inserida em uma sociedade particular. Todos esses *shakes* e chás são servidos enquanto você senta e bate papo confortavelmente em cadeiras coloridas, e o seu "drinque milagroso" vem enfeitado, apetitoso, e até com calda, cores e com seu nome escrito. Nossa, foi feito apenas para você. Veja o quão especial é você para a empresa. O afeto e a importância que você tanto esperava finalmente encontrou. A roda de fofoca supre a falta de vida própria que você tem, e de novo, como quando você era criança, alguém prepara suas "papinhas". Será que toda essa dinâmica trabalha o seu inconsciente ferido? Bingo! Caiu nessa, né?

E agora, olhando para trás: você vê a armadilha psicológica que essas empresas de *shakes* fazem? E você mudou sua vida mesmo? Ficou magra, ficou rica? Não, e mais: eu tenho certeza de que nem volta mais a esses lugares. Por que será, não é mesmo?

Caso você tenha consumido esses produtos por mais de seis meses, sugiro que faça um *check-up*. Existem estudos científicos que indicam que o consumo desses produtos causa danos ao seu organismo. Não vou entrar no mérito dos danos irreversíveis que podem causar. Quero que você seja adulta e responsável e tenha o hábito da pesquisa. Então, a sua tarefa de hoje é ir ao Google e ler tudo que puder sobre essas empresas de *shakes* e dietas de "astronauta". Você já está capacitada e treinada para tirar suas próprias conclusões. Pense bem em todos os aspectos psicológicos sobre esse tipo de dieta. Não somente do "faz mal". Pesquise por exemplo o que é inserido nesses *shakes* e chás para dar um sabor doce e que agrava mais a situação. Duas substâncias presentes em *shakes* de emagrecimento em geral que dão o doce que você tanto busca nos alimentos calóricos são a maltodextrina e o xilitol. Duas palavras que você deve anotar agora e pesquisar.

Quero que você tenha o hábito de pesquisar sobre tudo que ingere, para começar a criar uma nova consciência sobre os alimentos e saber o que põe no seu corpo. Pesquisar é exercitar o seu cérebro e fazer novas conexões para que a cada dia você se torne mais responsável e mais *expert* no que diz respeito a si mesma e ao seu corpo. Tenho certeza de que vai se sentir muito orgulhosa de si mesma e se surpreender com a capacidade que você tem de manter esse controle sobre a sua vida! Todas as vezes que você deparar com um alimento, vai pensar sobre ele, sobre sua composição, sobre o que ele fará no seu corpo, e assim terá opções melhores que vão se refletir na balança.

Isso é reeducação, e não apenas reeducação alimentar, mas uma reeducação mental. Imagine: se essas dietas de *shake* realmente fossem eficazes, não haveria mais problema de sobrepeso e obesidade no mundo, não é mesmo? Se a vontade é de tomar algo com a espessura e um sabor mais infantil, você mesma pode fazer um *shake* nutricional muito rico e natural, utilizando, por exemplo, leite de amêndoas ou coco batido com banana e morango! Se contar as calorias e se exercitar, será muito saudável consumir diariamente. E o melhor: tudo escolhido a dedo, preparado e controlado por você mesma! Nos *shakes*, você perde o controle do que está tomando. Fazendo seus próprios *shakes* e vitaminas, até mesmo as sopas que costumam ser vendidas nesses programas de emagrecimento artificiais, você passa a estar no comando do que consome. Saberá a função de cada ingrediente e não será envenenada pagando bem caro por isso. Afinal, mais que o valor monetário, o que está em jogo é a sua própria saúde!

Lembra que falei sobre o ser humano ter a necessidade de "pertencer"? É praticamente o que comanda a sua vida depois da necessidade básica que é comer! Se unir o "comer" e o "pertencer", então, melhor ainda, o que acha? E é exatamente essa a fórmula do sucesso dessas megaempresas de produtos de emagrecimento. Você realmente acha que eles estão preocupados com a sua saúde? Claro que não! Um ou outro emagrece, mas porque entrou numa onda fanática, e a carcaça não mostra o estado interior do corpo! Temos por hábito nos preocuparmos somente com a aparência externa, porque nossa necessidade de sermos aceitos e pertencer é tão grande que ignoramos nossa saúde. Quando percebemos, pode ser tarde demais. Sendo assim, coloque-se em primeiro lugar e supra suas carências fazendo coisas pra você, preenchendo seu tempo com atividades que lhe tragam realizações pessoais e profissionais. Tenha uma missão e conclua, para, assim, ter outras missões e nunca parar!

Todos nós temos o dever de nos suprir e não esperar que outra pessoa faça isso por nós. Estando na realidade e, consequentemente, menos carente, dificilmente você cairá em uma cilada como essas reuniões de empresas de *shakes* que buscam exatamente o perfil da mulher carente, sem missão, sem sonho, que acha que se emagrecer a qualquer custo tudo mudará na vida delas. Eles sabem que mulheres assim estão desesperadas e fazem qualquer negócio para se livrarem do peso extra! Você precisa se conscientizar de que tomar *shakes* químicos a farão perder um, dois quilos. Como você não foi à raiz do problema, voltará a engordar. O que nos faz perder peso é uma mudança na nossa mente, e o corpo, como já sabemos, é apenas um reflexo. Muitas mulheres têm essa carência latente e essa necessidade de ser acolhida para receber carinho, afeto e aprovação. E acredite: as pessoas das empresas de *shake* estão se lixando se você perdeu peso de maneira saudável, se não vai reincidir, se perdeu dinheiro, se está bem psicologicamente.

Algumas empresas até mesmo usam esses produtos apenas de fachada para vendas multinível, mais conhecidas popularmente como pirâmide financeira, aonde quem chega depois só tem custos e prejuízos. Note que o buraco é bem mais embaixo. O que é vendido para você é um emagrecimento com caráter miraculoso que não funciona e que a adoece; mais uma sensação de estar sendo acolhida, acarinhada e aceita, somada a uma imagem empresarial de oportunidade de enriquecimento rápido. Muitas igrejas usam o mesmo método prometendo curas e prosperidade.

Sabendo agora de tudo isso e já ciente e consciente do que está por trás de uma inocente embalagem de *shake* emagrecedor, não caia mais nessa. Além de não emagrecer e não fazer bem para sua saúde, você apenas está se enganando em todos os aspectos. Mas também não saia por aí interpelando as amigas sobre as escolhas delas. Seu exemplo será inspirador o suficiente para que elas perguntem como você atingiu excelentes resultados.

24º DIA

# EXERCÍCIOS FÍSICOS

*Por Toalá Carolina*

Jamais poderíamos deixar de falar sobre a extrema importância dos exercícios físicos, que devem ser aliados à sua nova alimentação! Acredite, amiga, para emagrecer de uma vez por todas e de uma maneira definitiva, você terá que tirar o bumbum do sofá e se mexer, literalmente! Antes de qualquer coisa, só pratique exercícios físicos com orientação de um profissional. Nada de pegar aulas no YouTube ou fazer algo da sua cabeça que pode prejudicar o seu corpo!

Os profissionais de educação física estudam anos para poder ajudá-la e orientá-la da melhor forma. Tanto na parte nutricional quanto na atividade física, busque sempre a orientação de profissionais formados e capacitados para isso. Nada de querer viver de amadorismo! Você pode usar a desculpa de que toda essa ajuda profissional custa caro, mas, acredite, existem opções acessíveis, basta procurar as oportunidades e não parar a sua vida nas desculpinhas! Lembra-se de quando a Van deu aula sobre os facilitadores e boicotadores do seu processo de emagrecimento? Então, os profissionais capacitados para ajudar nessa transformação da sua mente e do seu corpo serão os seus auxiliadores, e devem ser valorizados. Claro, esses auxiliadores não podem fazer o trabalho que cabe a você. Um instrutor de educação física não pode ajudá-la se você não for à academia com frequência regular, e um *personal* não pode forçar você a acordar cedo para uma corrida. Amiga, compreenda que não cabe a essas pessoas executar e praticar uma vida saudável e ativa se você não estiver disposta a fazer algo. Lembra que seu comportamento antes de chegar a este livro era culpar e responsabilizar tudo e todos pelo modo como você vivia? Imagine os resultados, então! Lembre-se de que onde está o seu foco está o seu resultado! Porém, existem algumas barreiras que estão dentro de você, e que para superá-las você precisa reconhecê-las para vencê-las. Os únicos inimigos que temos na vida somos nós mesmas, e o resto é pura ilusão! Até hoje a sua maior sabotadora e maior inimiga foi você mesma, e se alguém fez algo que atrapalhou a sua evolução foi com sua total anuência. A partir do momento que você se conhece profundamente, reconhecendo inclusive suas fraquezas e antecipando falhas, você pode vencê-las e superá-las. Mas é preciso que você se analise com carinho e as assuma.

A preguiça, a mania de procrastinação, a distração e as desculpas são de fato o que a tem impedido de transformar o seu corpo, e essas particularidades emocionais estão aí, na sua mente! Por tudo isso, é fundamental que a transformação seja de dentro para fora! Quando quer realmente algo, você não procrastina, só executa, é ou não é? E essa mulher que executa é a mesma que consegue atingir seu objetivo dentro do prazo estabelecido. Os resultados vão depender da sua atitude agora. Você precisa pensar que se até hoje, tendo as atitudes sabotadoras, você não chegou a um resultado que lhe trouxesse algum benefício, então a matemática é lógica e simples: mudando a atitude, muda-se o resultado.

Você sabia que cabe aos auxiliadores profissionais, como nutrólogos, nutricionistas, *personal,* instrutor de academia e demais colaboradores apenas 10% do seu resultado, e os restantes 90% dependem apenas de você? Eu sei que essas porcentagens antes eram invertidas na sua cabeça, pois você procurava essas pessoas com o objetivo de imputar a elas toda a responsabilidade que cabia somente a você, não é? E, claro, é obvio que jamais iria funcionar. Agora que você já sabe que 90% do seu resultado depende de você e apenas 10% dos auxiliadores, é hora de levantar esse lindo bumbum do sofá e começar a se despir do sedentarismo, tomando atitudes proativas desde já.

Neste momento, você pode andar pela casa ou, se tiver um parque, uma rua segura, uma esteira que hoje serve de cabideiro; e andar, apenas começar a se movimentar para ter em mente que procrastinar não é mais um comportamento aceitável. E o que seria procrastinar neste exato momento? Pensar "sim, a Toalá tem razão, quando terminar esta aula eu vou fazer mais uma e vou andar", ou "hoje está tarde, estou cansada, de pijama, mas amanhã eu vou!", ou ainda "estamos no meio da semana, para fazer 'certinho', segunda eu começo!". Não, amiga, essa atitude dentro da sua reprogramação mental não é mais tolerável, então é agora, neste minuto mesmo que você vai começar a se mexer, e no horário comercial vai procurar pelos auxiliadores. Existem prédios e condomínios de casas com academias 24 horas, existem esteiras domésticas, existem parques públicos, ruas seguras para andar, existem tapetes em casa para você se alongar e tem coisas simples como subir as escadas do prédio em vez de usar o elevador, que são de graça, e você pode fazer agora. O que a impede é a procrastinação, e se ela permanecer aí dentro de você, eu lhe garanto que nada dará certo mesmo.

Não aceito que coloque a culpa no meu programa de reprogramação, porque a culpa é sua, e seu histórico de falhas vem comprovar isso. Você está aqui para mudar, então mude. Culpar não cola mais, nem lhe traz nenhum benefício! Veja as pessoas saradas da academia. Você acha que elas têm os resultados porque alguém faz aquilo por elas? Elas escolhem, elas trocam uma hora de sofá e Netflix, ou uma pizza com os amigos, por uma hora de "sofrimento" malhando! Elas trocam a pizza de calabresa por um peito de frango sequinho e bem condimentado, elas trocam o refrigerante por água e, sim, elas pagam um preço, elas renunciam a coisas e momentos, mas a médio e longo prazos elas têm os resultados que você, no sofá, vivendo essa vida miserável de sedentarismo, não tem e jamais terá porque acredita que renúncia é sofrimento.

Quando deixa a preguiça falar mais alto, você está pagando um preço, o sofá quentinho e confortável vai virar uma gordura abdominal Quando você opta por pedir aquela pizza com borda recheada e refrigerante, está optando por ter braços flácidos, que você vive escondendo porque se sente desconfortável até para dar um "tchauzinho". A quantos vestidos que você vê no Instagram e nas vitrines dos shoppings você renuncia porque se matriculou na academia e foi lá apenas dois dias e desistiu? Pense em quantas vezes você foi a uma academia na segunda-feira com um projeto em mente, pagou as mensalidades, comprou roupa *fitness* combinando e simplesmente abandonou. Incontáveis vezes, tenho certeza! Agora, pense comigo, se daquele dia até hoje você estivesse comprometida com a sua escolha da segunda-feira, como seu corpo estaria agora? Bom, não sei se uma Gracyanne Barbosa, mas seguramente estaria feliz consigo mesma.

Quanto tempo você perdeu levando uma vida de "desistente" de si mesma? É o preço, amiga, o preço a se pagar pelas escolhas feitas. A dica que eu dou é que você tenha auxiliadores profissionais para orientá-la, mas faça coisas que são possíveis de serem feitas em casa, para que você não desenvolva uma nova dependência por pessoas. Você precisa, sim, de acompanhamento e orientação nutricional, física e psicológica, porém tem coisas que você pode fazer com plena autonomia. Por exemplo, desenvolvendo o hábito de caminhar, de subir escadas, de meditar, de pesquisar alimentos saudáveis, de fazer escolhas por si mesma. Essa emancipação você tem que desenvolver, pois até aqui você foi uma dependente, e por isso chamo esses fabulosos profissionais de "auxiliadores". Porque eles estão ao seu lado para ajudar e não para carregá-la no colo e fazer as coisas por você! Isso me parece estar claro, o que me diz?

Saiba que quando digo "exercício ou atividade física", refiro-me a qualquer atividade física que você possa fazer, até mesmo uma boa faxina em casa que faça você se exercitar e suar! Toda atividade física que você faz diariamente a ajuda de maneira eficaz a atingir e manter um peso saudável dentro da estética que você julga boa para si mesma.

Alimentação consciente e responsável, incluindo a contagem de calorias nos alimentos, claro, tudo orientado por um profissional, gera a seguinte conta matemática: calorias ingeridas menos calorias usadas é igual a perda de peso! Simples, não é mesmo? Lembre-se de sempre fazer essa analogia matemática. Os exercícios físicos feitos regularmente, ou seja, todos os dias sem desculpas e justificativas, são uma das coisas mais importantes que você pode fazer para atingir a sua meta de perder peso! Assim você vai obter o emagrecimento tão desejado. Os exercícios de musculação são de extrema importância se você deseja perder gordura e substituir por massa magra, e para isso você vai precisar de um nutricionista e um instrutor de educação física.

Geralmente as academias têm os dois auxiliadores profissionais à disposição. Não hesite em tê-los como seus parceiros nessa jornada! Sendo assim, para facilitar a perda de peso de maneira mais saudável e ter o seu condicionamento físico em alta, você terá que abandonar aquele sofá que já tem até o formato do teu corpo! Dê tchauzinho para ele e pausa naquela série da Netflix! Agora a prioridade é você e a sua meta! Fazer exercícios físicos com orientação profissional regularmente é algo que todos os médicos, fisioterapeutas, nutricionistas, endocrinologistas e até os psiquiatras e psicólogos recomendam! Mesmo que seu objetivo não seja somente perder peso, mas também trabalhar a hipertrofia, consertar a postura, aliviar as dores no corpo devido ao excesso de peso e sedentarismo! O exercício físico é indispensável para a perda de peso, sendo um dos fatores mais determinantes se você quiser mesmo entrar naquele tubinho preto que está salvo na sua galeria de fotos. A atividade física vai ajudar a reduzir o peso corporal, enrijecer a flacidez causada pelos anos de sofá e novela e vai manter a sua saúde psíquica e orgânica. Além disso, o exercício físico pode atuar como um leve antidepressivo natural.

Zumba, dança do ventre, ioga, Pilates, jazz, dança de salão, natação, corrida, exercícios ao ar livre, atividade física em geral serão seus melhores amigos. Eu já vejo você nas *selfies* em maratonas, amiga! Vejo aqui até seu "antes e depois" com 100 *likes*. Olha, muitos são os benefícios com a prática regular de exercícios aeróbicos. Toda e qualquer atividade física, até mesmo lavar seu próprio carro a ajudará a alcançar a sua meta e fazer de você uma vencedora e não mais uma fracassada como costuma se sentir. Vamos juntas repassar todas essas incríveis informações mentalmente, e já se imagine com o corpo que deseja ter ao fazer essa mentalização comigo, aqui e agora: a combinação de exercícios físicos com uma dieta balanceada e responsável vai lhe trazer muitos benefícios já nos primeiros quilos a menos, então veja a importância da perda de peso!

Você sentadinha no sofá, apenas com uma mudança nos hábitos alimentares vai perder peso? Vai, sim, mas, acredite, exercício físico é um acelerador de resultados, e eu digo que é fundamental na sua mudança de vida como um todo. Agora responda: se você tivesse que escolher uma atitude para perder peso, qual seria a mais importante, focar na dieta ou no exercício físico? Digo que os dois. Um anda de mãos dadas com o outro. Então aprenda a pensar fora da caixa. Não precisa escolher um, você pode ir além da minha pergunta e determinar: "Toalá, eu acredito que a soma dos dois fatores é que levará ao meu objetivo e me ajudará a ficar como eu acredito ser o melhor para mim!". Então, vamos praticar, e o mais importante: não parar mais e adotar um novo hábito na sua vida. Será que você pode contar consigo mesma? Vamos ver pelos seus resultados, e lembre-se: valorize os seus auxiliadores profissionais que estudaram e investiram na carreira para oferecer o melhor trabalho para você.

E vamos para o nosso exercício do dia, que está mais para uma missão. Se você mora em prédio, vai subir e descer todos os andares uma vez ao dia. Pode ir lentamente, ouvindo música, mas vai se comprometer consigo mesma e comigo que vai, de domingo a domingo, usar as escadas do seu prédio. E se você mora em casa, vai dar cinco voltas por dia no seu quarteirão. Quero ler o seu relato no Clube do Emagrecimento. Vamos lá! Beijos e até a próxima aula!

25º DIA

# COMER COM CONSCIÊNCIA

*Por Vanessa de Oliveira*

Hoje o nosso papo será gostoso, leve e cheio de informações para serem acrescentadas ao seu novo estilo de vida! Vou falar sobre COMER COM CONSCIÊNCIA! E já vou começar a nossa conversa com uma pergunta: por que será que você não come de maneira consciente? Você já parou para pensar no porquê? Veja: o nosso objetivo não é uma caça às bruxas, procurando culpados, combinado? O que queremos é compreender onde foi a falha para ajustarmos aí dentro da sua mente, a fim de que haja uma verdadeira consciência para que você não caia na mesma armadilha do passado. Tudo que for lembrado a respeito do seu passado, da sua educação, são apenas informações para melhorar o seu comportamento, e não uma busca de mágoas e ressentimentos.

Falamos sobre a importância do perdão no começo deste livro, e eu sei que você hoje já pensa de forma mais madura e evoluída. Eu confio na sua inteligência e você precisa confiar na sua transformação também! Quando somos bebês, estamos sujeitas à apresentação do mundo por intermédio dos nossos pais ou cuidadores. Sendo assim, foi naquele momento que a sua mente foi programada a gostar ou não de um alimento, de uma textura, de um cheiro.

Fazemos neuroassociações o tempo todo e vivemos negociando com a nossa mente e com as lembranças do passado. Freud, o pai da psicanálise, fez muitas descobertas relevantes a respeito do funcionamento da nossa mente, e entre elas ele descobriu que nós vivemos em busca dos prazeres e depois da repetição desses prazeres aprendidos. Então, a coisa toda funciona assim: quando um bebê recebe o alimento da mãe e esse alimento tem uma textura agradável à boca, quando ele vem carregado de amor e carinho, quando ele é doce e colorido, o bebê sente um enorme prazer, uma explosão de bons sentimentos.

A partir desse exato momento esse bebê está programado para adorar aquele alimento e vai querer repetir para se sentir tão bem como naquela primeira experiência. Como Freud diz, ele aprendeu o prazer e depois partiu para a repetição do prazer. Você vem lá da sua primeira infância, desde a primeira mamada no peito da sua mãe, até o dia de hoje repetindo prazeres conhecidos lá atrás. Quais foram os alimentos que você aprendeu a amar e quais são os alimentos que você vem buscando para repetir os prazeres e, assim, se sentir confortável e amada? Perceba que desde lá você vem apenas se alimentando de modo automático e inconsciente.

E acredite: se alguém lhe ensinou a se alimentar de maneira errada é porque também foi ensinado a comer de maneira errada, e quando a alimentou julgou ser o melhor para você, até mesmo porque as pessoas fazem o que elas podem e o que elas sabem fazer. Eu tenho absoluta certeza de que, se sua bisavó, sua avó ou sua mãe tivessem acesso às informações que você tem hoje, elas a teriam programado para saber comer de forma consciente e saudável. Mas elas simplesmente não sabiam, e não podemos imputar a elas nenhum tipo de culpa.

Quando um bebê recusa um determinado tipo de alimentação, a mãe, por instinto de alimentar e suprir as necessidades daquele pequeno ser que ela gerou, sentindo a responsabilidade de lhe assegurar a sobrevivência, não insiste na maioria das vezes naquele determinado alimento que o bebê indicou não gostar. Claro que nenhuma mãe quer causar qualquer tipo de sofrimento ao ser a quem ela deu a vida, isso é algo da natureza humana operando em um modo primitivo. A mãe faz um julgamento quase que instantâneo para que o bebê aceite algo para comer. Dessa forma as mães, principalmente as das gerações passadas, colocavam açúcar no nosso leite, nos enchiam de carboidratos. Afinal, bebê saudável era bebê gordinho e cheio de dobrinhas, não é mesmo? A gordura dos bebês e das crianças com grandes bochechas era vista como algo maravilhoso.

Para fazer o bebê comer sem resistência, a mãe acrescentava chocolate em pó (que de chocolate não tinha absolutamente nada). Era somente a cor para enganar os olhos! Muitas mães acrescentavam fécula de mandioca para engrossar o mingau ou a famosa maisena que conhecemos bem, e havia as que enchiam a criança de refrigerante. Afinal, naquela época era uma bebida para poucos, não era barato nem popular como é hoje, nem tinha essa variação de marcas. Sucos em pó, balas, cereais matinais compostos de puro milho e açúcar, ou seja, puro carboidrato ruim somado ao viciante açúcar! Macarrão instantâneo, então, era a rodo!

Somos de uma época em que as mulheres, donas de casa, passaram a trabalhar fora, e esses macarrões instantâneos eram vendidos como algo prático, feitos em apenas três minutos, e supernutritivos! Todas as propagandas eram pensadas para vender essas porcarias como se fossem alimentos cheios de vitaminas e saudáveis. Estava na moda colocar em um pacote de biscoito recheado as muitas vitaminas que supostamente continham e que faziam bem ao desenvolvimento infantil. Todos na verdade foram induzidos a erro pelo marketing, e até mesmo os apresentadores de programas infantis tinham produtos com seus nomes ilustrando as embalagens, fazendo com que a criança implorasse para a mãe pegar na prateleira do supermercado. Mães e pais, assim como avós e cuidadores em geral, trabalharam para nos criar da maneira como eles foram criados e se esforçavam para nos dar o que para eles era um luxo ao qual jamais tiveram acesso.

Amigas que são mães e que estão nesta aula sabem que são mulheres privilegiadas. Não só por terem hoje tantas informações, mas por poderem comprar um livro como este que está reprogramando a sua mente e fazendo um trabalho de imersão profundo de autoconhecimento. E sabem também que cometem os mesmos erros que as suas mães cometeram no tocante à alimentação. Algumas mães estão obesas ou acima do peso e com seus filhos na mesma situação. Sendo assim, este livro não atinge somente a vocês, mas aos seus filhos, porque se a mentalidade da mãe muda, a do filho também muda. O exemplo arrasta, acredite. Tudo que você fizer na sua vida será imitado pelos seus filhos. Então, cuide bem de si mesma para que eles tenham um caminho diferente daquele que sua avó e sua mãe tiveram, e do caminho que você mesma percorreu até a compra deste livro.

Esse ciclo de obesidade ou de sobrepeso eterno termina em você. Portanto, é imprescindível que faça o melhor para si de agora em diante.

Tudo isso é importante para que saiba que todos os alimentos que lhe fazem mal e a engordam foram aprendidos quando você era ainda um bebê, e ali você foi programada. Vou repetir para que você tenha essa informação muito bem enraizada em sua mente: nós estamos sempre em busca do prazer, e logo em seguida da repetição do prazer, e talvez por isso você encontre tantas dificuldades em abandonar os alimentos que a estão prejudicando. O prazer é imediato, dura muito pouco, mas os efeitos deles no seu corpo e, consequentemente, na sua mente, são talvez para sempre caso você não mude o caminho. Faça uma conta rápida aí na sua cabeça. Segundos ou no máximo minutos de prazer que resultam em doenças, mau humor, insatisfação crônica, infelicidade com você mesma; não poder usar as roupas nas quais se sente linda, poderosa; não poder usar mais uma calça jeans sem que seja de elástico; não se sentir à vontade em uma piscina ou praia, evitando até mesmo frequentar esses lugares por se sentir inadequada – isso é o que você deve ter em mente quando estiver na frente do seu sorvete preferido, daquele churrasco cheio de gorduras saturadas, daquele bolo que enche os olhos de tão bonito, mas na verdade é um lobo em pele de cordeiro!

Todos esses alimentos que são decorados, coloridos, bem elaborados, na realidade, em sua grande maioria, vão lhe fazer mal e são inadequados a quem quer ter uma boa saúde e um corpo magro. Simples assim. Em todos os momentos, absolutamente todos, você terá que fazer escolhas. Não sou eu que devo dizer como você deve estar, mas você mesma. A meta pertence a você, pois somente você sabe como ficará melhor dentro do padrão estabelecido. É atrás dessa meta que você deve correr; atrás da mulher que mora dentro do seu desejo, da sua fantasia.

Lembra-se quando falei sobre imaginar o corpo que você julga ser o ideal para que esteja feliz? É esse o corpo que você vai imaginar assim que estiver tentada a retornar aos velhos hábitos que a trouxeram ao corpo atual. A pergunta que você deverá fazer a si mesma é: VALE A PENA CAIR EM TENTAÇÃO? QUAL O PREÇO QUE EU VOU PAGAR POR DOIS MINUTOS DE PRAZER? Sabemos que o preço é você estar obesa ou com um sobrepeso do qual não consegue se livrar, e com isso o tempo está passando. A solução para todos, absolutamente todos esses obstáculos com os quais você vem batendo de frente é simples, mas algo que precisa ser feito a todo momento da sua vida, que é a alimentação consciente. Não é dieta, não é temporário. É para sempre e é um estilo de vida que você vai adotar e assimilar. Por isso eu a chamo de consciente. Porque até então quem a comandava era o seu inconsciente. E a partir do momento que a sua mente estiver reprogramada e treinada, você estará no comando da situação. Lembre-se: o inconsciente está na nossa mente, mas não temos acesso a ele, e mesmo assim ele nos comanda e por isso fazemos coisas que nem entendemos por quê.

Quando destrinchamos o passado, cavamos lá no fundo da nossa linha do tempo, ou seja, da nossa história de vida, trazemos o conteúdo inconsciente para o nível do aqui e agora, o consciente. Trazemos então à luz nós mesmas e passamos a estar no comando. Por tudo isso é que no primeiro módulo trabalhamos juntas o seu passado, seus traumas, culpas e ressentimentos, e até mesmo resgatamos lembranças que estavam varridas para debaixo do tapete para que elas não tivessem mais o poder de boicote que tinham.

Quando fizemos essa faxina mental, deixamos um bom espaço livre para substituirmos por bons sentimentos e informações que serão usadas agora no seu processo de emagrecimento. Faz sentido para você? Eu sei que faz e imagino quantas luzes estão se acendendo aí dentro da sua cabeça! Vamos pensar juntas agora que você é uma mulher praticamente nova e reprogramada: se você comia para ter prazer, então seus prazeres estavam concentrados apenas nos alimentos. Era sua única fonte de prazer e talvez você tenha substituído o sexo, o lazer, a vida social e profissional, assim como também suas missões e realizações pessoais por comida, e comida ruim, que foi aprendida lá no passado. Faz todo sentido, não é mesmo? Sabemos disso. Você precisa, além de começar a fazer escolhas saudáveis no seu dia a dia, de domingo a domingo, redistribuir os prazeres, recolocando-os nos seus devidos lugares. Se não sabe onde eles estão, comece já a procurá-los. Você precisa ter missões, sonhos, objetivos, uma vida social ativa; precisa ter uma vida sexual ativa; precisa voltar a sentir o seu corpo ativo, vivo e desperto. Assim, você não concentrará tudo apenas nos prazeres da alimentação!

Mas voltando ao prazer específico da alimentação, que é o que fará efetivamente movimentar o ponteiro da balança para baixo, eu tenho uma solução genial para você enganar a sua mente quando bater a vontade de porcarias. Quer saber? Está ansiosa? Nada de ansiedade!

Lembre-se de que ela não é uma boa amiga no caso da perda de peso. Então, vamos lá.

Faça uma lista dos alimentos não saudáveis que você consome regularmente e que foram trazidos da infância. Eu não conheço a sua lista, mas vou aqui pegar alguns vilões da saúde que a maioria das pessoas gosta e que nos lembram do gostinho de quando éramos crianças. A começar pelo *milk-shake*. Sabe aquela textura cremosa, geladinha, refrescante, com gostinho de fruta e bem docinho? Achou que para emagrecer você nunca mais poderia sentir esse prazer, não é? Isso porque você não pensava, apenas enfiava os alimentos goela abaixo! Com todos os alimentos você pode ter prazer, mas eles não precisam ser compostos de gorduras animais, nem de açúcares, muito menos de leite de origem animal, sabia? Nesse caso específico, você pode usar leite de coco para beber, que pode ser feito em casa ou comprado já pronto no supermercado. Bata com banana e morango. Sabe o que vira? Um maravilhoso *shake* saudável. Esse *shake* vai trazer enormes benefícios ao seu organismo. Sem contar que será feito por você e não vai engordá-la! Tem calorias? Claro, mas são boas calorias, nutrientes de que seu corpo precisa e que serão usados como combustível bom para você! E a textura? É ainda melhor que a do *shake* tradicional, que é uma bomba calórica com muitos venenos disfarçados! Sua mente vai ser enganada a princípio por essa substituição, e com o tempo ela estará reprogramada para trabalhar em prol da sua saúde e do seu emagrecimento de maneira automática. Não é sensacional?

Você deve estar dizendo a si mesma: "Por que não pensei em tudo isso antes?". Porque você estava tão focada no autoboicote que mal tinha tempo para pensar em coisas tão simples, mas realmente eficazes. E aquele sorvete cremoso? Leite de coco, frutas e criatividade! Refrigerante? Claro que não, mas água gaseificada com fruta natural é muito bem-vinda. No começo sua mente vai tentar rejeitar os novos sabores porque ela está programada para boicotá-la, mas você terá que insistir porque sua inteligência e consciência são mais fortes que ela. Você está no comando, não se esqueça disso nem por um segundo. Requeijão? Pode ser substituído por coalhada seca temperada! E a torrada? Que tal chips de batata-doce ou mandioquinha feitos no forno? Danone? Que tal iogurte natural batido com frutas da estação? Se não tiver tempo, faça para a semana toda durante sua folga e deixe tudo estocado na geladeira.

Emagrecer exige disciplina e dedicação. Nada virá fácil como conseguir engordar, acredite!

E aquele sanduíche de *fast-food*, como fica se bater aquela vontade? Pão integral com hambúrguer de frango ou de soja, cogumelo ou quinoa! De tudo você terá que ter tabela nutricional. Pesquise e monte seu cardápio com uma nutricionista ou nutrólogo! Nada de montar cardápio da sua cabeça. A princípio você precisa valorizar e ter auxiliadores profissionais como parceiros. Converse com eles sobre todas essas dicas de substituição e pergunte se é viável no seu caso. Chocolate? Pode, sim, mas tem que ser chocolate de cacau de verdade, e não esses doces que existem no mercado. Eles são pura gordura e açúcar com aromatizante e corante. Chocolates com 70% até 99% de cacau são os verdadeiros chocolates.

No início será um choque para o seu paladar, mas insista, trave essa batalha até você dizer a ele quem manda e quem está no controle da situação agora. Nada de fazer careta ou um comentário depreciativo. Essa atitude não é mais aceitável, e você já não é mais uma criança. Prove os novos alimentos com amor e respeito a eles e a você. Faça com otimismo e boa vontade. Se surgir vontade de criticar, que ela seja boa. Mude a sua postura diante dos alimentos e acredite: uma mágica acontecerá em sua vida. Não somente a substituição do que você come a fará efetivamente perder peso, mas a substituição do seu pensamento e, consequentemente, do seu comportamento. Tudo isso é que fará o que até hoje não foi feito: você emagrecer!

## 26º DIA

# SAINDO DO CONFORMISMO SOCIAL

*Por Toalá Carolina*

Já falamos sobre o tema "necessidade de pertencer" e dei uma pincelada para que você já se habituasse ao assunto. Algumas mulheres já devem ter pesquisado sobre isso, outras não, por esse motivo vou me aprofundar no assunto. Você precisa compreender que a necessidade de pertencer tem sido até hoje um forte obstáculo às suas tentativas de emagrecimento. Depois que nós temos as nossas necessidades básicas supridas, como respirar, se alimentar, beber água, fazer sexo e nossas necessidades fisiológicas, entramos em um processo do organismo chamado homeostase. O que seria isso, essa palavra estranha? Homeostase é quando estamos em *flow*, ou seja, estamos satisfeitas e tranquilas com nosso organismo, quando nada nos falta para a nossa sobrevivência. Quando estamos com nossas necessidades básicas supridas, vem uma nova necessidade da mente, que é a de pertencer.

E essa necessidade de pertencimento é tão importante para nossa psique que ela praticamente nos comanda. Fazemos tantas coisas que nem gostaríamos de fazer apenas para nos sentirmos parte de um grupo, de uma instituição, seja ela qual for. Nós temos a necessidade de ser aceitas e pertencer a um grupo que nos acolha e nos proteja, assim como nos dê afeto. Esse fenômeno acontece comigo, com você, com todos e até com os animais. Por isso eles andam em grupos e dificilmente se misturam com as demais espécies. Porém, nós temos uma capacidade mais evoluída, e uma variedade de grupos em que podemos transitar. Isso engloba o grupo familiar, o grupo social, o profissional e, para algumas pessoas, o grupo religioso.

Lembra quando falamos sobre a estratégia de marketing da indústria dos *shakes*? Então, muitas mulheres entram em grupos de emagrecimento apenas para se sentirem inseridas, amadas, aceitas e pertencentes. E com você não é diferente. Eu sou a favor de as mulheres se amarem como elas são e como elas se sentem bem. Padrão é algo em que eu, particularmente, não acredito, cada um deve ser feliz da maneira que julga ser adequada para si, e isso envolve a aparência física. Eu conheço muitas mulheres que estão obesas ou com sobrepeso que não estão inseridas dentro dos padrões da sociedade e que são realmente felizes com elas mesmas e não sentem necessidade de emagrecer. Existe? Claro que sim! Ninguém tem que se achar inadequada apenas porque a maioria é de determinada forma. Porém, existem mulheres que estão obesas ou com sobrepeso que não estão felizes e gostariam de mudar, mas por todos os motivos que já conhecemos não conseguiram, e por tantas tentativas e fracassos acabaram desistindo.

Perceba a diferença entre estar feliz consigo mesma e estar conformada por não conseguir mudar seu estado. Obviamente a mulher que decide investir tempo e dinheiro em um livro como este não está feliz com seu corpo e hábitos e quer mudar. Caso contrário, por que estaria aqui? Mulheres são lindas como são. Existem milhares de mulheres *plus size* belíssimas, poderosas e superfelizes com elas mesmas. Beleza não se mede na balança. Mas quem quer mudar também deve ter sua atitude respeitada, pois cada mulher sabe o que a faz feliz. Bonito mesmo é ser feliz, é estar bem e confortável dentro da própria vida e da própria existência. O corpo reflete o nosso estado mental, sem dúvida alguma.

Então, você, mulher, minha aluna, minha amiga, minha cliente, que não está nem feliz nem confortável com o corpo atual, terá a solução eficaz para mudar. Assim como respeitamos quem não sente essa necessidade e também as admiramos, não é mesmo? Sendo assim, não existe um motivo para que você entre em um grupo de gordas empoderadas apenas porque até aqui você teve um histórico de fracassos nas suas tentativas de perder peso. Essa conformação é falsa, amiga, é *fake*, e quando você desliga as redes sociais e vai dormir, chora de tristeza. Sua vida tem sido uma mentira do começo ao fim. Você pensa assim: "Se eu não consigo, vou fingir que me aceito assim, mesmo que esse fingimento custe a minha felicidade, o meu bem-estar". Na realidade você está negociando com a sua mente, mentindo diariamente para si mesma, mentindo para o seu grupo apenas para se sentir aceita e amparada. Pense comigo, amiga, pertencer é uma necessidade humana, vamos sempre nessa direção, faz parte da nossa natureza, mas assim como você pertence a um determinado grupo, você pode pertencer a outro! O que a impede? Eu mesma respondo o que a impede: o seu conformismo.

É muito mais fácil pertencer a um grupo no qual o discurso é "não precisa mudar para ser aceita pela sociedade" do que entrar em um grupo em que você precisa ter atitudes para mudar a sua situação. É mais fácil pertencer a grupos nos quais você não precisa fazer nada por si mesma, estar totalmente passiva dentro de um discurso tolo e cheio de mentiras do que se tornar ativa e se mexer em direção à meta que você quer alcançar. Lembre-se: existem, sim, mulheres obesas ou com sobrepeso que estão felizes, mas elas se confundem com as que estão ali utilizando o mesmo discurso no grupo. Apenas cada mulher sabe da sua própria verdade, porque falar até papagaio fala, não é mesmo? Para suprir essa necessidade tão importante na nossa psique, temos que pertencer, mas dentro de uma proposta de mudança, transformação e reprogramação mental, devemos agora procurar grupos e instituições que tenham a ver com os nossos objetivos. Deixe lá quem não quer; você quer e você é a única pessoa que importa quando o assunto é mudar.

Existem inúmeros relatos de mulheres que estão obesas ou acima do peso e que adotaram uma postura social de "não preciso mudar para ser aceita". Eu concordo com isso, ninguém tem que mudar para ser aceita pelos outros, mas quando não somos aceitas pela pessoa mais importante do mundo, que somos nós mesmas, a coisa muda de figura! Essas mulheres que faziam parte desses grupos e não estavam nada felizes com a situação, assim que manifestaram nos grupos de empoderamento e aceitação que estavam dispostas a fazer algo para perder peso, foram hostilizadas e banidas pelas demais participantes, e sabe por quê? Porque essa atitude fere a falta de engajamento delas no sentido de mudarem também. Elas dizem respeitar as opiniões e aceitar a todas, mas assim que uma mulher diz que quer emagrecer e começa algum tipo de processo para atingir esse objetivo, elas passam primeiramente a fazer uma pressão em massa, depois um terrorismo, e sabe aquele tal *bullying* que elas alegam sofrer? Elas fazem com as parceiras e amigas para convencê-las a permanecer ali como elas.

A lógica é a seguinte: se eu não consigo, logo ela não pode também, assim sofremos juntas. Nesses grupos não existe a menor possibilidade de dizer "não estou feliz obesa e acima do peso, gostaria de mudar e preciso da amizade de vocês". Bom, preciso dizer que você não terá nem apoio, nem amizade. A maioria desses grupos só está ali para se sentir pertencente, para ter companhia nos discursos de ódio às magras, aos tais padrões supostamente impostos pela sociedade, e ai de você se levantar a bandeira do questionamento dessas afirmações. Aí, sim, você saberá o que é *bullying*, terrorismo, ataque à ideologia e hostilidade de um grupo social. Se seu objetivo era pertencer, e pior, dentro de uma mentira que você conta a si mesma, eu lhe digo com toda a segurança que você deu um belo tiro no pé. Quem aqui nunca leu em um grupo como esse: "Obrigada por me aceitarem no grupo!". Veja como é importante para as pessoas essa aceitação, essa aprovação e esse acolhimento. E nesses grupos falamos por horas todos os dias, nos envolvemos emocionalmente, criamos laços, vínculos e fazemos história. O mínimo que se espera das nossas amigas é apoio incondicional e afeto. É por isso que, quando ocorre um desligamento, a frustração é tão grande que gera uma dor imensa. Mas, na verdade, quem se colocou nessa situação foi você mesma. Primeiro porque vem mentindo para si constantemente, segundo por colocar toda a sua carência à mercê das pessoas. Lembra quando falamos sobre a dieta dos *shakes*? Então, algumas empresas trabalham com vendas, e se você não quer comprar, não é aceita, e se compra e não vende, menos ainda.

Conformar-se e acostumar-se com o que não a faz feliz é um erro que você vem cometendo e que está acabando com a sua vida, literalmente, e é a atitude que a trouxe até este exato momento. Muitos são os movimentos no sentido de a mulher não cuidar de si mesma com a alegação de não se dobrar à pressão que a sociedade faz. Cuidados para nós, mulheres, são essenciais, e pessoalmente vejo muita perversidade dentro desses discursos de ódio à mulher que sente a necessidade de emagrecer. E nem é porque ela quer suprir a expectativa alheia, mas ela mesma, quando se olha no espelho, não se sente à vontade, e não foi a sociedade que fez com que ela pensasse mal sobre ela. Quando você se senta, coloca uma almofada no ventre porque não se sente bem com as dobras abdominais, e muitas vezes nem tem ninguém olhando. Obesidade e sobrepeso são esteticamente feios, mas vamos ser realistas, saudáveis não são. Ninguém fica feliz se sentindo ofegante ao subir apenas um lance de escada nem se sente confortável suando mais do que o natural. Muito menos para nós é legal olhar uma roupa na vitrine, imaginar-se nela, mas, quando veste, não combina com o que imaginou. A mulher tem necessidade de pertencer a si mesma, muito mais que pertencer a grupos. Basta analisar com profundidade a hipocrisia da retórica desses grupos que incentivam o conformismo com a obesidade e o sobrepeso.

Elas pregam que as mulheres devem ser livres, mas quando uma mulher manifesta o desejo de perder peso, logo é banida. Que liberdade é essa? Que união feminina é essa? Já atendi mulheres que estão nesses grupos, são peças importantes desses grupos e mostram um forte engajamento entre os membros com discursos de autoafirmação e palavras de ordem, mas quando chegavam até mim, em particular, diziam que se tivessem dinheiro e coragem fariam a cirurgia bariátrica ou implantariam um balão gástrico. Muitas, amiga, inúmeras. Já nas redes sociais mostram-se seguras de si, confortáveis com os próprios corpos e, pasmem, umas curtem as outras como uma obrigação. Quase nada ali é espontâneo ou gratuito.

A amiga dá *like* para ganhar *like*, e o grupo combina o tal "curtidaço", porque assim elas se sentem pertencentes e aceitas. Mas vou lhe contar um segredo que muitas aqui sabem: a maioria está bem infeliz, bem desconfortável, bem insatisfeita com a própria aparência, e se estivessem realmente felizes nem estariam nesses grupos. Estariam na realidade vivendo a vida delas sem essa necessidade de aprovação ou de uma manutenção social do conformismo.

Assim como nenhuma mulher deve mudar apenas porque existe uma indústria da moda mais focada em corpos magros e que diz que a mulher magra é a adequada, nenhuma mulher também que está dentro de um quadro de obesidade ou sobrepeso deve se conformar em estar em um corpo que não é confortável para ela. Os dois lados devem ser respeitados e conviver pacificamente. Quer ficar obesa ou acima do peso? Tudo bem, fique se for o caso de você realmente estar feliz, mas, se não for, não se conforme nem caia nessa furada de ser aceita a qualquer custo nesses grupos para suprir suas necessidades afetivas.

Amiga, você precisa que os outros a validem quando esse papel é apenas seu. É você que sabe o que é melhor e o mais adequado para si mesma, e isso inclui o seu corpo, e ninguém mais deve tomar decisões no que diz respeito à sua vida e ao seu corpo. Precisa pertencer, antes de tudo pertença a si mesma, e quanto aos demais, pertença a grupos, lugares, instituições em que qualquer decisão que você venha a tomar seja respeitada e aceita. Qualquer uma! No mais, se você tem um objetivo e um foco, ande com pessoas que têm objetivos semelhantes para potencializar a sua força e o seu foco. Caso você se sinta desrespeitada ou pressionada, troque de grupo, seja ele qual for, e seja sempre fiel e leal a si mesma.

No nosso exercício de reprogramação da mente, para você mudar de uma vez por todas essa necessidade de pertencer, você tem uma missão. Saia de todos esses grupos de emagrecimento que nada têm a ver com o nosso objetivo, mas sem discutir, sem se justificar, sem se despedir. Simplesmente saia de maneira elegante e concentre-se no Clube do Emagrecimento. Por que isso? Como eu disse, nós temos essa necessidade de pertencimento, e isso não vai sair do nosso DNA, mas o que importa é pertencer ao lugar certo, que tenha a ver com nossos objetivos e metas. Você vai aprender a ter foco, a parar de complicar tudo, pois até hoje você não perdeu peso porque complicava demais, entrava em mil lugares diferentes para receber dicas e apoio na luta contra o sobrepeso ou a obesidade, e isso fazia com que você se perdesse no caminho. Sua mente vai aprender a focar, simplificar, a pertencer ao lugar correto. Como? Saindo do que não lhe serve mais. Seja grata, sim, mantenha as amizades feitas, mas agora você vai voltar mesmo para o simples, o descomplicado, porque, sim, funciona.

Você não precisa estar em mil lugares diferentes para ter a ajuda necessária. Eu sei que, quando temos um problema muito grande como é a questão do peso, a gente tende a pensar que a solução tem que ser igualmente complicada. Você programou sua mente para que pensasse que tudo tem que ser difícil e cheio de informações desnecessárias, mas eu lhe garanto que fazendo isso você vai aprender a pensar de maneira simplificada, sem complicações, sem mil caminhos tortuosos, e vai aprender a ter foco em uma única solução. Você vai ver que o que eu estou lhe ensinando é eficaz e que assim você vai atingir o seu objetivo. Vou acompanhá-la todos os dias no Clube do Emagrecimento, e o *coach* não vai parar, será de segunda a sábado, e eu vou ajudá-la com toda essa reprogramação diariamente. Eu confio em você, eu confio em mim, você confia em mim, e juntas vamos atingir a sua meta.

27º DIA

# CRENÇAS LIMITANTES SOBRE REEDUCAÇÃO ALIMENTAR

*Por Vanessa de Oliveira*

Hoje vou falar sobre as tais crenças limitantes que atrasam a vida, porém conversaremos sobre um tema específico dentro das crenças, que é o que se pensa de forma geral sobre a reeducação alimentar.

Muitos dizem ser difícil e sofrido; que não se tem mais prazer em comer, que se limita muito o cardápio e ligam a reeducação alimentar com algo ruim e negativo. Mas será que existe alguma verdade nisso? Vou provar que não!

Sabe aquela palavra que hoje está tão difundida e sendo utilizada por todos, principalmente nas redes sociais, o tal preconceito?

Essa crença limitante sobre o papel da reeducação alimentar tem muito de preconceito. Acho muito importante falar sobre o que significam as palavras para termos plena consciência do poder delas e como de fato atingirão a nossa vida. Preconceito é uma atitude que devemos policiar para evitá-la. E como é impossível ser 100% desprovida de preconceito, pelo menos devemos estar abertas a reconsiderar nossos valores e crenças. Ter um conceito formado é pensar sobre determinado assunto, pesquisar, formar uma opinião com embasamento e provas factuais. O preconceito tem o papel de executar um julgamento sem nenhum embasamento. Geralmente é baseado no disse-me-disse, em que a pessoa não reflete, mas absorve a ideia como verdade.

Muitas pessoas evitam a reeducação alimentar porque é diferente da dieta. A reeducação é um estilo de vida para sempre, uma reprogramação mental, e a dieta é algo temporário. Quando você pensa: "Ah, farei uma dieta para emagrecer", na sua mente já se delimita um prazo para começar e acabar, o que você considera uma tortura porque se priva dos alimentos de que mais gosta, dos alimentos que lhe dão prazer. Até então era uma tortura para você, mas era por determinado tempo e com ganhos de perder peso. Trabalharemos sempre com as perdas e ganhos. Sendo assim, sempre teremos que substituir coisas, alimentos, comportamentos e escolhas.

No caso da dieta, perde-se por um tempo o prazer de comer aquilo de que se gosta, mas que engorda, para perder números na balança. Mas vamos aqui pensar no caso da reeducação, e desta vez com um *plus*, a reprogramação.

Dentro dessa nova configuração que eu e a Toalá lhe ensinamos, não existirão perdas, apenas ganhos! Porque você vai ter muito prazer em comer alimentos saudáveis e sem sofrimento! Claro que até chegar aqui você não sabia disso, portanto não se culpe. Você fez o que sabia e o que podia com o conhecimento que tinha. Agora você não tem mais essa desculpa, não é mesmo?

Mas voltando ao preconceito que gira em torno da mudança de hábitos, muito se fala sobre a reeducação sem ao menos passar por ela. Quando alguém vier criticar a reeducação alimentar e estiver acima do peso, simplesmente seja elegante e fina, ouça, mas não entre em debate, porque a pessoa está se defendendo dela mesma. Ela está simplesmente se justificando, falando mal de algo que não viveu e não fez, apenas para se dar a desculpa por não conseguir mudar e não conseguir emagrecer. Com certeza você mesma fez isso a sua vida toda, não é mesmo? Criticou duramente algo que não conhecia para se dar uma autodesculpa por não conseguir mover os ponteiros da balança.

Tudo que está ligado a ter atitude, se movimentar, sair da passividade, da morosidade é um motivo para arrumar um discurso com o intuito de não fazer nada. Criticar não me parece também algo genial, pois, além de não trazer nenhum benefício, ainda a deixa em um estado letárgico na vida. Vejo as pessoas criticando duramente a Gracyanne Barbosa e a Gabriela Pugliesi, mas, goste ou não do corpo delas, elas são um exemplo de disciplina, determinação e foco, demonstrando serem mulheres inteligentes, porque transformaram suas vidas em um treino diário para obter o corpo ideal segundo a vontade delas e ainda por cima fizeram disso um negócio rentável. Elas uniram saúde, paixão, missão e dinheiro. Muitas vezes vou até o Instagram delas para ler os comentários das mulheres e vejo aqueles inúmeros ataques e críticas direcionados, como uma insatisfação. Eu entro na rede social para analisar e até mesmo por curiosidade de saber sobre os perfis de mulheres que atacam uma mulher pública que não faz mal a ninguém, apenas vive a vida dela e compartilha generosamente seu estilo. Na maioria das vezes são mulheres que estão acima do peso e têm vidas desinteressantes.

Claro que cada mulher tem toda a capacidade e potencial para viver uma vida interessante dentro de uma alta performance, mas escolhem a atual vida que têm, e como boas críticas de sofá, adoram lançar suas frustrações em cima de quem faz algo por si mesma. É a famosa inveja! Pensei esses dias sobre a diferença entre a inveja e a inspiração. A inveja é aquele sentimento que quer destruir o que não se faz por si mesmo. Vou voltar ao exemplo da Gracyanne Barbosa e a chuva de críticas que ela recebe diariamente em seu Instagram. As mulheres que a criticam de maneira hostil, na realidade gostariam de ter a força e a determinação dela. O que se inveja é o ser, é o aspecto psicológico de ver aquela mulher malhando dia e noite sem parar e, claro, onde está o foco de uma pessoa, ali estará o resultado dela. O resultado é um corpo superdefinido e uma vida segundo o que se sonhou. Sem contar também a fama que muitas querem, mas a única fama que possuem é a de preguiçosa, no bairro e na família.

Quando se critica algo com muita paixão, ou seja, com muita força e energia, é porque a pessoa está se autocriticando simbolicamente através do outro. E assim como há mulheres que criticam a disposição e os resultados da Gracyanne, tem a minoria que incentiva e aplaude. Essas são mulheres bem resolvidas e pegam a determinação da Gracyanne como fonte de inspiração e levam essa atitude proativa para a vida delas. Essa é a diferença entre invejar e se inspirar!

É uma questão de você escolher o tipo de mulher que quer ser. Da mesma forma, pare de falar mal da reeducação e pare de ligá-la a privação e sofrimento, porque não tem nenhuma verdade nessas afirmações. Isso é o que nós todas ouvimos a vida toda, mas a verdade é que a culpa é de quem acredita sem experimentar. Você concorda com o dito "Deus ajuda quem cedo madruga"? Se a resposta for "sim", por que você acha que essa é uma verdade? Apenas porque é difundida amplamente de geração em geração? Então chegamos à triste conclusão de que uma mentira repetida muitas vezes torna-se uma verdade. Nada disso é verdade, é apenas preconceito. Se esse ditado tivesse alguma veracidade, pessoas que trabalham na madrugada, como médicos, enfermeiros, pilotos, cantores e milhares de outras profissões honrosas, seriam pessoas que Deus não ajuda.

A começar que o que nos ajuda são nossas atitudes, independentemente de crenças, pois estas são particulares. Eu dei esse ditado popularesco como exemplo de que nem tudo que se repete é uma verdade, e muito menos uma verdade absoluta.

Pior então quando se fala de reeducação alimentar.

Lembra quando falamos sobre o paladar infantil e sobre texturas, sabores e o marketing por trás dos alimentos industrializados?

Você também se lembra de como enganar a mente no começo da reprogramação para que não tenha um choque ao fazer essas substituições?

Vou usar o exemplo do *shake* dado pela Toalá, que pode ser feito com leite de coco, morango e banana para ter textura, sabor, aspecto visual e cor em substituição ao tradicional *shake* que você tanto ama! Um *shake* nutricional e funcional como esse, que em tudo lembra o *milk-shake* normal, traz que tipo de perda no seu prazer de comer? Zero! E para as chocólatras de plantão, trocar o doce de chocolate (que de chocolate não tem nada) pelo chocolate de verdade composto de 70% de cacau, que perda isso gera? Nenhuma também!

Por que o drama, então? Percebeu que você até hoje viveu em um mundo de mentiras, falácias, mitos, crenças limitantes, apenas para se escorar e não fazer nada efetivamente por si mesma?

Nós podemos tudo que queremos, porque a nossa realidade somos nós que criamos e colocamos nela os elementos que nos são convenientes. Se a reeducação alimentar não traz nenhuma perda a não ser a perda de peso e números na calça jeans, por que você tinha esse discurso de que não queria sofrer e parar de comer os alimentos que lhe traziam prazer imediato?

Porque queria uma muleta para se amparar e não mexer esse bumbum do sofá, é claro! Qual é a justificativa plausível para uma atitude tola como essa? Não tem, vamos combinar!

A reeducação alimentar é um estilo de vida muito prazeroso porque une o prazer de comer e comer bem somado a saúde, bem-estar e corpo confortável. Somada à reprogramação mental, não terá quem a segure, e não sofra quando eu digo que esse é um estilo de vida para sempre! Vamos pensar aqui juntas: há quantos anos você vem caminhando dentro de um estilo de vida ligado no piloto automático de uma alimentação péssima, desregrada, cheia de autoboicotes e que fez você atingir seu peso atual?

E se você morresse hoje, esse estilo degradante teria sido o seu "para sempre". Vamos supor que você seja uma mulher de meia-idade e tenha passado a maior parte da sua vida acima do peso; concluímos juntas então que você poderá ter mais 40 anos de vida mais magra, confortável, feliz, ativa e com muita saúde. A realidade é que você vai viver mais tempo só se mudar seus hábitos, porque não conheço nenhum ser humano obeso ou acima do peso que tenha vivido sequer 80 anos.

Aqui falamos a verdade. De mentiras bastam as que você contava para si mesma. Se você não quebrar essas crenças limitantes que giram em torno da mudança de hábito, isto é, da reeducação alimentar, esse ciclo da sua vida não se romperá. E venhamos e convenhamos, não terá perdas, muito pelo contrário! Você adentrará um novo universo com muitos sabores e cores, cheio de texturas, descobertas e receitas que apenas farão com que você tenha uma nova vida e com muita qualidade.

**Como quebrar essas crenças que giram em torno da reeducação e da reprogramação alimentar?**

Isso é simples: fazendo, começando, dando o *start*, dando o primeiro passo e em seguida o segundo, e daí por diante.

Não tem nenhum segredo nem um pó mágico, nenhuma chave-mestra, nada disso. Apenas não deve dar bola a falácias, ditados populares, disse-me-disse em relação a mudanças nos hábitos alimentares. Você precisa se despir de tudo que ouviu e aprendeu erroneamente sobre os alimentos e se abrir de verdade, como nunca fez até então, para o mundo!

Lembra quando eliminamos da sua vida as atitudes de menina mimada que fazia cara feia para os alimentos saudáveis? E quando falamos que essas atitudes não lhe trazem nenhum benefício, apenas a deixam no mesmo lugar, sendo infantil e obesa? Então, abrir a mente é abrir os olhos. É admirar os alimentos, as cores, os sabores exóticos; é pesquisar sobre o que cada alimento traz de benefícios ao seu organismo. É passar a ir à feira, ao sacolão. É passar sem olhar onde você batia cartão, como as seções de refrigerantes, chocolates, doces, cereais, congelados, laticínios com alto teor de gordura e alimentos coloridos artificialmente. É ser a mais nova frequentadora da ala das frutas, das verduras, das águas, dos sucos naturais, dos bons cereais e começar a ter prazer em fazer suas compras.

Outra crença altamente limitante que gira em torno da reeducação alimentar é dizer que comer bem custa caro e os alimentos orgânicos e saudáveis são mais caros.

Mas que mentira! Acredito até que muitas dessas mentiras difundidas partem da indústria alimentar. As empresas querem vender e, se soltarem por aí que comer de maneira saudável é mais caro, quem vai comprar esses produtos? Não lhe parece óbvio? Até porque, basta você fazer esse tira-teima por si mesma e colocar essa conta na ponta do lápis. Uma postura comportamental que é a grande responsável por essa troca não muito inteligente entre a alimentação natural e saudável pela artificial industrializada já é sua amiga bem conhecida: a preguiça.

Você acha mais fácil, mais gostoso e mais prático ir à seção de congelados e acreditar em tudo que é embalagem. Você chega, senta o bumbunzão no sofá, naquele buraco que já lhe pertence, liga a TV e coloca a sua refeição no micro-ondas. O máximo que você faz é retirar o plástico protetor. Então você se senta, come de qualquer jeito, de preferência rápido e sem mastigar direito, e quem sabe até passa no Instagram de uma musa *fitness* para descarregar toda a sua decepção consigo mesma.

Você tem sido uma pessoa odiosa para si e não me admira que até aqui nunca tenha conseguido mudar.

Você acha mais fácil ir à seção de salgadinhos, comidas prontas e congelados do que ir ao sacolão, à feira, à seção de frutas e verduras? Acredite, é bem mais barato, sim, mas o que você quer evitar, na realidade, é o trabalho de lavar, descascar, limpar, organizar e fazer. Sejamos sinceras, porque somos mulheres inteligentes, maduras e reprogramadas. Identifique e reconheça onde estão suas falhas e crenças limitantes no que diz respeito à nova alimentação para eliminá-las, uma a uma, de uma vez por todas.

Você terá muitas perdas e ganhos na reeducação: vai perder peso, vai perder medidas, vai perder a mente limitada e ganhar um corpo novo, uma saúde renovada, vai ganhar bem-estar consigo mesma, vai ganhar elogios e roupas novas – aquelas dos seus sonhos! Elas se tornarão uma realidade na sua nova vida. Perder, não vai perder nem a novela, porque você pode arrumar soluções para substituir essas crenças, como instalar uma TV na sua cozinha ou levar o notebook para ver seus programas favoritos enquanto descasca, lava e prepara as próprias refeições.

Você pode convidar seus filhos, seu marido, seu namorado, seus pais, suas amigas e amigos para cozinhar com você, e assim promover uma consciência nova para todos à sua volta ensinando o que tem aprendido aqui e com os auxiliadores, com suas próprias experiências e pesquisas sobre os ingredientes. Comer de maneira consciente, com boas calorias, encher sua geladeira e prato de cores e servir uma boa refeição saudável para si mesma e para sua família seria sofrido para você? E ter o corpo e a vida que você sempre quis? Acha que vale a pena fazer essas mudanças e não dizer que "está sofrendo muito para se manter como deseja estar?". Vale a pena parar de mimimi, parar de fazer discursos vazios, sem nenhuma verdade? Você se acha merecedora dessa nova realidade e do corpo que tanto deseja ter?

Se a resposta for sim, não repita mais frases contendo crenças limitantes a respeito da reeducação alimentar. Substitua esse comportamento danoso pelo novíssimo comportamento de ser uma defensora do seu novo estilo de vida; é muito prazeroso e vale a pena!

A primeira e única pessoa a quem você deve provar alguma coisa é para si mesma. Porém, quem estiver ao seu redor receberá todas essas informações, porque você se tornará um exemplo, uma inspiração!

28º DIA

# AS REDES SOCIAIS E COMO ELAS PODEM AJUDAR NO SEU OBJETIVO

*Por Toalá Carolina*

Hoje o papo é sobre nossas queridas e necessárias redes sociais, e eu sei que você, assim como eu, ama fazer parte delas. Você, como uma mulher antenada e moderna, passa bastante tempo interagindo nas redes, e inclusive por causa delas você me conheceu e está aqui comigo, não é, amiga? As redes sociais têm um papel fundamental nas nossas vidas e, ao contrário do que se diz por aí, elas não nos prejudicam em nada. A comunicação apenas mudou a sua forma, se modernizou. A internet uniu os povos, e hoje é possível ter acesso ao mundo com um clique no seu celular. Como qualquer coisa, o excesso é que nos prejudica, mas se usado com inteligência, bom senso e para nos trazer benefícios, não pode existir nada mais genial. Sim, as relações mudaram, a comunicação é instantânea. A internet só trouxe benefícios para o mundo!

Vejamos sempre com bons olhos o que a tecnologia pode nos proporcionar. Como em qualquer meio de comunicação, sempre haverá divergência de ideias, opiniões, e devemos saber apenas abstrair o que não serve e usar as redes para o que nos serve. E então, por que estou dizendo tudo isso pra você? Porque quero lhe ensinar como usar as redes sociais para atingir seu objetivo. Responda-me uma coisa, amiga, e você pode até colocar isso no Clube do Emagrecimento para que eu saiba: quantas horas você passa conectada por dia? Bom, eu passo a vida conectada porque eu sempre fui blogueira, escritora e sempre amei a internet! Sim, eu sou blogueira raiz, e usei e-mail para me comunicar com as editoras, programas de TV em São Paulo, e tudo que eu resolvia era via internet!

A Vanessa, por exemplo, mora na cidade de Balneário Camboriú, portanto todas as emissoras de televisão e as palestras que ela fazia, o curso de pós-graduação em educação sexual, tudo ficava localizado em São Paulo. Para projetar sua imagem pelo mundo, ela também usava (e usa) a rede, foi quando ela teve a ideia de fundar o Portal da Mulher Magnética e passar a ajudar mulheres de todo o planeta utilizando a internet totalmente a seu favor. Hoje, somando Facebook, Instagram, Portal da Mulher Magnética e demais redes sociais, são mais de 1 milhão de amigas lindas que estão 24 horas de domingo a domingo em contato com a Vanessa e comigo, e assim eu ganho a vida no escritório da minha casa, em cafés, em restaurantes, na praia.

Eu ando com o meu trabalho embaixo do braço e posso me deslocar e fazer meus horários! Percebe que eu utilizo a internet 100% a meu favor? Faço dinheiro, ajudo milhares de pessoas, tenho minhas relações familiares na ponta do meu dedo, até mesmo porque eu vivo entre o Brasil e os Estados Unidos. Eu digo que hoje a internet é simplesmente fundamental na vida de todas as pessoas, e não existe absolutamente nada de negativo nisso. Tudo que conquistei eu devo à internet, mas fui esperta e a uso a meu favor para atingir minhas metas na vida.

Assim como eu consigo tudo através das redes sociais, eu quero que você também use as redes para conseguir emagrecer. Além de aprender, se desenvolver, melhorar as suas habilidades, fazer amigos e ter incentivo, você pode se engajar para ter forças todos dias e não cair em tentação. Lembra quando falamos que existem grupos de mulheres que pregam que estar obesa ou acima do peso é algo bacana? Que muitas delas fingem estar felizes e conformadas apenas para se sentirem pertencentes a um grupo social? Então, agora você vai fazer justamente o contrário. Vai passar a participar de grupos com o mesmo objetivo que o seu, porém, não caia nessa de grupos de "*no food*" (grupos de jejum intermitente), "mias e anas" (que são grupos de anorexia e bulimia), dietas radicais, exercícios sem supervisão. Saia fora desses, nem passe perto!

Pessoas que costumam frequentar grupos como esses são extremistas, assim como as mulheres que pressionam as demais para não fazer nada para emagrecer. Nenhum extremo é bom. Procure sempre estar em equilíbrio com as suas ideias e o seu corpo.

Bom, você já está cansada de saber que nenhum radicalismo funciona, não é verdade? Evite discursos apaixonados e regras de grupos super-rígidos a ponto de engessá-la como ser humano e trancar a sua liberdade de vontade e de expressão. Nem mesmo para emagrecer deve-se basear no que os outros acham. Na realidade, o que as pessoas pensam de fato não é importante. Só entre em um processo de transformação de mente e corpo se a única pessoa a desejar isso for você mesma. Como eu disse, existem mulheres obesas ou acima do peso que estão superbem com elas mesmas e superseguras com os próprios corpos, e, de verdade, isso é o que interessa. Mas nenhuma mulher que faz dietas, que busca um método para perder peso, está feliz com ela mesma, e muito menos confortável dentro do próprio corpo. Não faça absolutamente nada na sua vida apenas para corresponder à expectativa dos outros. Só faça o que a deixa feliz e o que faz sentido para você. E nas redes sociais o que você mais vai encontrar são grupos de radicalismo e pressão social, tanto para permanecer como está quanto para emagrecer. Concorda que só nos unimos a grupos de pessoa que pensam como nós? Então vamos assumir que quando a gente adere a um grupo "a" ou "b" com algum objetivo em comum é porque pensamos de maneira semelhante àquelas pessoas, até que um dia aconteça uma desavença e a gente se sinta rejeitada.

Assim, vamos migrando de grupo em grupo, construindo inimizades virtuais e reais, adicionando estresse desnecessário no nosso dia a dia, perdendo nosso valioso tempo quando poderíamos usá-lo fazendo atividades que nos tragam benefícios. A gestão do tempo nas redes *versus* o que fazemos fora das redes é essencial. Muitos casos de obesidade e sobrepeso advêm de um comportamento obsessivo, ansioso e apaixonado, ou seja, intenso. Mulheres viscerais, de personalidade forte, intensas e com uma pitada de infantilidade emocional tendem a colocar todas essas características em tudo que elas fazem. Então, quem está dentro de um quadro de obesidade ou acima do peso coloca essas características na comida. Outras, no cigarro, outras, na bebida, e existem casos de mulheres que colocam no consumo, comprando tudo que veem pela frente. Não é nada diferente com a internet. Esses grupos de mulheres obesas ou com sobrepeso são formados em geral por mulheres ansiosas, emocionalmente infantis, fortes em suas causas e por isso têm um comportamento um tanto agressivo e autoritário nos grupos.

As mulheres muito abaixo do peso considerado saudável também possuem as mesmas características, porém com um grau a mais de vitimização. Nós nos colocamos em tudo que fazemos e em todos os lugares, por isso muitas de vocês passam horas a fio na internet, porque de alguma forma é uma espécie de vício. Pessoas compulsivas e ansiosas, como disse em uma aula anterior, são pessoas com essas características, e é algo que não se cura, mas se trabalha, se realoca e se suaviza quando colocado no lugar certo ou destinado para uma causa que valha realmente a pena. Então, vamos aproveitar essa sua intensidade para usar as redes a seu favor, para você atingir sua meta de peso e, quem sabe, até ganhar dinheiro com isso? Foi o meu próprio caso, não em relação ao peso, mas profissionalmente falando. O que era um *hobby* com meu blog 15 anos atrás hoje é minha fonte de comunicação com cada uma de vocês! Que tal então abrir uma nova conta no Instagram? Provavelmente você tem uma, mas terá duas. Uma conta pessoal e uma para você acompanhar seus progressos e sua evolução, compartilhar receitas, informações sobre alimentos que você tem pesquisado, uma espécie de diário virtual onde você vai ter como foco o seu público, mulheres que estão na mesma caminhada que você. Você pode colocar o seu nome e adicionar o "magnética", por exemplo, ou algum nome que dê uma vestimenta de poderosa e determinada. Então, você vai colocar aí na sua "bio" um pouco de você e sua meta. Sugiro começar com uma foto honesta, sem filtro, sem truque, sem melhor ângulo, com seu peso inicial. É muito importante que essa conta a princípio seja privada, para você ter controle de quem acessa e para que não saia do seu público-alvo. Assim você não perde o foco e se mantém no controle total da sua rede.

Comece adicionando mulheres que têm páginas com esse objetivo, como nutricionistas que dão dicas diárias, mulheres vencedoras que perderam peso sem uso de medicação nem radicalismo. Cerque-se de pessoas que tenham mensagens positivas e que estejam de acordo com o que você mesma está fazendo ali. Águia anda com águia – tenha isso em mente! Seja incentivada e influenciada por mulheres que decidiram mudar suas vidas e, consequentemente, os seus corpos.

No Facebook você poderá participar de grupos e páginas de amigas do Clube do Emagrecimento; pode também usar seu próprio perfil para compartilhar sua nova forma de pensar e agir, fazendo *selfies* lindas, mostrando que sua autoestima vai bem, obrigada. Que tal integrar sua nova conta do Instagram a uma "page" com a sua identidade, integrar apps de corrida que mostram o quanto você caminhou ou correu naquele dia? As pessoas costumam incentivar, elogiar, e isso faz um bem enorme nesse processo.

Existe um estudo que diz que pessoas que passam em média três horas em redes sociais dando e recebendo elogios aumentam suas taxas de endorfina e serotonina, que são os hormônios responsáveis pelo bem-estar e felicidade. E quando essas taxas aumentam sensivelmente, ajudam a regular o sono e, assim, bloquear a produção de cortisona, que é a vilã do sobrepeso e da obesidade. Por outro lado, brigar nas redes sociais contribui para que seu nível de estresse aumente, e de cortisona também. O que acontece em seguida é um inchaço devido à retenção de líquidos e gorduras localizadas que a cortisona promove em você! Está convencida de que você é que escolhe como vai usar as redes sociais? É preciso que você se policie para não concentrar toda a sua atenção e energia somente nas redes sociais. Como eu disse no início da nossa aula, há que se ter equilíbrio e bom senso para tudo na vida.

Uma coisa importante que você deve fazer nessa nova etapa da vida é aprender a otimizar seu tempo, começar a ser organizada e não viver uma vida totalmente virtual. Lembre-se de que agora você deve ser uma mulher ativa, que precisa ir aos lugares comprar seus alimentos, aprender a manipular sua própria refeição, terá que se exercitar, ser mais proativa e, nos intervalos, usar as redes a seu favor. Claro que você pode compartilhar pílulas do seu dia a dia nas suas páginas para se incentivar em primeiro lugar e para ajudar quem a segue! E uma dica superimportante é a reciprocidade das redes. O segredo para ter uma imagem legal nas redes é cultivar a reciprocidade. Não seja uma daquelas arrogantes que seguem as pessoas apenas para ser seguidas de volta e depois apertam o *unfloow* para ter mais seguidores do que aqueles a quem segue. Não, não é sinal de popularidade, é arrogância, e, acredite, ninguém quer saber da vida de pessoas com atitudes arrogantes. Seja solícita, simpática. Sempre que puder, elogie as pessoas que estão no mesmo caminho, faça a "fofoca reversa", falando bem de todas as pessoas quando estiver conversando sobre a evolução de uma colega. Saiba que o tempo das pessoas é diferente do nosso, e o processo de reprogramação mental para perder peso não deve ser uma competição. Saia dessa vida de competição, porque cada mulher tem seu próprio tempo, seu próprio metabolismo, seu próprio caminho.

Seja uma incentivadora de pessoas e não uma desestimuladora. O mundo está cheio de pessoas com essa pegada negativa! Seja a mulher que toca as pessoas de uma maneira que elas não vão mais se esquecer de você e sempre a ligarão a uma mulher forte e boa. Construa a si mesma na vida real como essa mulher reprogramada e repaginada de corpo e alma, e, só de olhar, as demais mulheres serão tocadas de uma maneira muito positiva porque você será um exemplo de superação.

Atendi recentemente uma mulher que estava dentro de um quadro de obesidade mórbida e com seu casamento à beira da falência porque ela mesma não se sentia feliz e motivada. Após algumas sessões comigo, ela passou a procurar auxiliadores como nutricionista e *personal trainer*. O resultado? Bom, hoje ela é uma musa do *cross fit*, uma modalidade de exercícios físicos um pouco mais pesados, mas que quando liberado por um médico a pessoa pode executar. Essa cliente é uma mulher ansiosa e com comportamentos obsessivos, e ela fez essa programação do livro comigo em atendimento particular. Sabendo que tem essas características de personalidade e que não existe cura para isso, o que ela fez foi colocar toda a intensidade dela no *cross fit*. Ali ela descarregou toda a energia que tinha de sobra e a enorme vontade de mudar! Ela abriu essas contas nas redes sociais, e hoje é uma influenciadora, um exemplo de superação! Perdeu 54 quilos e nunca mais os achou, o que é mais importante. Essa cliente hoje ajuda muitas mulheres por seu exemplo e fez disso uma profissão.

Ela fez esse programa que desenvolvi, exatamente o mesmo programa. Sabe o que fez com tudo que ela aprendeu no programa de 30 dias e sozinha foi em busca de conhecer os alimentos e suas funções? Abriu um negócio próprio de comidas *fitness* e começou vendendo na academia que frequenta até hoje! Os produtos que ela fazia em casa mesmo, na madrugada, porque ela é mãe, mulher e com tempo bem reduzido como a maioria de nós, eram tão bons e bem-feitos que ela passou a vender em outras academias pelo boca a boca e indicação! Daí foi um foguete para o espaço. Em um tempo médio ela teve que alugar um local e contratar funcionários, e recorreu às redes sociais, que são gratuitas. Ela fez as páginas e passou a fazer divulgação. Hoje, essa mulher é também uma empresária de sucesso e se tornou independente! Fora que o corpo está simplesmente divino.

É claro que tudo isso não aconteceu do dia para a noite. Levou um tempo considerável, mas é assim que as coisas se realizam. Dia a dia, com passos de bebê, com muita persistência e paciência consigo mesma e usando as redes sociais a seu favor, você também pode chegar lá. Vamos começar agora mesmo para ver como você estará daqui a apenas um ano? Topa o desafio? Comprometa-se a estar comigo e com a Vanessa no Clube do Emagrecimento por um ano e, se você estiver realmente focada e fazendo exatamente o que é preciso fazer com a nossa ajuda como suas *coachs* e a ajuda dos auxiliadores profissionais, você vai atingir a sua meta. Nós garantimos a você. O que me diz?

29º DIA

# REINVENTANDO-SE

*Por Vanessa de Oliveira*

Estamos chegando ao final deste livro! E suas atitudes, que dependem unicamente da sua vontade, precisam estar alinhadas com a sua mente. Se você pensou que ao reprogramar a sua mente os processos de emagrecimento iriam acontecer de uma maneira mágica, do dia para a noite, enganou-se.

Onde está o seu foco está o seu resultado, essa é a nossa frase-chave poderosa para que tenhamos sucesso em tudo que a gente se propõe a fazer. Mente reprogramada no sofá não adianta, não é mesmo? Muitas pessoas não têm sucesso no que se propõem a fazer porque elas conhecem toda a teoria, mas a prática é zero. Quantas coisas nós sabemos como fazer, mas não temos a motivação de colocar em prática? Inúmeras! Para vencer a preguiça que foi predominante na sua vida é preciso ter coragem!

Você tem que se despir da mulher que você foi um dia, trazer na bagagem a sua essência e reinventar-se! Todos os dias das nossas vidas temos uma chance nova de fazer tudo diferente! Sua vida é um livro cujo autor é você. Mesmo tendo suas crenças ou sua religião, nada acontece sem que você execute o que deve executar, não é mesmo? Por mais que você pense que é alguém lá do céu e superior a você, acredite: quem escreve o livro da sua vida é você mesma, por meio das suas vontades.

Será que você tem coragem de mudar? Será que você tem coragem para se reinventar, se tornar uma versão melhor de si mesma, deixando para trás todos os maus hábitos que a trouxeram para um quadro de obesidade ou sobrepeso?

Vamos pensar juntas e lhe faço um convite para fazermos aqui uma reflexão profunda sobre quem você é hoje, quem você foi e o que você pode vir a ser!

Primeiro de tudo, você de fato é uma mulher corajosa!

Você enfrentou muitos obstáculos na sua vida e os superou. Se você é mãe, é uma mulher maravilha! E vamos falar sobre a coragem de ficar presa a um corpo que em nada combina com o que você deseja para si mesma. O corpo da gente é o nosso veículo e nossa vestimenta. Ele deve estar ajustado ao que pensamos sobre nós. Quantos anos você viveu presa em um corpo que lhe pesava na alma? Há quantos anos você vem se trancando em casa? E há quanto tempo você sai atrás de todo mundo nas fotos por vergonha de si mesma?

Você nem consegue se olhar no espelho sem roupa, nem sair sem uma cinta que a aperta e a fere! Há quanto tempo você vem sofrendo de doenças em decorrência do sobrepeso? Não sei se existe diferença entre uma cadeia normal e um corpo sobrecarregado, doente, em que a própria moradora não está nada bem com ela mesma.

É muita coragem viver anos a fio se odiando, se maltratando com uma alimentação ruim, fazendo do corpo uma verdadeira caçamba de lixo. Será que você já julgou um suicida? Se sim, por acaso você se achava mais evoluída que ele? Você estava se matando também, só que por um método mais lento. Sim, amiga, até chegar aqui você era uma suicida.

Há que se ter coragem para viver uma vida infeliz, causando danos diários a si mesma.

A nossa vida é valiosa, e eu acho que você é uma mulher corajosa por ter dado seus dias para a infelicidade, na verdade você teve coragem pra caramba. Ou seja, o elemento que você precisa para mudar, a coragem, você tem, apenas a estava usando para se maltratar e se matar.

Tudo isso é para que você entenda que já possui essa característica fundamental para promover uma transformação.

Lembra quando conversamos sobre características e que elas não têm cura?

Lembra que todas as nossas características podem ser realocadas para um lugar que nos traga benefícios?

Então vamos pegar essa coragem que até hoje você usou contra si e vamos colocar esse potente combustível na sua reinvenção. E aí você me pergunta: "Mas tenho que ser outra pessoa?".

Não tenha essa preocupação. Todos os dias, ao passar por inúmeras experiências, já somos outra pessoa e posso lhe provar isso. Quer ver?

Responda a estas perguntas: Você tomaria hoje as mesmas decisões que tomou no passado? Faria algo de diferente depois que o tempo passou e você evoluiu? Se você respondeu afirmativamente a essas duas perguntas, isso nos prova que você não é mais a mesma pessoa.

Você cresceu, aprendeu com os erros, se adaptou, quem sabe até mesmo se tornou mãe sem saber ser mãe, não é verdade? Tornou-se uma profissional, tornou-se uma esposa, uma amiga, uma filha. Ninguém nasce sabendo ser essas coisas, a vida não vem com um manual, mas com o tempo vamos escrevendo o nosso próprio manual.

Lembra quando falei que você é a autora do livro da sua vida? Quais são as páginas que você vai escrever de agora em diante? Podemos brincar com a vida; podemos encarar nossa vida de uma maneira mais leve, mais divertida. Temos nossas responsabilidades, nossas missões e objetivos, mas não devemos ser mulheres engessadas, as mesmas de ontem e anteontem, podemos brincar com nosso visual, temos essa liberdade e direito.

Por que não ser um novo personagem dentro de um novo capítulo do seu livro?

Sabe aquela mulher que mora aí dentro da sua fantasia e dos seus sonhos e que você a desenhou na nossa primeira aula? Que tal convocarmos essa nova mulher agora e dar vida a ela? Faça uma comparação entre você e ela agora. O que têm em comum e o que têm de diferente? Quanto falta para você se transformar nela?

Toda mudança é possível. E você deve trabalhar para completar a sua transformação no seu ideal o quanto antes, de forma urgente. E quando eu digo "urgente", não é para você adicionar a ansiedade nas atividades.

É para nunca mais deixar para amanhã! Ou deixar para depois de um vídeo do YouTube, um filme do Netflix, a fofoca no grupo das amigas.

As perguntas que você deve se fazer todos os dias são: o que eu fiz para alcançar a meta da mulher reprogramada e reinventada? Deixei algo para amanhã que eu poderia ter feito hoje? O que eu posso fazer diferente de ontem para melhorar o meu desempenho? Estou feliz comigo mesma e como eu estou tratando essa nova situação? Eu mereço ser feliz e mereço ser essa nova mulher?

Daqui a um ano você vai ter desejado ter começado hoje. Cada dia que você não caminha em prol dos seus objetivos é um dia de vida entregue à infelicidade.

Você pode se tornar a mulher mais transformada do mundo, se assim quiser, se julgar merecedora e nunca mais procrastinar decisões que afetam diretamente o seu futuro. Então, sabe o que você fará agora? Você vai entrar no Clube do Emagrecimento Emocional e nos contar quanto ainda falta para você se transformar naquela que deseja ser. Quero que me diga tudo o que você tem feito para chegar aonde deseja. Eu e a Toalá estamos esperando você. Será que posso contar com seu comprometimento?

30º DIA

# COMO NÃO VOLTAR A ENGORDAR

*Por Vanessa de Oliveira e Toalá Carolina*

Chegamos ao 30º dia deste programa de transformação, mas não consideramos o fim, na realidade é apenas o início da sua nova jornada! Hoje é o dia em que você ganha seu par de asas e vai voar. Você não estará sozinha!

E o que queremos neste momento é lhe dar os parabéns por ter concluído os 30 dias e não ter desistido de si mesma. Parabéns por ter feito diferente de todas as vezes em que você começou algo e parou no meio do caminho. Isso significa que sua mente está mudada e reprogramada.

Parabéns por ter levado a sério a si mesma e se achar merecedora da felicidade e da transformação, e mais uma vez parabéns pela coragem de se reinventar!

Não é fácil abandonar velhos hábitos, não é fácil deixar para trás comportamentos que levaram anos sendo estimulados, reforçados e recompensados. Abandonar aquela postura dramática, vitimista e reativa fez com que você perdesse as recompensas dos facilitadores que a rodeavam. Sei também que você, tal qual um bebê, teve que reaprender a pensar, a comer, a viver! Crescer dói, e amadurecer, mais ainda!

A sensação que dá é que estamos sozinhas e não existe ninguém para nos dar suporte. Isso porque quem deve lhe dar suporte e apoio é você mesma. Você terceirizava o seu trabalho, colocando-se na dependência das pessoas, sendo elas profissionais ou pessoas do âmbito social. Despir-se de si mesma, descobrir novos sabores, mudar atitudes que antes eram negativas sobre os alimentos e ter que transformar em atitudes positivas, é complicado, eu sei, mas totalmente possível. Mais fácil que viver dentro de uma mentalidade adoecida e cheia de mágoas, ressentimentos, falta de perdão para com os outros e principalmente consigo mesma.

Livrar-se dos pesos emocionais é, na verdade, livrar-se do peso físico. Um está intimamente ligado ao outro, e agora você sabe disso.

Não se trata de focar só em dietas e exercícios quando a mente está uma verdadeira bagunça. O corpo responde aos comandos da nossa mente, e ele tem o aspecto do que acontece dentro da gente.

Mente e corpo devem estar alinhados em um processo de emagrecimento; esse equilíbrio é simplesmente fundamental. Se a cabeça vai mal, o corpo será a fotografia do que há internamente. Para manter o corpo que almeja, você vai precisar fazer a manutenção da sua psique. Não caia no erro recorrente de focar apenas nos alimentos e se abandonar novamente como ser humano, como mulher, como um ser dotado de sentimentos e sabendo que o seu inconsciente tem muita força.

Se você não conhecer o que acontece nele, ele a dominará mais uma vez. Você precisa estar no comando, assim como um bom cavaleiro está no comando do cavalo. Sugiro que você dê prioridade a cuidar do seu estado mental todos os dias, buscando auxílio de profissionais credenciados se você sentir necessidade, e assim você manterá a sua reprogramação mental e estará sadia para ser responsável pelo que escolhe para comer.

Você não vai conseguir perder o peso necessário e muito menos manter essa perda de peso caso ainda pense que emagrecer é uma questão apenas de comer alimentos pouco calóricos e não gordurosos. Muito menos se ainda achar que não comer é a solução. O segredo do emagrecimento é domar as próprias emoções e mantê-las equilibradas, tal qual um jardineiro que todos os dias retira a erva daninha e rega o jardim. Você deverá ser vigilante com o que acontece aí dentro. O lado de fora, o seu corpo, será o reflexo de como você cuida da sua mente.

A permanência no Clube do Emagrecimento é muito importante para essa ajuda, é um apoio a mais. Além de ser um espaço terapêutico diário, você tem todos os dias, exceto aos domingos e feriados, o nosso acompanhamento, e nada melhor que ser acompanhada por quem desenvolveu o livro que mudou a sua vida, não é mesmo? Você terá também no clube inúmeros relatos de mulheres que estão experimentando o mesmo caminho que você. Sem contar as receitinhas e dicas de nossa nutricionista que sugere comidas deliciosas!

Essa interação lhe dará a injeção de ânimo necessária para começar o dia e fazer desse novo capítulo do livro da sua vida um enorme sucesso.

Para você que é mais ansiosa ou faz acompanhamento psiquiátrico por causa da ansiedade à base de medicamentos, sugiro que faça também terapia com psicólogos ou análise com psicanalistas formados. Não deixe de buscar apoio de um profissional da saúde mental. Ele é tão necessário quanto seu nutricionista e *personal*. Valorize quem estudou e tem as ferramentas para ajudá-la de forma responsável. Nós frequentamos psicólogos e psicanalistas e sabemos o quanto somos gratas pelos anos de terapia que tanto nos ajudaram.

Fuja, corra léguas de amadores; eles podem destruir todo o trabalho que você vem fazendo e, em vez de ajudar, podem afundá-la. Se a desculpa for falta de dinheiro, então isso não é um problema. Existem lugares com profissionais a preços simbólicos e até mesmo gratuitos que fazem trabalho social com estudantes. Eles são supervisionados e estão aptos para ajudá-la nas necessidades que você apresentar.

E saiba que alimentos saudáveis são mais baratos que os industrializados. Lembre-se de não cair nas velhas crenças limitantes que de verdade não têm absolutamente nada! Você vai começar a perder peso físico quando o peso emocional estiver fora de você, e se não estiver acontecendo é porque você precisa se cuidar internamente com mais carinho e atenção. Não entre em competições com as amigas do clube ou de grupos virtuais. Essa é uma armadilha mental em que a maioria das mulheres acaba caindo e perdendo o rumo que estava tomando. Entenda que cada mulher possui seu tempo, seu metabolismo, seus recursos. Muitas estão se dedicando mais.

Vou dar uma dica: quando você vir que tem uma mulher que está se destacando e indo muito bem, não a inveje. Não entre em competição, que apenas vai fazer com que você desanime e pare no meio do caminho, fracassando mais uma vez.

Tenha uma atitude diferente daquela que costumava ter antes do meu livro, não sinta inveja, tenha essa mulher como uma fonte de inspiração e pense: ela conseguiu, eu tenho a mesma capacidade e recursos que ela, se eu me dedicar tanto quanto, também terei resultados excelentes. Essa mulher em destaque é um exemplo a seguir. Que tal perguntar o que ela faz? Assim você poderá tê-la como um ponto de luz e formar uma parceria de sucesso! Uma ajudando a outra, sem inveja, sem competição! Essa é a postura de uma mulher reprogramada e madura, que admira e se inspira em casos de sucesso.

Você consegue então perceber uma postura imatura, rasa e vazia em dizer, por exemplo, que a colega tem mais dinheiro, mais tempo e talvez até uma genética que a favoreça e você é a coitada e sofredora, que não possui essa sorte.

Mulheres com tais pensamentos não vão nem até a esquina no caminho do sucesso. Somos o que pensamos, e você chegará aonde acha que pode e merece.

Construa em si mesma uma egrégora energética positiva, grata, leve e com a mente voltada para soluções e não para a criação de obstáculos! Seja a pessoa transformada e que transforma tudo e todos ao seu redor. Pare de reclamar, pare de usar expressões como "e se..." ou "hoje não dá", "amanhã eu faço", "segunda eu começo".

Quer uma dica sobre essas expressões sabotadoras? Analise-se diariamente e, assim que soltar uma frase como essa, anote para se perceber. Como você já sabe, tudo que retiramos da gente devemos pôr algo no lugar, e isso tem a ver com atitudes, comportamentos, sentimentos. Não pode é deixar mais buraco para ser confundido com fome. Justamente a fome emocional.

Então, coloque no lugar dessas expressões sabotadoras afirmações poderosas, tais como "eu posso", "vou começar agora mesmo", "amanhã não, hoje", "sim, é possível", "eu sou capaz", "eu realizo". Percebeu a diferença?

Todos os seus antigos hábitos que forem identificados devem ser tirados e substituídos; isso serve para os alimentos, bebidas, pensamentos e atitudes. Milagre? Não existe, mas uma mudança radical, sim! Vai parecer, para quem está de fora, um milagre, mas somente você saberá o trabalho que dá para mudar! Não compita, não dispute, não anseie, não se compare; você não tem inimigos que não a si; você não tem competidoras, essa é você, você não tem disputas fora as internas.

Não se engane, nunca foram nem serão os outros, mas sempre foi e será você contra ou a favor de si mesma. Neste livro você não aprendeu receitas, dietas radicais, exercícios físicos, pois não é minha profissão, e eles sem uma reprogramação mental não funcionam. Conheço mulheres que pagam fortunas para nutricionistas e *coaches* famosos, e não têm sucesso no objetivo de emagrecer, porque esses profissionais não podem fazer por elas, o trabalho que pertence a elas. Eles são profissionais maravilhosos, eficazes e competentes, mas para quem é eficaz e competente.

Depois que este livro trouxe à sua consciência todas as informações dos processos mentais, já não dá mais para dizer que você não sabe sobre as atitudes que causam sua obesidade ou sobrepeso. Digo e repito: este é um livro profundo, que vai à raiz do problema, identifica, pontua, isola um a um e dá a solução. Somando ao trabalho do nutricionista, professor de educação física, seja ele *personal* ou coletivo, psicólogos e psicanalistas, não dá para dizer que não teve sucesso. Você só não vai conseguir se realmente não quiser. A escolha e a responsabilidade são suas.

Os erros do passado que levaram você a ter um fracasso após o outro no objetivo de perder peso foram cometidos porque você não sabia de nada disso! Então é perfeitamente compreensível que tenha tido dificuldades, pois a chave do segredo estava aí dentro de você, não fora!

Agora você conhece todos os motivos e está reprogramada para seguir em frente com a parte funcional, a prática! Nesses dias fomos ao mais fundo de você, resgatamos lembranças dolorosas, curamos com amor e perdão, fizemos você crescer até a idade biológica correspondente, amadurecemos a criança que insistia nos paladares que traziam boas lembranças. Destrinchamos seu passado, nos reconhecemos e nos reconectamos de corpo e alma.

Agora você tem o preparo necessário para voar como uma águia, e ainda precisará de ajuda de instrutores profissionais, mas todos os dias você vai se tornar uma especialista em si mesma e em como funciona o seu organismo.

Ninguém será capaz de detê-la, pois quem a impedia está curada, você mesma! Eliminamos o maior obstáculo que você tinha: o seu comportamento. Agora limpa, purificada, pensando de maneira limpa, comendo de maneira limpa, isso significa que você tem saúde!

Agradeça ao passado de erros que construíram essa fortaleza que você é!

Agradeça a tudo que passou e que foi tão difícil de superar. Mas, se você chegou até o dia de hoje, significa que venceu e superou os piores dias da sua vida. O pior dia da sua vida foi na verdade o melhor dia da sua vida. Foi a mais dura lição e a que lhe permitiu graduar-se; foi a que mais ensinou; a que a fez crescer!

Seja grata a todas as pessoas que de alguma forma foram duras com você. Elas são seus mestres, mas na época você apenas não entendia por que lhe causaram dor. As dores e as lágrimas a impediram de ver os seus mestres como tais.

Agora, reprogramada, transformada, você os reconhece; você sabe e lhes agradece para seguir adiante!

Se todos os dias você acordar com a decisão de fazer tudo que deve fazer para emagrecer e se manter magra, você vai ter sucesso. O ontem já passou, não podemos voltar, só podemos olhar para ele e tirar os ensinamentos para fazer diferente.

O amanhã, esse não existe!

Você só tem hoje.

Hoje, só por hoje, você vai fazer tudo que deve para mudar sua vida e o seu corpo.

Só por hoje você vai escolher o melhor para si.

Só por hoje você não vai se boicotar.

Só por hoje você não vai cair em tentação, pois sabe que seu sucesso depende de pequenas escolhas.

Seja disciplinada! Mais vale alguém organizado e disciplinado que alguém com uma grande inteligência! Disciplina é fazer o que você precisa fazer mesmo que não queira fazer. Portanto, você vai precisar vencer cansaço, tempo reduzido, pressão interna e social, festas com comidas tentadoras, preguiça, procrastinação, frio e calor excessivos, e todos os tipos de adversidade que todos nós temos no nosso dia a dia!

Vença a si mesma todos os dias!

Essa é a sua única e verdadeira batalha!

E a manutenção psicológica deve ser feita diariamente. Então, não hesite em postar no clube suas dúvidas, angústias e dificuldades. Assim como todos os dias nós retiramos o lixo da lixeira da nossa casa, assim temos que fazer com as nossas emoções, porque o corpo é o reflexo delas. Lembre-se sempre disso!

Todas as vezes que estiver sentindo um aperto no peito, ponha para fora, não se torne mais uma acumuladora de sentimentos, porque eles se tornarão gordura no seu corpo.

E conte sempre com a gente!

Sempre estaremos disponíveis e dispostas a ajudá-la no que precisar e no que estivermos credenciadas a fazer!

Um beijo e obrigada por confiar em nós para ajudá-la a realizar seu sonho de emagrecer de forma eficiente!

Visite nosso site e conheça estes e outros lançamentos: www.matrixeditora.com.br

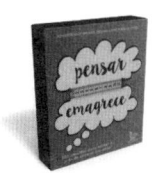

**PENSAR EMAGRECE** | Roberta Nascimento, Regina Lopes e Paulo Lopes

Pensar emagrece? Neste livro em forma de caixinha estão 100 cartas, cada uma com uma pergunta para ajudar você a se questionar sobre seus valores em relação à alimentação, peso e hábitos de vida. Você não vai emagrecer de verdade se não mudar as ideias. Pense nisso e comece agora a dar a você mesmo as respostas que farão a diferença na balança.

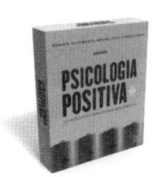

**PSICOLOGIA POSITIVA** | Roberta Nascimento, Regina Lopes e Paulo Lopes

A Psicologia Positiva trabalha mais as forças do que as fraquezas do ser humano, mais a busca da felicidade do que o estudo das doenças mentais. Neste livro em forma de caixinha estão 100 cartas. Em cada uma delas há uma pergunta para você ver os aspectos saudáveis da vida com otimismo. E descobrir todo o seu potencial de ser feliz.

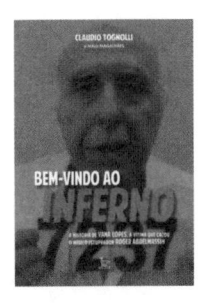

**BEM-VINDO AO INFERNO** | Claudio Tognolli

Vana Lopes foi uma das vítimas do médico estuprador Roger Abdelmassih. Sua busca por justiça começou em 1993, e passou por diversos percalços e incidentes estranhos, como um boletim de ocorrência desaparecido da delegacia. A luta para localizar Abdelmassih, após ele ganhar um habeas corpus do STF e fugir do país, é um dos maiores exemplos de determinação e coragem que o Brasil já viu. Enquanto a polícia não conseguia pistas, Vana soube utilizar com maestria e criatividade as redes sociais e a mídia, para se transformar em uma catalisadora de informantes e juntar documentos – entre movimentações financeiras e viagens – que conduziram a polícia à captura do criminoso.

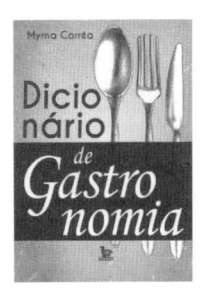

**DICIONÁRIO DE GASTRONOMIA** | Myrna Corrêa

Neste dicionário estão conceitos, técnicas, personalidades e termos utilizados no cotidiano do universo gastronômico. Uma obra indispensável para profissionais da área e para todos que se interessam pela grande arte de cozinhar.

MATRIX